RAPID INTERPRETATION OF
ARTERIAL BLOOD GASES ANALYSIS

第2版

动脉血气
分析
快速解读

[美]朴镇恩 编著

科学技术文献出版社
SCIENTIFIC AND TECHNICAL DOCUMENTATION PRESS
·北京·

图书在版编目（CIP）数据

动脉血气分析快速解读/（美）朴镇恩编著 . —2 版 . —北京：科学技术文献
出版社，2019.12

ISBN 978-7-5189-6155-9

Ⅰ . ①动… Ⅱ . ①朴… Ⅲ . ①动脉—血液气体分析 Ⅳ . ① R446.11

中国版本图书馆 CIP 数据核字（2019）第 237692 号

著作权合同登记号　图字：01-2019-6284

动脉血气分析快速解读（第2版）

| 责任编辑：李　丹　王梦莹 | 责任出版：张志平 | 筹划出版：银杏树下 |
| 出版统筹：吴兴元 | 营销推广：ONEBOOK | 装帧制造：墨白空间 |

出　版　者　科学技术文献出版社
地　　　址　北京市复兴路15号　邮编 100038
编　务　部　(010) 58882938, 58882087（传真）
发　行　部　(010) 58882868, 58882870（传真）
邮　购　部　(010) 58882873
销　售　部　(010) 64010019
官 方 网 址　www.stdp.com.cn
发　行　者　科学技术文献出版社发行　全国各地新华书店经销
印　刷　者　北京盛通印刷股份有限公司
版　　　次　2019 年 12 月第 2 版　2019 年 12 月第 1 次印刷
开　　　本　710×1000　1/16
字　　　数　289千
印　　　张　18.5
书　　　号　ISBN 978-7-5189-6155-9
定　　　价　60.00元

前　言
PREFACE

　　动脉血气分析与酸碱平衡是临床各科都很关注的问题。近年来，危重医学和重症监护得到了迅速发展，而动脉血气的监测又是重要内容之一。因此，临床各科医师，尤其急诊医学与重症监护病房医护人员，均应熟练掌握动脉血气和酸碱平衡等方面的基础理论和诊疗知识，以便更好地为临床服务。

　　本书主要对血液气体领域的主要临床生理、方程式、动脉血气分析与酸碱平衡的临床快速解读作了重点阐述，并结合临床实例分析，突出临床应用。本书第2版仍秉持简单易懂、方便实用的原则，在第1版的基础上，结合动脉血气和酸碱平衡领域的最新进展，对部分内容进行了相应的更新，对氧合状态的判断、低氧血症的鉴别等方面进行了更详细的阐述，并新增了氧气治疗等内容。

　　全书共十三章，各章均列有习题和相关的分析。书中动脉血气与酸碱参数大部分仍使用习用单位。多数章节配有很有意义的插图，便于读者阅读和理解。

　　本书不仅可为临床各科医师提供抢救急危重症患者需要的专业知识和技能，还可用作临床专科、急诊科和重症监护室医护人员的培训教材。

　　在本书的修订过程中，朴京哲负责打印、绘图等多方面工作，在此表示衷心的感谢。由于编者水平有限，书中不妥之处，希望读者和同仁不吝指正。

朴镇恩

2019 年 3 月于美国

目　录

CONTENTS

预先测试

预先测试题是临床医生需要知道的动脉血气分析的基础知识，通过测试题的解答和自我评估有助于理解这些领域的知识。当然，这些题并不涵盖本书的所有内容，不过，对所提供的问题进行抛砖引玉的解释和理解临床动脉血气分析实际情况是非常必要的。共两部分 20 题。

第一部分

共 10 题。每题只有 1 个答案（即单选题），参考答案请看每题后的说明。

1. 如果血液 pH > 7.45，血红蛋白氧解离曲线向哪个方向移动？

　a. 向右移

　b. 向左移

　c. 不移动

　正确答案：b。

2. 下述选项中，哪项是吸入氧浓度增加时，评估肺氧合和肺泡水平气体交换状态最佳的简便指标？

　a. PaO_2

　b. SaO_2

　c. $P(A-a)O_2$

　d. CaO_2

　e. PaO_2/P_AO_2 ratio（动脉血氧分压/肺泡氧分压比值）

　正确答案：e。

3. 患者，43 岁，在海平面吸入室内空气条件下，$PaCO_2$ 达 60mmHg 时，预计 PaO_2 是多少？

    a. PaO_2 65mmHg

    b. PaO_2 70mmHg

    c. PaO_2 75mmHg

    d. PaO_2 80mmHg

    e. PaO_2 85mmHg

正确答案：a。

（注：按"4-5 规则"计算：即 $PaCO_2$ 每变化 4mmHg 时，PaO_2 呈反方向变化 5mmHg。要记住这一规则。）

4. 下列哪项不是呼吸性酸中毒的主要原因？

    a. 呼吸中枢抑制

    b. 呼吸道阻塞

    c. 肺泡弥散障碍

    d. 在地道或密闭室通风不良

    e. 胸廓病变

正确答案：c。

5. 早期 ARDS 患者，检查其血气：pH 7.50，PaO_2 58mmHg，$PaCO_2$ 27mmHg，HCO_3^- 21mmol/L。其酸碱失衡的主要类型为

    a. 慢性呼吸性碱中毒

    b. 急性呼吸性碱中毒

    c. 代谢性碱中毒

    d. 慢性呼吸性酸中毒

    e. 急性呼吸性酸中毒

正确答案：b。

6. 下列哪项是严重腹泻最易引起的酸碱平衡紊乱类型？

    a. 代谢性碱中毒

    b. 呼吸性碱中毒

    c. 代谢性酸中毒

d. 呼吸性酸中毒

e. 混合性碱中毒

正确答案：c。

7. 如果 P_{50} 为 24mmHg，氧解离曲线向哪个方向移动？

a. 向左移

b. 向右移

c. 不移动

正确答案：a。

8. 贫血时，下列哪项是评估其氧合状态的最佳指标？

a. PaO_2

b. $P（A-a）O_2$

c. SaO_2

d. CaO_2

e. CaO_2 max（动脉血氧容量）

正确答案：d。

9. 哪一套动脉血气分析检测有助于评价其酸碱失衡状态？

a. pH，$PaCO_2$，HCO_3^-

b. pH，PaO_2，SaO_2

c. PaO_2，CaO_2

d. $PaCO_2$，PaO_2，CaO_2

e. pH，SaO_2，CaO_2

正确答案：a。

10. 急性 CO 中毒时，下列哪项治疗方法是错误的？

a. 鼻管吸氧，严重者高压氧舱疗法

b. 脱离现场，转移到空气新鲜处

c. 防治肺水肿

d. 首先注射苏醒剂

e. 控制高热措施

正确答案：d。

第二部分

共 10 题。每题有 1 个或多个正确答案，参考答案请看每题后的说明。

1. 关于 PaO_2 的陈述，哪些是正确的?

a. PaO_2 仅反映溶解于血浆中的氧量

b. PaO_2 也能反映结合于血红蛋白的氧量

c. 在海平面呼吸 100% 的纯氧 20 分钟时，PaO_2 90mmHg 是正常的

d. 贫血时 PaO_2 降低

e. $PaCO_2$ 增加时，PaO_2 则减少

正确答案: a、e。

a. 在温度恒定条件下，溶解于血浆中的氧量与其 PO_2 成正比，即氧溶解量 = $\alpha \cdot PO_2$。

e. 肺泡气氧分压公式为: $P_AO_2 = PiO_2 - PaCO_2 \times 1.25$。从这一公式看出，在海平面吸入空气时，$PaCO_2$ 升高时，肺泡气氧分压（P_AO_2）将相应地减少，通常 PaO_2 的最高极限是由平均 P_AO_2 来决定的，因此 PaO_2 降低是可以确定的。

b、c、d 是不正确的。

b. PaO_2 仅反映溶解于血浆中的氧分子，而不能反映结合于血红蛋白的氧量，因为氧气分子以化学方式与血红蛋白相结合，它就不再产生任何压力。

c. 通常情况下，吸入纯氧（$FiO_2 = 1.0$）20 分钟后，正常人 PaO_2 可达 550mmHg，如果 < 350mmHg，则提示肺内分流可能增加。

d. 贫血只减少了氧含量（CaO_2），不影响 PaO_2。

2. 关于 SaO_2、氧解离曲线的陈述，哪些是正确的?

a. 血红蛋白含量减少时 SaO_2 不降低

b. 一氧化碳中毒时 SaO_2 降低

c. 贫血不能影响氧解离曲线

d. P_{50} < 27mmHg 时，氧解离曲线右移

e. 吸入过多 CO（COHb）时，氧解离曲线右移

正确答案: a、b、c。

a. 单纯血红蛋白量减少时，由于血氧含量和氧容量均减少，所以 SaO_2 不

降低。

b. 一氧化碳中毒引起的碳氧血红蛋白血症时，由于 CO 与 Hb 结合力比氧大 230 余倍，因此负载 CO 的 Hb 与 O_2 结合更紧密，所以 Hb 已丧失了与 O_2 结合的能力，导致 SaO_2 降低。

c. 通常，氧解离曲线形状和位置对不同血红蛋白含量是相同的，所以通常贫血不能影响氧解离曲线。

d、e 是不正确的。

d. 记住一个重要公式，高 P_{50}（＞27mmHg）时，氧解离曲线右移，低 P_{50}（＜27mmHg）时，氧解离曲线左移，所以 P_{50} ＜27mmHg 时，氧解离曲线应该左移，不是右移。

e. 过多的 CO 存在条件下，Hb 和 O_2 持续紧密结合一起，结果使氧解离曲线向左移，不是右移。

3. 关于 CaO_2 的陈述，哪些是正确的？

a. 如果 Hb 含量下降 30%，CaO_2 将下降 30%

b. 在 PO_2 相同情况下，比较含有血红蛋白（Hb=15g/dl）的烧杯 1 和含纯血浆（无 Hb）的烧杯 2 的氧含量时，前者（烧杯 1）高于后者（烧杯 2）

c. 一杯水中的 CaO_2 是 0，是因为其中不含 Hb

d. 溶解的氧含量是总氧含量的 1.5%

e. 动脉血氧含量（CaO_2）与静脉血氧含量（CvO_2）差反映组织的摄氧量

正确答案：a、b、d、e。

a. 如果 Hb 含量下降 30%，CaO_2 将大概也下降 30%，这是因为按 CaO_2 公式，主要与 Hb 结合的氧量有关，而其溶解于血浆中 O_2 含量在生理情况下影响 CaO_2 很小。

b. 在 PO_2 相同的情况下，Hb 携带 O_2 比血浆中携带的 O_2 多大概 66 倍，这提示含有 Hb=15g/dl 的烧杯 1 的氧含量比含纯血浆的烧杯 2 高得多。

d. 溶解的氧含量是总氧含量的 1.5%，这是按氧含量公式计算得出的（正常人 Hb=15g/dl，PaO_2 =100mmHg，SaO_2 = 98%）：CaO_2 =（Hb × 1.34 × SaO_2）+（0.003 × PO_2）=（15 × 1.34 × 0.98）+（0.003 × 100）= 19.7 + 0.3 = 20.0ml/dl。其溶解的 O_2 含量是总氧含量的 0.3/20 = 1.5%。

e. 动脉血氧含量（CaO_2）与静脉血氧含量（CvO_2）差反映组织的摄氧量，所以两者含量差越大，其组织的摄氧量则越多。

c 是不正确的。

c. "一杯水中的 CaO_2 是 0，是因为其中不含 Hb"，这句话是错误的。在 37℃，水中溶解的氧含量为 0.0031ml/（mmHg·100ml），与血液中的相似。水中尽管不含 Hb，但是因含有溶解氧，所以其 CaO_2 不是 0。

4. 关于 $PaCO_2$ 的陈述，哪些是正确的？

a. $PaCO_2$ 上升而 HCO_3^- 不变时，pH 总是下降

b. 肺泡通气量不变，但 CO_2 产生量增加时，$PaCO_2$ 将上升

c. 吸入气氧浓度（FiO_2）不变，如果 $PaCO_2$ 升高，PaO_2 将下降

d. 肺泡通气量降低为原来的 1/2 时，$PaCO_2$ 将增加为原来的 2 倍

e. 登上山峰（大气压 = 630mmHg）条件下，正常人 $PaCO_2$ = 32mmHg 时，估算其 PaO_2 为 90mmHg

正确答案：a、b、c、d。

a. H-H 公式表明，pH 与 HCO_3^- 对 $PaCO_2$ 比值直接相关，如果 $PaCO_2$ 上升而 HCO_3^- 不变，pH 应该总是下降。

b. 根据 $PaCO_2$ 公式，$PaCO_2$ 直接与代谢产生并运输到肺的 CO_2（Vco_2）量成正比，与肺泡通气量（V_A）成反比。所以如果肺泡通气量不变，而其 CO_2 产生量增加时，$PaCO_2$ 势必上升。

c. 按肺泡气公式 $P_AO_2 = PiO_2 - 1.25 \times PaCO_2$，计算 P_AO_2 时，假设 PaO_2 = P_AO_2，吸入气氧浓度（FiO_2）不变的条件下，如果 $PaCO_2$ 升高，PaO_2 将势必下降。

d. 与 b 选项答案机制相同。

e 是不正确的。

e. 高山氧气浓度并不稀薄，只是气压低，按肺泡气公式，即 $P_AO_2 = PiO_2 - 1.25 \times PaCO_2$ 计算，先计算 $PiO_2 = (P_B - 47) \times FiO_2 = (630 - 47) \times 0.21 = 122.4mmHg$，计算 $P_AO_2 = 122.4 - 1.25 \times 32 = 82.4mmHg$。假设 $P(A-a)O_2$ 为 10mmHg，则估算 $PaO_2 = 82.4 - 10 = 72.4mmHg$。而不是 PaO_2 为 90mmHg。

5. 关于肺泡 - 动脉血氧分压差［$P(A-a)O_2$］的陈述，哪些是正确的？

a. 在海平面呼吸室内空气时，$PaCO_2$ 升高、PaO_2 降低和 P（A-a）O_2 正常表明其低氧血症的主要原因是肺泡通气量降低

b. P（A-a）O_2 增大的主要生理性因素有年龄增大

c. 通常，正常人 P（A-a）O_2 值可以为负值

d. 在海平面呼吸 100% 的纯氧 20 分钟时，P（A-a）O_2 可达 100mmHg 是正常的

e. P（A-a）O_2 增大的最常见的病理因素是通气／血流比值异常、分流和呼吸膜弥散障碍

正确答案：a、b、d、e。

a. P（A-a）O_2 是判断肺换气功能的标志。同时有低氧血症和高碳酸血症，而 P（A-a）O_2 正常，表示其低氧血症完全由肺泡通气障碍引起。

b. P（A-a）O_2 随年龄增长而升高，但通常不超过 30mmHg。可用下式计算其预计值：P（A-a）O_2 ＝ 年龄 /4。

d. P（A-a）O_2 是随吸氧浓度而改变的，通常，在海平面呼吸 100% 的纯氧 20 分钟时，P（A-a）O_2 可达 100mmHg 是正常的。

e. 在病理情况下，P（A-a）O_2 增大的三大要因是通气／血流比值异常、分流和呼吸膜弥散障碍。

c 是不正确的。

c. 在通常情况下，除非吸入的气氧浓度（FiO_2）突然降低，P（A-a）O_2 一般不会为负值。在临床上，P（A-a）O_2 出现负值的可能原因有：①不正确的 FiO_2；②不正确的血气检测或记录错误；③样本内有大量气泡。

6. 关于酸碱平衡的陈述，哪些是正确的？

a. 动脉血 pH 与 PaO_2 呈反相关

b. pH 上升（pH ＞ 7.45）使氧解离曲线左移

c. 慢性呼吸性酸中毒肾脏代偿时，HCO_3^- 增加达高峰的时间为 3 ～ 4 天

d. ［HCO_3^-］和［H_2CO_3］的比值维持 20∶1 时，pH 才能维持正常范围

e. 高 AG 型代谢性酸中毒和正常 AG 型酸中毒可以同时出现

正确答案：b、c、d、e。

b. pH 上升（pH ＞ 7.45）可使氧解离曲线左移，Hb 与氧气的结合力增加，

不易释出氧气，使 HbO_2 在组织中释放氧气减少。

c. 慢性呼吸性酸中毒肾脏代偿过程比较缓慢，多为 6～7 小时后 HCO_3^- 开始增加，3～4 天达高峰，1 周左右完成代偿。

d. 根据 H-H 公式，血液正常 pH 的维持，主要决定于 $[HCO_3^-]$ 和 $[H_2CO_3]$ 的浓度之比，即只要其比值保持 20:1，即可维持正常的 pH。

e. 高 AG 型代谢性酸中毒和正常 AG 型酸中毒（高氯性代谢性酸中毒）可以同时出现。

a 是不正确的。

a. 动脉血 pH 与 PaO_2 无任何相关关系，故动脉血 pH 与 PaO_2 呈反相关是没有根据的。

7. 关于动脉血气数据有关的陈述，哪些是正确的?

a. PaO_2 与 SaO_2 呈线性相关

b. $PaCO_2$ 与 CO_2 产生量呈正相关

c. P_AO_2 定义为 PaO_2 的上限，任何 P_AO_2 下降都使 PaO_2 减少

d. CO_2 弥散速率比 O_2 的大 20 倍

e. PaO_2 是 SaO_2 唯一的决定因素

正确答案：b、c、d。

b. $PaCO_2$ 公式表明，$PaCO_2$ 与 CO_2 产生量呈正相关，而与肺泡通气量呈反相关。

c. 氧气通过肺呼吸膜被动扩散入血，P_AO_2 永远高于 PaO_2，通常 P_AO_2 值相当于 PaO_2 的上限。任何 P_AO_2 下降都使 PaO_2 减少，但要注意，反过来则不对。

d. CO_2 弥散速率约为 O_2 的 21 倍。

a、e 是不正确的。

a. PaO_2 与 SaO_2 两者的关系并不是线性关系，而是通过氧解离曲线的 "S" 形曲线关系。

e. PaO_2 是 SaO_2 的主要决定因素，但不是唯一决定因素，因为还有其他因素如温度、pH、$PaCO_2$ 和 2,3-DPG 等可影响氧解离曲线位置，从而导致 SaO_2 数值改变。

8. 慢性阻塞性肺疾病（COPD）加重期 PaCO₂ 升高至 90mmHg，pH 7.30，HCO₃⁻ 49mmol/L，PaO₂ 50mmHg，阴离子间隙 12mmol/L 时，表示：

　　a. 单纯性急性呼吸性酸中毒

　　b. 单纯性慢性呼吸性酸中毒

　　c. 呼吸性酸中毒 + 代谢性碱中毒

　　d. 呼吸性酸中毒 + 代谢性酸中毒

　　e. 呼吸性酸中毒 + 代谢性碱中毒 + 代谢性酸中毒

正确答案：c。

① $PaCO_2$ 90mmHg（＞45mmHg），pH 7.30（＜7.35），应考虑呼吸性酸中毒。

② 按慢性呼吸性酸中毒的预计代偿公式计算，$[HCO_3^-] = 24 + [0.4 \times (90 - 40)] \pm 2 = 44 \pm 2 = 42 \sim 46$mmol/L，该患者 HCO₃⁻ 49mmol/L（＞46mmol/L），且其 HCO₃⁻ 为 49mmol/L（＞呼酸时 HCO₃⁻ 代偿极限 45mmol/L），故考虑还合并代谢性碱中毒。

该患者阴离子间隙 12mmol/L 为正常，说明无代谢性酸中毒。

结论：呼吸性酸中毒 + 代谢性碱中毒。

a、b、d、e 是不正确的。

9. 关于无创血气监测的陈述，哪些是正确的？

　　a. CO 中毒时，不能用脉氧仪来评定患者的氧合水平

　　b. 高铁血红蛋白可以引起脉氧仪 SpO₂ 读数的假性升高

　　c. 组织灌注不足或体温过低时，脉氧仪的精确度和联合血氧计是相同的

　　d. 呼气末 PCO₂（PetCO₂）增高有助于判定心肺复苏效果

　　e. PetCO₂ 连续监测能指导呼吸机设定条件的调节

正确答案：a、b、d、e。

a、b：脉氧仪可将碳氧血红蛋白和高铁血红蛋白误认为氧合血红蛋白，SpO₂ 读数假性增高。

d. 心肺复苏过程中，使用 PetCO₂ 监测时，如果心肺复苏，PetCO₂ ＞ 8mmHg，则提示复苏成功率高。用 PetCO₂ 判断心肺复苏的效果较心电图、脉搏和血压更准确。

e. PetCO$_2$ 连续监测能指导呼吸机设定条件的调节，通过 PetCO$_2$ 及时发现和处理问题。

c 是不正确的。

c. 当组织血流灌注不良或体温过低时，因血流减弱，脉搏弱而脉氧仪很可能会出错误，此时使用联合血氧计来测定血气是可取的。

10. 关于血气分析中有些术语的陈述，哪些是正确的?

a. 正常的动脉血 pH，但显著不正常的 PaCO$_2$ 和 HCO$_3^-$，提示存在混合性酸碱失衡

b. 原发性变化通常必大于继发性变化

c. pH 是随 [HCO$_3^-$] 和 PaCO$_2$ 两个变量变化而变化的变量

d. 在海平面，吸入室内空气时，PaO$_2$ 不会超过 100mmHg

e. 心肺功能正常者，贫血将不会影响其 PaO$_2$

正确答案：a、b、c、e。

a. 虽然动脉血 pH 正常，但 PaCO$_2$ 和 [HCO$_3^-$] 均有明显异常，提示两个或更多的互不相关的酸碱失衡因素侵蚀，这说明存在混合性酸碱失衡。

b. 原发性变化通常必大于继发性变化是一个重要规律。

c. 根据 H-H 公式，pH 主要取决于 [HCO$_3^-$] 与 PaCO$_2$ 的比值。所以 pH 是随 [HCO$_3^-$] 和 PaCO$_2$ 发生改变的变量。

e. PaO$_2$ 仅反映溶解于血浆中的 O$_2$ 分子压力，而不是 Hb 含量，所以心肺功能正常者发生贫血时不会影响 PaO$_2$。

d 是不正确的。

d. 通过过度通气，正常肺可以使 PaO$_2$ 超过 100mmHg。

有关动脉血气分析的主要公式

公式 1：$PaCO_2$ 公式

$$PaCO_2 = \frac{V_{CO_2} \times 0.863}{V_A}$$

V_{CO_2} = 每分钟 CO_2 产生量；V_A = 每分钟肺泡通气量；常数 0.863 是将 V_{CO_2}（ml/min, STPD*）和 V_A（L/min, BTPS**）的单位转变为 $PaCO_2$ 的 mmHg 的常数。

*STPD 是指"标准状态"，即 0℃，1 个大气压，干燥气体状态。

**BTPS 是指体温 - 标准压力 - 饱和水蒸气。

从上式可以看出，如果 CO_2 产生量（ml/min）一定，$PaCO_2$ 与肺泡通气量（L/min）呈反相关。

$$PaCO_2 \propto \frac{V_{CO_2}}{V_A}$$

$PaCO_2 < 35mmHg$ 为低碳酸血症，其原因有二：① CO_2 排出增加（过度通气）；② CO_2 生成减少（代谢率降低）。

$PaCO_2 > 45mmHg$ 为高碳酸血症，其原因也有二：① CO_2 排出减少（通气不足）；② CO_2 生成增加（代谢率增加）。

每分钟肺泡通气量（V_A）等于每分钟通气量（V_E）减去无效腔通气量（V_D），可用下式表示：

$$V_A = V_E - V_D$$

式中，V_E（分钟通气量，L/min）= 呼吸频率（f）× 潮气量（V_T）

V_D（无效腔通气量，L/min）= 呼吸频率（f）× 无效腔量（容积）

$$V_A = f\,(V_T - V_D)$$

正常人无效腔气量与潮气量之比（V_D/V_T）低于 30%（或 167ml）。

$$V_D/V_T = (PaCO_2 - P_ECO_2)/PaCO_2$$

式中，P_ECO_2 为呼出气 CO_2 分压。

V_D/V_T 比值增大主要见于：① 发生严重肺部疾患时，V_D/V_T 比值可增高达 50% ~ 70%；② 通气/灌注比值异常。

公式 2：肺泡气氧分压（P_AO_2）公式

$$P_AO_2 = PiO_2 - P_ACO_2\left[FiO_2 + \frac{1 - FiO_2}{R}\right]$$

PiO_2 = 吸入气氧分压；P_ACO_2 = 肺泡气 CO_2 分压；FiO_2 = 吸氧浓度；R = 呼吸商，通常为 0.8。可将上式简写为下式（最常用）：

$$P_AO_2 = FiO_2 \times (P_B - 47) - 1.25 \times P_ACO_2$$

该公式本质上，P_AO_2 等于吸入气的氧分压（PiO_2）减去肺泡气 CO_2 分压（P_ACO_2）的 1.25 倍。P_B 为大气压，47 是水蒸气的压力。与 PaO_2 不同，P_AO_2 没有年龄的依赖性。

评估肺传递氧气是否正常，必须计算肺泡气 - 动脉血氧压差［P（A-a）O_2］来证实。它是反映肺换气功能的重要指标，也是评估氧合功能的敏感指标，如果 P（A-a）O_2 增大，表示肺内的通气与灌注处于失衡状态。

$$P（A\text{-}a）O_2 = P_AO_2 - PaO_2 = PiO_2 - PaCO_2 \times 1.25 - PaO_2$$

$$P（A\text{-}a）O_2 = [FiO_2 \times (P_B - 47) - PaCO_2 \times 1.25] - PaO_2$$

P（A-a）O_2 的正常值，在中青年人群［呼吸室内空气（$FiO_2 = 0.21$）］为 5 ~ 15mmHg，随着 FiO_2 的增高和年龄的增加而加大（= 年龄/4 + 4）。吸入纯氧（$FiO_2 = 1.0$）时，其正常值上限可达 120mmHg。

公式 3：动脉血氧含量（CaO_2）公式

动脉血氧含量（CaO_2）（ml/dl）= 血红蛋白结合的氧 + 物理溶解在血浆中的氧

$$CaO_2 = Hb \times 1.34 \times SaO_2 + PaO_2 \times 0.003$$

其中 0.003 为氧在血中的物理溶解系数。CaO_2 的正常值为 19 ~ 21ml/dl。SaO_2 为动脉血氧饱和度（%）。Hb 为血红蛋白（g/dl）。CaO_2 是反映动脉血携氧量总数，是评估氧合的重要指标。与 PaO_2、SaO_2 相比，CaO_2 依赖于 Hb 含量并直接相关。在发生贫血、CO 中毒和高铁血红蛋白血症时，PaO_2 正常，但 SaO_2 和 CaO_2 减少。

动 - 静脉血氧含量差（$CaO_2 - CvO_2$）可评估组织摄氧量。

公式 4：Henderson-Hasselbalch 公式（简称 H - H 公式）

$$pH = \lg \frac{1}{[H^+]} = \lg \frac{1}{[Ka]} + \lg \frac{[HCO_3^-]}{[H_2CO_3]} = pKa + \lg \frac{[HCO_3^-]}{0.03 \times PaCO_2}$$

$$pH = pKa + \lg[[HCO_3^-]/(0.03 \times PaCO_2)]$$

$$pH \approx [HCO_3^-]/PaCO_2$$

式中，pKa 是酸的解离常数，在 37℃ 血浆 pKa 为 6.1，0.03 为 CO_2 的溶解系数。pH 主要取决于 $[HCO_3^-]$ 与 $PaCO_2$ 的比值，而不是单纯取决于 $[HCO_3^-]$ 或 $PaCO_2$ 任何一个变量的绝对值。通常动脉血正常 pH 为 7.35 ~ 7.45。若 pH < 7.35，为酸血症（acidemia）；pH > 7.45，为碱血症（alkalemia）。酸血症或碱血症 仅就 pH 改变而言，并不包括其背后存在的异常代偿性病理生理改变。酸中毒（acidosis）或碱中毒（alkalosis）均表示引起酸（或碱）血症原发性的病理生理过程。

$[H^+]$ 与 $PaCO_2$ 和 $[HCO_3^-]$ 的关系，可用下式表示：

$$[H^+] = PaCO_2/[HCO_3^-] \times 24$$

四种单纯性酸碱失衡的判定

三个变量，即 pH、$[HCO_3^-]$ 和 $PaCO_2$，是最基本的血液气体分析的参数。根据这三个基本参数可初步判定酸碱失衡的类型。可参考下表。

根据 pH、HCO_3^- 和 $PaCO_2$ 判断酸碱失衡

类型	pH	$PaCO_2$	HCO_3^-
代谢性酸中毒	N 或 ↓	↓	↓↓
代谢性碱中毒	N 或 ↑	轻度 ↑	↑↑
呼吸性酸中毒	N 或 ↓	↑↑	↑
呼吸性碱中毒	N 或 ↑	↓↓	轻度 ↓

注：N（normal）：正常；↓：降低；↑：升高；↓↓ 或 ↑↑：原发性紊乱。

阴离子间隙（AG）公式

$$AG = Na^+ - (Cl^- + HCO_3^-)$$

AG 正常值（不算 K^+）为 12 ± 4mmol/L。目前多将 AG > 16mmol/L，作为判断 AG 增高型代谢性酸中毒的界限（依据实验室的不同而不同）。若 AG > 20mmol/L，提示高 AG 代谢性酸中毒的可能性很大。若 AG > 30mmol/L 时，可以肯定为代谢性酸中毒。

四种单纯性酸碱平衡失衡的预计代偿公式

单纯性酸碱平衡失衡的预计代偿公式

酸碱失衡类型	预计代偿公式	代偿极限
代谢性酸中毒	$PaCO_2 = 1.5 \times HCO_3^- + 8 \pm 2$	$PaCO_2 = 10mmHg$
代谢性碱中毒	$PaCO_2 = 40 + 0.7 \times [HCO_3^- - 24] \pm 2$	$PaCO_2 = 55mmHg$
呼吸性酸中毒	急性：$HCO_3^- = [PaCO_2 - 40] \times 0.1 + 24 \pm 2$	$HCO_3^- = 30mmHg$
	慢性：$HCO_3^- = [PaCO_2 - 40] \times 0.4 + 24 \pm 2$	$HCO_3^- = 45mmHg$
呼吸性碱中毒	急性：$HCO_3^- = 24 - [40 - PaCO_2] \times 0.2 \pm 2$	$HCO_3^- = 18mmHg$
	慢性：$HCO_3^- = 24 - [40 - PaCO_2] \times 0.5 \pm 2$	$HCO_3^- = 15mmHg$

注：1mmHg=0.133kPa。全书同。

代谢性酸碱中毒预期代偿的大拇指规则（rule of thumb）

（1）代谢性酸中毒的大拇指规则：在代谢性酸中毒时，pH 数值 7 后的两位小数点就是其预期代偿值。例如：代谢性酸中毒 pH 7.25（检测）时，7 以后的 25 就是其 PCO_2 的预计代偿值，为 25mmHg。

（2）代谢性碱中毒的大拇指规则：在代谢性碱中毒时，pH 数值 7 后的两位小数点就是其预期代偿值。例如：代谢性碱中毒 pH 7.54（检测）时，7 以后的 54 就是其 PCO_2 的预计代偿值，为 54mmHg。

有关混合性酸碱失衡诊断的公式

在临床上，患者有高 AG 型代谢性酸中毒（AG 值＞ 16mmol/L）时，使用下列方法中的任意一种，可以揭示被高 AG 型代谢性酸中毒所掩盖的代谢性碱中毒或正常 AG 型代谢性酸中毒的存在。

（1）碳酸氢盐间隙（bicarbonate gap）公式

$$碳酸氢盐间隙 = \Delta AG - \Delta CO_2 = Na^+ - Cl^- - 39$$

碳酸氢盐间隙＞ +6mmol/L，提示合并代谢性碱中毒和（或）呼吸性酸中毒所致的 HCO_3^- 潴留。

碳酸氢盐间隙＜ –6mmol/L，提示合并正常 AG 型代谢性酸中毒和（或）呼吸性碱中毒所致的 HCO_3^- 排泄。

（2）校正的碳酸氢盐（corrected HCO_3^-）公式

$$校正的碳酸氢盐 = 实测 [HCO_3^-] + (AG - 12)$$

校正的碳酸氢盐＞ 26mmol/L，提示合并代谢性碱中毒。有的学者提出其校正的碳酸氢盐＞ 30mmol/L 时，可判定为合并代谢性碱中毒，以减少其假阳性。

校正的碳酸氢盐＜ 24mmol/L，提示合并正常 AG 型代谢性碱中毒。

（3）delta 比值（delta ratio）公式

$$delta 比值 = (AG - 10) \div (24 - HCO_3^-)$$

其正常值为 1 ~ 1.6。

delta 比值＞ 2.0，提示合并代谢性碱中毒。

delta 比值＜ 1，提示合并正常 AG 型代谢性碱中毒。

诊断时动脉血气分析必须结合临床，并且注意结合主要血清电解质（Na^+、K^+、Cl^-和CO_2）检测资料进行全面评估酸碱平衡为重要准则。

临床医生要牢记：时时刻刻都要结合临床是应遵循的准则。另外，没有血清电解质检测资料时，请不要单凭任何动脉血气资料来草率判定酸碱平衡或酸碱失衡。

第一章 血气分析的评估内容和常用指标

第一节 血气分析可评估的内容

一、动脉血气（ABG）测定结果的记录和表示方法

在临床上，动脉血液气体（arterial blood gas，ABG）测定结果可按下列通用顺序记录。

$$pH|PaCO_2|PaO_2|HCO_3^-|SaO_2$$

举例：

患者的血气测定结果为：pH 7.35，$PaCO_2$ 50mmHg，PaO_2 65mmHg，HCO_3^- 25mmol/L，SaO_2 95%。可按上述方法表示为：7.35|50|65|25|95。

二、正常动脉血气值

动脉血气资料包括测量值和推算值，其正常值归纳见表1-1。

表1-1 血液气体分析仪测定的各种参数[#]

缩略语	名称	正常值
pH	酸碱度	7.40 ± 0.05
$PaCO_2$	动脉血 CO_2 分压	$40 \pm 5mmHg$（$5.3 \pm 0.66kPa$）
PaO_2	动脉血 O_2 分压	$90 \pm 10mmHg$（$12 \pm 1.33kPa$）[*]
AB	实际碳酸氢	$24 \pm 2mmol/L$
SB	标准碳酸氢	$24 \pm 2mmol/L$

（续表）

缩略语	名称	正常值
BBp	血浆缓冲碱	42 ± 2mmol/L
BBb	全血缓冲碱	48 ± 3.5mmol/L
BEp	血浆碱过剩	± 3mmol/L
BEb	全血碱过剩	± 3mmol/L
BE5**	细胞外液碱过剩	± 3mmol/L
CaO_2	动脉血氧含量	19 ± 2ml/dl
SaO_2	动脉血氧饱和度	96% ± 3%
P_{50}	SaO_2 50% 时的 PO_2	26 ± 2mmHg（3.5 ± 0.26kPa）

海平面，呼吸周围空气； 与年龄相关；**BE5 为 Hb 等于 5g/dl 时的 BE。

三、动脉血气的危急值

动脉血气的危急值（critical values, or panic values）归纳如下（表 1-2）。

表 1-2　动脉血气的危急值

名称	危急值
pH	< 7.2；> 7.6
$PaCO_2$	< 20mmHg；> 77mmHg
PaO_2	< 40mmHg
HCO_3^-	< 10mmol/L；> 40mmol/L
SaO_2	< 60%

四、血液气体分析可评估的内容——三个重要生理过程

动脉血液气体分析指对动脉血中氧分压（PaO_2）、二氧化碳分压（$PaCO_2$）和血液酸碱平衡指标参数（pH、实际碳酸氢盐、标准碳酸氢盐、缓冲碱、碱剩余）进行分析的过程，其中，PaO_2、$PaCO_2$ 和 pH 有助于评估肺泡通气（alveolar ventilation）、氧合（oxygenation）和酸碱平衡状态（acid-base balance）这三个重要生理过程。判读动脉血气就是为了能正确理解这些参数。在临床实践中通过分析 $PaCO_2$ 公式、肺泡气公式、氧含量公式和 Henderson-Hasselbalch 公式理解这三个生理过程（图 1-1）。

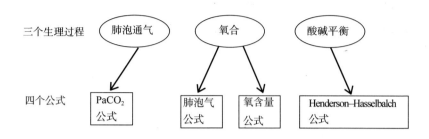

图 1-1　进行动脉血气分析需要的生理过程和公式

通过 $PaCO_2$ 来评估肺泡通气的高低及其有效性，$PaCO_2$ 过高提示肺泡通气过低；相反，$PaCO_2$ 过低则提示肺泡通气过度。通过 PaO_2 来评估气体交换的有效性及其氧合程度，$PaO_2 < 80mmHg$ 提示轻度血氧降低；$PaO_2 < 60mmHg$ 则提示中度血氧降低；$PaO_2 < 40mmHg$ 则提示重度血氧降低。通过 HCO_3^- 和 $PaCO_2$ 的比值来评估酸碱状态，HCO_3^- 是反映酸碱变化的代谢成分，$PaCO_2$ 是反映酸碱变化的呼吸成分，其两者关系实际上是肾 / 肺的关系。pH 的变化取决于 HCO_3^- / $PaCO_2$ 的比值。动脉血气分析过程中，常常需要测量和计算酸碱度（pH）、碳酸氢盐（HCO_3^-）、缓冲碱（BB）和碱剩余（BE）。在评估低氧血症的程度中，氧含量（CaO_2）优于氧分压（PaO_2）。

一个完整的血气分析室，应包括血液气体分析仪和联合血氧仪两套测量系统。联合血氧仪测量血红蛋白结合氧含量相关参数〔SaO_2、Hb、碳氧血红蛋白百分比（%COHb）和高铁血红蛋白百分比（%MetHb）等〕。必要时，取一份血样，进行两套检验。

第二节　常用动脉血气指标及意义

一、血氧指标及意义

（一）动脉血氧分压（PaO_2）

1.概念　动脉血氧分压（arterial partial pressure of oxygen，PaO_2）是指物理溶解在动脉血中的氧分子产生的压力。在海平面静息状态的正常成人动脉血中氧分压为 80 ~ 100mmHg（10.67 ~ 13.33kPa）。主要取决于吸入气体的氧分压和外呼吸功能。肺泡氧分压（P_AO_2）必定是 PaO_2 的主要决定因素，即其氧分压愈大，溶解于血液中的氧量也愈多。即氧溶解量 = $\alpha \cdot PO_2$。α 为氧的溶解系数，等于 0.00306 ml /（dl·mmHg）（37℃）。PaO_2 正常值随着年龄增加而逐渐减低。PaO_2 与年龄关系的公式较多，不同年龄的 PaO_2（海平面）常用预测公式为：

$$PaO_2 = 109 - 0.43 \times 年龄 \pm 4$$

另一公式为：

$$PaO_2 = 102 - （年龄，以年为单位）/3 \pm 4$$

通常，健康年轻成人的 PaO_2（海平面）平均为 95mmHg（85 ~ 100mmHg）；而 60 岁健康人的 PaO_2（海平面）平均为 83mmHg。

如图 1-2 所示，在正常情况下，80 岁时 PaO_2 可降低到 75mmHg。但是即使年龄再大，正常人也不应低于 70mmHg，否则应查找原因。高龄者低氧血症的判定标准，目前仍有争议，有的学者主张为低于其相应年龄预期 PaO_2 值的最低正常值，还有的学者主张为低于其相应年龄预期 PaO_2 值 10mmHg 或 15mmHg。

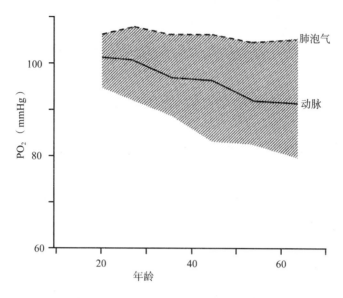

图 1-2　正常肺泡气氧分压、动脉血氧分压和年龄的关系

（引自：Klocke RA.）

2. 临床意义　PaO_2 是反映外呼吸状况的指标，反映肺毛细血管的摄氧状况。临床上常根据 PaO_2 高低将低氧血症分为以下三度（表 1-3）：

表 1-3　低氧血症的分度

分度	血氧
轻度	60mmHg ＜血氧＜ 80mmHg（或正常下限）
中度	40mmHg ≤血氧＜ 60mmHg
重度	＜ 40mmHg

（二）动脉血氧饱和度（SaO_2）

1. 概念　动脉血氧饱和度（oxygen saturation of hemoglobin，SaO_2）是指动脉血中血红蛋白实际结合的氧含量与血红蛋白能够结合的最大氧量之比，也就是血红蛋白结合氧量（血氧含量）占全部血红蛋白所能结合的最大氧量（血氧容量）的百分数。其公式为：

$$SaO_2（\%）= 血氧含量 / 血氧容量 × 100$$

在正常情况下：

血氧含量（CaO_2）=（$Hb \times 1.34 \times SaO_2$）+（$PaO_2 \times 0.0031$）

$$= 19.5 + 0.29 = 19.79 \text{ ml/dl}（19 \sim 21\text{ml/dl}）$$

血氧容量（$Cap\ O_2$）= $Hb \times 1.34 = 15 \times 1.34 = 20.1\text{ml/dl}$

∴ SaO_2 = 血氧含量 / 血氧容量 =（19.79/20.1）× 100 = 97%。

成人正常动脉血氧饱和度为 93% ~ 98%。出生时和出生后 4 天内的动脉血氧饱和度正常值为 85% ~ 90%；出生超过 4 天的小儿为 94% ~ 98%。混合静脉血的血氧饱和度（SvO_2）为 65% ~ 75%。动 - 静脉血氧饱和度差［S（a-v）O_2］可以反映氧的释放、组织摄氧和氧利用的情况。若［S（a-v）O_2］降低表明氧的释放减少，或组织摄氧和氧利用减少。

2. 临床意义 血氧饱和度的高低主要取决于氧分压，和血红蛋白的氧解离曲线有直接关系。血氧分压（PaO_2）与血氧饱和度（SaO_2）两者的关系并非线性关系，而是 "S" 形曲线关系。这个曲线称为氧解离曲线。血红蛋白氧饱和度随着 PaO_2 的改变而改变，即 SaO_2 为血液 PaO_2 的函数。关于氧解离曲线应记住以下四个要点：

（1）氧分压是最重要的 SaO_2 决定因素（后述）。

（2）在 PaO_2 一定的情况下，SaO_2 的决定因素是使氧解离曲线向左或向右移位的因素（如温度、pH、$PaCO_2$ 和 2,3 - 二磷酸甘油酸等）。

（3）影响血氧饱和度的另一因素是血红蛋白的质。当血红蛋白变性，例如发生碳氧血红蛋白症、高铁血红蛋白血症时，由于 Hb 已丧失了与氧结合的能力，而引起血氧饱和度降低。但是 SaO_2 不受血红蛋白含量的影响，因此，患者发生贫血时，SaO_2 不降低。

（4）贫血不影响氧解离曲线。因为贫血时，不影响氧气和可利用血红蛋白的结合，所以血氧饱和度可正常。

3. 氧解离曲线的变化和 P_{50}（半饱和氧分压） P_{50} 是血氧饱和度 50% 时的 PaO_2。在体温 37℃、血 pH 7.4、$PaCO_2$ 40mmHg（5.33kPa）、BE 为 0 的条件下，P_{50} 为 26.6mmHg（3.54kPa）。P_{50} 正好处于其曲线的陡直部分，可表示氧解离曲线的位置改变，可反映血液输送 O_2 的能力和血红蛋白对氧的亲和力。P_{50} 高于正常值（26.6mmHg）说明氧解离曲线右移，表示 Hb 对 O_2

的亲和力降低，需要更高的 PO_2，才能使 Hb 氧饱和度达到 50%，这不利于肺毛细血管血液的氧，但另一方面氧解离曲线右移，有利于组织毛细血管 O_2 释放，有利于组织利用 O_2，有利于向组织供氧增加；反之为左移，说明 Hb 与 O_2 的亲和力增加，不利于 O_2 在组织中释放，向组织细胞供氧减少，而利于氧在肺中摄取。一般来说，从 pH 正常值 7.4 减少至 7.2 时，其氧解离曲线的位置改变约向右移 15%，与此相反，pH 由 7.4 上升至 7.6 时，其氧解离曲线的位置相应地向左移。P_{50} 太低时，即使 SaO_2 很高，组织仍可能缺氧，相反，P_{50} 增加时，SaO_2 虽然降低，但组织并无明显缺氧。P_{50} 是检测血红蛋白与氧亲和力的一项有用的指标。

要记住 P_{50} 的正常值大约为 27mmHg（实际为 26.6mmHg），并要记住下面的公式：

a. $P_{50} > 27mmHg$，提示曲线向右移。

b. $P_{50} < 27mmHg$，提示曲线向左移。

影响 P_{50} 所处的位置因素（图 1-3）：

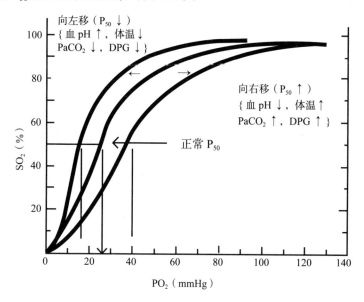

图 1-3　影响 P_{50} 所处的位置因素

注：血 pH 降低，体温上升，$PaCO_2$ 升高，2,3-DPG 增加等均使 P_{50} 增大，表示氧解离曲线右移，此时血红蛋白和氧的亲和力降低，有利于释氧。相反，血 pH 升高，体温降低，$PaCO_2$ 减少，2,3-DPG 降低等均使 P_{50} 减小，表示氧解离曲线左移，此时血红蛋白和氧的亲和力增加，不利于释氧。（引自：Ihsan A.）

（1）P_{50}增大的因素：①血液 pH 降低；②温度上升；③ $PaCO_2$ 升高；④红细胞内 2,3 - 二磷酸甘油酸（2,3-diphosphoglyceric acid，2,3-DPG）含量增高。上述因素均使 P_{50} 升高，表示氧解离曲线右移，此时血红蛋白和氧的亲和力降低。

（2）P_{50}减小的因素：①血液 pH 升高；②温度降低；③ $PaCO_2$ 降低；④红细胞内 2,3-DPG 含量降低。上述因素均使 P_{50} 减小，氧解离曲线左移，此时血红蛋白与氧的亲和力增加。

（三）血氧含量（CaO_2）

1. 概念 动脉血氧含量（oxygen content in arterial blood，CaO_2）是指动脉血液中实际含有的氧量，包括血液中物理溶解的和与血红蛋白（Hb）结合的氧量两者的和。CaO_2 直接反映在动脉血中实际携带的氧分子总数。主要取决于血红蛋白含量、SaO_2（依赖于 PaO_2 和氧解离曲线位置）及溶解氧量（PaO_2）。但是由于溶解氧较小影响 CaO_2（溶解的氧只是血红蛋白携带氧的 1/60 或 1/70），所以 CaO_2 几乎是由 Hb 含量和 SaO_2 决定，后者当然是由 PaO_2 决定的。并与所有变量呈线性关系。其计算公式为：

动脉血氧含量 = 1.34 × Hb（g/dl）× 血氧饱和度（SaO_2）（%）+ 0.003 × PaO_2（mmHg）

正常动脉血氧含量（CaO_2）为 17 ~ 21ml/dl。1.34 为血红蛋白（Hb）1g 在 100% 氧饱和时所能结合的氧量。

混合静脉血氧含量（mixed venous O_2 content，C_VO_2）的计算公式为：

混合静脉血氧含量（CvO_2）=1.34 × Hb × SvO_2 + 0.003 × PvO_2

其中，SvO_2 为混合静脉血氧饱和度；PvO_2 为混合静脉血氧分压（后述）。

正常混合静脉血氧含量为 12 ~ 14ml/dl。动 - 静脉血氧含量差（CaO_2 - CvO_2）的正常值为 4 ~ 6ml/dl。

2. 临床意义

（1）血红蛋白是影响动脉血氧含量的主要因素之一。当血红蛋白量减少或发生质的改变时，均引起血氧含量降低，但动脉血氧分压正常。血红蛋白的量减少，可见于各种贫血，血红蛋白质的改变形成变性血红蛋白可见于一氧化碳（CO）中毒时的碳氧血红蛋白血症（carboxyhemoglobinemia），又可见于亚硝酸盐等中毒时的高铁血红蛋白血症（methemoglobinemia）。血红蛋白量减少的各种贫血时，虽然血氧含量减少，但是血氧饱和度可正常。血红蛋白变性时不仅血氧含量减少，而且血氧饱和度亦降低。

（2）动脉血氧含量（CaO_2）与静脉血氧含量（CvO_2）之差为组织的摄氧量，用来估计周围组织的循环情况及组织代谢情况。动 - 静脉血氧含量差反映组织的摄氧量。当局部血液循环障碍时，由于局部血流减慢，血液流经毛细血管的时间延长，组织细胞从血液中摄取氧增多，故静脉血氧分压、氧含量及血氧饱和度均正常，故动、静脉血氧含量差增大。

（3）测定肺动脉和心脏各腔内血氧含量及动、静脉血氧含量的心导管检查对诊断左向右分流的先天性心脏病具有重要意义。

（4）利用氧含量的 Fick 公式可计算心输出量（Qt）：

$$Qt = VO_2/CaO_2 - CvO_2)$$

VO_2 为摄氧量（ml/min），CaO_2、CvO_2 分别为动脉血、混合静脉血的氧含量（ml/dl）。

$$VO_2 = Qt（CaO_2 - CvO_2）$$

（5）通过测定动脉血氧含量（CaO_2）与静脉血氧含量（CvO_2）亦可计算肺内分流率（Qs/Qt）：

故用 P_AO_2 和 PaO_2 亦能算出肺分流率。

$$\frac{Qs}{Qt} = \frac{Cc'O_2 - CaO_2}{（Cc'O_2 - CaO_2）+（CaO_2 - CvO_2）}$$

$Cc'O_2$ 为肺泡终末毛细血管血氧含量；

CaO_2 为动脉血氧含量；

CvO_2 为混合静脉血氧含量。

如果 CaO_2 与 CvO_2 之差，正常为约5ml/dl，则：

$$\frac{Qs}{Qt} = \frac{Cc'O_2 - CaO_2}{Cc'O_2 - CaO_2 + 5}$$

$Cc'O_2$ 和 CvO_2 都含有血红蛋白结合的氧和溶解的氧。如果 PaO_2 很高，

SaO_2 能视作为 100% 时，肺泡终末毛细血管的 SaO_2 当然也是 100%。也就是在两者（Cc'O_2，CaO_2）之间，Hb 结合的 O_2 量相等。在此，两者的差只是溶解的氧之差。

$$Cc'O_2 - CaO_2 = 0.0031\,(P_AO_2 - PaO_2)$$

$$\frac{Qs}{Qt} = \frac{0.0031\,(P_AO_2 - PaO_2)}{5 + 0.0031\,(P_AO_2 - PaO_2)}$$

二、血二氧化碳指标及其意义

动脉血二氧化碳分压

1. **概念**　动脉血二氧化碳分压（partial pressure of CO_2，$PaCO_2$）是指物理溶解在动脉血浆中的二氧化碳分子产生的压力。$PaCO_2$ 是反映呼吸性成分的重要指标。它与血中二氧化碳溶解量有以下关系：

血二氧化碳溶解量 = $PCO_2 \times CO_2$ 的溶解系数（α）

CO_2 的溶解系数（α）为 0.03（毫当量 / 升）或 0.067（容积 %）。成人动脉血的二氧化碳分压（$PaCO_2$）的正常值为 35 ~ 45mmHg（4.7 ~ 5.8kPa），平均为 40mmHg（5.32kPa）。

$PaCO_2$ 的高低与血液中溶解的 CO_2 的浓度呈线性关系。CO_2 的弥散力很强，超过氧的弥散力约 20 倍。正常情况下，肺泡气二氧化碳分压（P_ACO_2）与动脉血二氧化碳分压（$PaCO_2$）相等，所以动脉血 PCO_2 可反映肺泡通气量水平，是反映肺泡通气的重要指标。$PaCO_2$ 是反映二氧化碳产生和排出的关系。$PaCO_2$ 决定于肺泡通气量与 CO_2 产生量，可用下面的公式表示：

$PaCO_2$ =（CO_2 产生量 / 肺泡通气量）× 0.863

常数 0.863 是以 mmHg 为单位。在 CO_2 产生量恒定的条件下，$PaCO_2$ 与肺泡通气量成反比关系。

2. **临床意义**

（1）$PaCO_2$ 是反映肺泡通气的重要指标，通气不足时，$PaCO_2$ 升高；通气过度时，$PaCO_2$ 降低。

（2）$PaCO_2$ 是反映呼吸性酸碱平衡紊乱的重要指标：$PaCO_2 > 45mmHg$（6.0kPa）为高，提示肺泡通气不足，机体内 CO_2 蓄积致呼吸性酸中毒；$PaCO_2 < 35mmHg$（4.5kPa）为低，提示肺泡通气过度，由于疼痛、焦虑、机械通气过度、肝性脑病等致 CO_2 排出过多，致呼吸性碱中毒。但不能单凭 $PaCO_2$ 的改变作出呼吸性酸、碱失调的诊断，必须结合临床与其他实验资料，才能作出正确判断。

（3）$PaCO_2$ 也可能受代偿因素的影响：也可以是由于代谢性酸碱改变引起的继发性（代偿性）$PaCO_2$ 变化。如因代谢性酸中毒的代偿作用而继发 $PaCO_2$ 降低；或因代谢性碱中毒机体代偿作用而继发 $PaCO_2$ 升高。

（4）在通气量恒定时，由于高分解代谢（如高热时，体温每升高 1℃，CO_2 产生量增加 14%）致 CO_2 的过度产生可引起 $PaCO_2$ 上升，导致高碳酸血症（见上述的 $PaCO_2$ 公式）。

三、酸碱指标及其意义

（一）pH 和 H^+ 浓度

1. **概念** pH 是反映液体酸碱度的指标，是表示液体氢离子浓度 $[H^+]$ 的指标，以 H^+ 浓度的负对数来表示。即：

$$pH = -lg[H^+]$$

成人动脉血 pH 的正常值为 7.35 ~ 7.45。动脉血 H^+ 正常值为 35 ~ 45nmol/L。正常人动脉血 pH 比静脉血 pH 高 0.03 ~ 0.04。人仅能在血液 pH 为 6.8 ~ 7.8 时生存，相当于 $[H^+]$ 为 16 ~ 160nmol/L（图 1-4），即其被认为是适合生命生存的范围。血浆的 pH 主要取决于血浆中 $[HCO_3^-]$ 与 $[H_2CO_3]$ 的比值。主要基于 Henderson-Hassalbach 公式（后述），即：

$$pH = pK + lg[HCO_3^-] / [H_2CO_3]$$

$$pH = pK + lg[HCO_3^-] / (\alpha \cdot PaCO_2)$$

上式中，HCO_3^- 主要由肾脏调节，H_2CO_3 主要由肺调节，α 为 CO_2 的

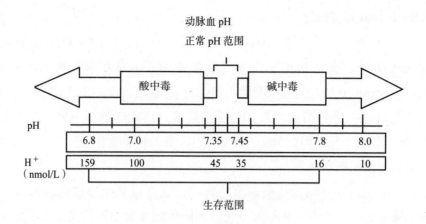

图 1-4　动脉血 pH 与 H⁺ 浓度的关系

溶解系数。血液的氢离子浓度为 0.00000004mol/L，即等于 0.4×10^{-7} mol/L = 40nmol/L，所以血液 pH = $-\lg(0.4 \times 10^{-7})$ =7.40。［H^+］与 pH 的关系是随着 pH 升高而［H^+］的值降低。 两者的关系呈负相关。在 pH 7.20 ~ 7.55 范围 内，两者几乎呈直线关系，pH 降低 0.01 时，［H^+］升高 1nmol/L；pH < 7.20 时，随着 pH 降低，［H^+］比 pH 发生更大幅度的变化；但在 pH > 7.5 时，pH 则比［H^+］发生更大幅度的变化。这就是机体较易耐受酸中毒，而不易 耐受碱中毒的主要原因。

　　按 Kassirer-Bleich 公式（K-B 公式）：

$$［H^+］= 24 \times (PCO_2/HCO_3^-)$$

pH 每升高 0.1，［H^+］乘以 0.8；pH 每降低 0.1，［H^+］乘以 1.25。

2. 临床意义

　　（1）pH 是反映酸碱度的重要指标。动脉血液 pH 低于 7.35（或 H^+ > 45nmol/L）时，提示有酸血症，pH 高于 7.45（或 H^+ < 35nmol/L）时，则提 示有碱血症，但单凭 pH 的变化不能区分是呼吸性还是代谢性酸碱中毒。

　　（2）用血液中的［H^+］来反映体内酸碱平衡状态，似乎更为灵敏确切。 血中［H^+］翻倍（即从 40nmol/L 升至 80nmol/L），则 pH 仅下降 0.3（即从 7.40 降至 7.10）。

　　（3）pH 正常也不能排除酸碱平衡紊乱。在酸、碱中毒时，［HCO_3^-］和

［H_2CO_3］的数值虽已发生改变，但通过机体的酸碱调节机制，［HCO_3^-］和［H_2CO_3］的比值仍可维持或接近于 20∶1，故 pH 仍在正常范围，这种情况称为代偿性酸中毒或碱中毒。在某些类型的混合型酸碱平衡紊乱时，pH 也可以正常，所以判定酸碱紊乱时，不能只凭 pH 的高低，必须结合临床资料与其他实验参数等进行综合判断，才能确诊。

（二）标准碳酸氢盐（SB）和实际碳酸氢盐（AB）

1. 概念 标准碳酸氢盐（standard bicarbonate，SB）是指血液在 37℃，$PaCO_2$ 为 40mmHg，血红蛋白 100% 氧合的标准条件下，所测得的血浆碳酸氢盐（HCO_3^-）的含量。正常值为 22 ~ 27mmol/L，平均 24mmol/L。标准碳酸氢盐（SB）不受呼吸因素的影响，所以它是判断代谢性因素的主要指标之一，常代表代谢性因素的趋向和程度。

实际碳酸氢盐（actual bicarbonate，AB）是指在实际 PCO_2 和血氧饱和度条件下测得的血浆碳酸氢盐（HCO_3^-）浓度。成人正常值为 22 ~ 27mmol/L，平均 24mmol/L。实际碳酸氢盐受代谢及呼吸两方面因素的影响。

2. 临床意义 在代谢性酸中毒时，标准碳酸氢盐（SB）降低，而在代谢性碱中毒时，SB 升高，在呼吸性酸、碱中毒时，由于肾脏的代偿作用，SB 也分别升高或降低。实际碳酸氢盐（AB）与标准碳酸氢盐（SB）的差值反映了呼吸因素对酸碱平衡的影响。通常，SB 比 AB 更准确反映代谢情况。在正常健康人，AB 与 SB 两个数值相等。

（1）实际碳酸氢盐（AB）升高提示：代谢性碱中毒；呼吸性酸中毒的代偿反应。

（2）实际碳酸氢盐（AB）降低提示：代谢性酸中毒；呼吸性碱中毒的代偿反应。

（3）AB 值与 SB 值两者比较也有助于判断其酸碱失衡类型。

（三）缓冲碱（BB）

1. 概念 缓冲碱（buffer base，BB）是指血液中有缓冲作用的碱性物质的总和，亦即血液中全部缓冲阴离子的总和，这些负离子包括 HCO_3^-、

Hb⁻、血浆蛋白和磷酸盐等。缓冲碱可分为全血缓冲碱（buffer base of blood，BBb）和血浆缓冲碱（buffer base of plasma，BBp）。前者的正常值比后者高些。一般把全血缓冲碱（BBb）称为缓冲碱（BB）。

（1）全血缓冲碱（BBb）

$$BBb = [HCO_3^-] + [Pr^-] + [Hb^-] + [HPO_4^{2-}]$$
$$= 24mmol/L + 17mmol/L + (0.45 \times 5mmol/L) + 2mmol/L$$
$$= 45.3mmol/L$$

BBb 的正常值为 45 ~ 52mmol/L，平均为 48mmol/L。

（2）血浆缓冲碱（BBp）

$$BBp = [HCO_3^-] + [Pr^-] + [HPO_4^{2-}]$$
$$= 24mmol/L + 17mmol/L + 2mmol/L$$
$$= 43mmol/L$$

BBp 的正常值为 40 ~ 44mmol/L。

（3）细胞外液缓冲碱（BBecf，或 BB5）表示血红蛋白为 5g/dl 时的缓冲碱总量。正常值为 44mmol/L。

$$BBecf = [HCO_3^-] + [Pr^-] + (5 \times 0.42)$$
$$= 43.1mmol/L$$

缓冲碱一般不受呼吸因素与血红蛋白氧饱和度的影响，但能随血红蛋白及血浆蛋白浓度而改变。

2.临床意义 缓冲碱是反映代谢性酸碱平衡的一个参考指标。

（1）缓冲碱增高提示：代谢性碱中毒；呼吸性酸中毒的代偿反应。

（2）缓冲碱降低提示：代谢性酸中毒；呼吸性碱中毒的代偿反应。

（3）由于 Hb 和血浆蛋白量等会影响缓冲碱（BB）的含量，若出现 BBb、BBp 或 BBeff 降低，而 HCO_3^- 值正常时，提示低蛋白血症、贫血等。

（四）碱过剩（BE）和碱缺失（BD）

1. 概念 碱过剩或剩余碱（base excess，BE）是指在标准状态下，即 37℃、$PaCO_2$ 40mmHg、Hb 为 15g%、100% 氧饱和的情况下，用酸或碱滴定 1L（升）全血或血浆至 pH 等于 7.40 时所用的酸或碱的毫摩尔（mmol）

数。如果用酸滴定则表示血液的缓冲碱过多，即碱过剩（BE），用正值表示（即 +BE）；若用碱滴定，则表示血液的缓冲碱不足，用负值表示（即 –BE）或称碱缺失（base deficit，BD）。若被测血液 pH 为 7.40，则不需要滴定，BE = 0。BE 的正常值为 0 ± 3mmol/L，但也有主张 BE 的正常值为 0 ± 2mmol/L。BE 能较真实地反映缓冲碱的增加或减少，是反映血中碱量较正常增多抑或减少的具体程度。理论上，患者正常的 BB 值与其实际 BB 值之间的差值，即 BE 值 = 正常 BB 值 – 计算 BB 值。也就是偏离正常缓冲能力（buffering availability）的程度。可用以下公式表示：

$$BE = \{pH -[7.40 -(PCO_2 - 40) \div 200]\} \times 100$$

BE 不受血液中呼吸性成分的影响，是代谢性酸碱失衡的指标。

2. 临床意义

（1）判断代谢性酸碱失衡的重要指标：碱过剩（BE）或碱缺失（BD）是判断代谢性酸碱平衡紊乱较为方便的客观指标，比较真实地反映了缓冲碱的绝对量过剩或不足。通常，代谢性酸中毒时 BE 负值增加（BE < – 3mmol/L）；代谢性碱中毒时 BE 正值增加（BE > +3mmol/L）。在慢性呼吸性酸中毒时，由于肾脏的代偿，BE 的正值亦可增高；相反，在慢性呼吸性碱中毒时，则 BE 也可降低。

（2）计算其酸碱治疗公式的常用依据：在治疗时，常用这种指标来计算具体的补碱或补酸剂量。许多补碱公式使用 BE，因为 BE 比 HCO_3^- 似更为实际。严重代谢性酸中毒时，补碱公式为：

$$需碱量（mmol）= –BE \times 体重（kg）\times 0.3$$

首先给计算量的 1/2 剂量，然后再根据动脉血气监测酌情调整。

（3）计算细胞外液剩余碱（BE ecf），更符合实际情况：细胞外液的 BE（BE ecf）是反映代谢因素的较好指标。为了排除 BE 受血红蛋白浓度影响的干扰，用细胞外液的血红蛋白浓度 5g/100ml 进行校正。细胞外液 BE 是实际上表示血浆剩余碱（BEp）或细胞外液 Hb 5g/dl 时的 BE（BE5）。在纠正酸碱失衡时，根据细胞外液剩余碱计算，更符合患者实际情况。

（五）总 CO_2 量（TCO_2）

1. **概念** CO_2 量是反映化学结合 CO_2 量和物理溶解的 CO_2 量的总和。化学实验室检测出的静脉血 CO_2 比动脉血气计算出的 HCO_3^- 值，高出 2 ~ 4mmol/L。正常的静脉血 CO_2 是 24 ~ 30mmol/L。

2. **临床意义** 其意义同 HCO_3^- 值。通常，阴离子间隙方程中所使用的不是计算出的动脉 HCO_3^- 值，而是测得的静脉血 CO_2。

第二章 四个公式简介

在动脉血液气体分析中，常用的四个重要公式（表 2-1）是：① $PaCO_2$ 公式；②肺泡气公式（alveolar gas equation）；③氧含量公式；④ Henderson-Hasselbalch 公式。这些公式对理解和解释动脉血气是必要的。在临床上，这些公式中的定性关系比它们产生的数据更有意义。

表 2-1 在动脉血液气体分析中常用的四个重要公式和三个生理过程

公式	评估三个生理过程
1. $PaCO_2$ 公式	肺泡通气
2. 肺泡气公式	氧合
3. 氧含量公式	氧合
4. Henderson-Hasselbalch 公式	酸碱平衡

（引自：Martin L.）

第一节　$PaCO_2$ 公式

动脉血气中 $PaCO_2$ 可作为肺泡通气量的重要指标，$PaCO_2$ 公式是洞察呼吸频率等最常见的生理学变化最好的指标。该公式表明肺泡 PCO_2 直接与代谢产生并运输到肺的 CO_2（Vco_2）量几乎成正比，与肺泡通气（V_A）几乎成反比。假设 P_ACO_2 等于 $PaCO_2$，其公式可表示如下：

$$PaCO_2 = Vco_2 \times 0.863/V_A$$

式中，$PaCO_2$ 为动脉血 CO_2 分压（mmHg）；Vco_2 为肺的 CO_2 呼出量，与体内 CO_2 产生量一致（在 STPD 状态下，输送至肺的 CO_2 量，ml/min）；0.863

为常数（mmHg）以校正 V_{CO_2}（在 STPD 状态下，输送至肺的 CO_2 量，ml/min）和 V_A［体温 - 标准压力 - 饱和水蒸气（BTPS），L/min］单位间的差别；V_A 为肺泡通气量（L/min）。一般而言，正常人的平均 V_{CO_2} 为 200ml/min，平均 V_A 为 4.5L/min，$PaCO_2$ 大约为 38mmHg。

上式也可以改写为：

$$PaCO_2 \propto V_{CO_2} / V_A$$

此为 $PaCO_2$ 公式的省略形式（假设 $P_ACO_2 = PaCO_2$）。

$V_A = V_E$（每分钟通气量，L/min）$- V_D$（无效腔通气量，L/min）。而 $V_E =$ 潮气量 × 呼吸频率；$V_D =$ 无效腔量 × 呼吸频率。

可见，$PaCO_2$ 主要取决于每分钟肺泡通气量（V_A）与机体每分钟产生的 CO_2 量（V_{CO_2}）。如果 V_{CO_2} 保持不变，则 V_A 与 $PaCO_2$ 成反比（图 2-1）。

正常人在静息状态下，每分钟肺通气量（V_E）6 ~ 8L，是潮气量（V_T）和呼吸频率（f）的乘积。肺泡通气量（V_A）为潮气量（V_T）减去无效腔气量（V_D），然后乘上每分钟呼吸频率（f）。如用公式表示时：

$$V_A = (V_T - V_D) \times f$$

正常人的无效腔气量（V_D）约为 150ml。

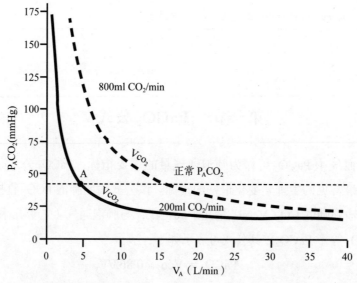

图 2-1　肺泡通气量（V_A）对肺泡 CO_2 分压（P_ACO_2）的影响

注：V_{CO_2} 为每分钟代谢产生的 CO_2（ml/min）；A 为正常运作点。（引自：Guyton AC.）

肺泡通气量（V_A）和 $PaCO_2$ 的关系曲线呈反抛物线形，若 Vco_2 不变，肺泡通气量（V_A）增加，$PaCO_2$ 则势必下降；如果 Vco_2 增加，其曲线向右移（图2-1）。

CO_2 从血液中向肺泡排出极容易，CO_2 的扩散力是 O_2 的 21 倍，也就是说在正常情况下 CO_2 在肺泡水平的气体交换比较容易，仅受肺泡通气功能的影响，肺泡与动脉血的 CO_2 分压差几乎没有，即可看作 $P_ACO_2 = PaCO_2$，正确地说，P_ACO_2 与 $PaCO_2$ 差别很小。

问题 2-1：如果 CO_2 产生量不变（$Vco_2 = 200ml/min$），但其肺泡通气量（V_A）由 4.5L/min 增加至 5L/min 时，$PaCO_2$ 将如何变化？

a. 上升

b. 下降

c. 不变

分析：正确答案是 b。$PaCO_2$ 公式表明，$PaCO_2$ 与 CO_2 产生量呈正相关，与肺泡通气呈负相关。因此，如果 CO_2 产生量不变，势必引起肺泡通气增加，导致 $PaCO_2$ 下降。

问题 2-2：患者A：潮气量（V_T）300ml，呼吸频率（f）20 次/分。

患者B：潮气量 600ml，呼吸频率 10 次/分。

两者的肺泡通气量（V_A）有何不同？（两者每分钟通气量均为 6L）。

分析：假定其无效腔量都为 150ml。A 患者：$V_T = 300ml$，$f = 20$ 次/分，$V_A = (300 - 150) \times 20 = 3000ml/min$（3L/min）。B 患者：$V_T = 600ml$，$f = 10$ 次/分时，$V_A = (600 - 150) \times 10 = 4500ml/min$（4.5L/min）。

这些例子说明，即使单位时间通气量相同，深而慢呼吸的患者（B 患者），其肺泡通气量比浅而快（A 患者）的要大。

问题 2-3：下列情况中，哪些是正确的？

a. 正常情况下，$PaCO_2$ 仅受肺泡通气功能的影响，通常不受肺泡水平气体交换的影响

b. 心肺功能正常者在 CO_2 产生量不变的情况下，$PaCO_2$ 随年龄增加而降低

c. CO_2 通过呼吸膜弥散的速度较氧快

d. 心肺功能正常者在安静状态下，PaO_2 值随年龄增加而降低

分析： 正确答案是 a、c、d。

a. CO_2 从血液中向肺泡排出极容易，CO_2 的扩散力大，也就是说在正常情况下 CO_2 在肺泡水平的气体交换比较容易，仅受肺泡通气功能的影响，而不受肺泡水平气体交换的影响。

c. CO_2 扩散速率是 O_2 的 21 倍。

d. 在正常情况下动脉血中的 O_2 分压随着年龄增长而减低，其公式为：

$$PaO_2 = 102 - （年龄，以年为单位）/3$$

不正确的是 b。

b. 正常心肺者在 CO_2 产生量不变情况下，$PaCO_2$ 不随年龄增加而降低，所以答案 b 是不正确的。

第二节　肺泡气公式

$$P_AO_2 = PiO_2 - P_ACO_2 \left[FiO_2 + \frac{1 - FiO_2}{R} \right]$$

肺泡气公式对于理解 PaO_2 值和评估运输氧气入血是否适宜具有重要意义。

$$P_AO_2 = PiO_2 - 1.25 \times PaCO_2$$

上式中，P_AO_2 为肺泡气氧分压（mmHg）；$PaCO_2$ 为动脉血 CO_2 分压；$1.25 = 1/R = 1/$ 呼吸商（R）$= 1/0.8$。

$$P_AO_2 = PiO_2 - PaCO_2/0.8$$

$$PiO_2 = （P_B - 47）\times FiO_2$$

PiO_2 为吸入气的氧分压（mmHg）$= FiO_2(P_B - P_{H_2O}) =$ 吸入气氧浓度 × （大气压力 – 水蒸气压力）。通常，大气压为 760mmHg，饱和水蒸气压为 47mmHg。

不吸氧状态（室内空气）时：

$$PiO_2 = (P_B - 47) \times FiO_2$$

$$= (760 - 47) \times 0.21$$

$$= 150mmHg$$

$PaCO_2$ 为 40mmHg 时，$P_AO_2 = PiO_2 - PaCO_2/0.8$

$$= 150mmHg - 50mmHg$$

$$= 100mmHg$$

可见，$PaCO_2$ 升高时，P_AO_2 将相应地降低，如果未吸氧，势必引起低氧血症。P_AO_2 随着 $PaCO_2$ 的增加而降低的数值与 CO_2 分压和呼吸交换的比例（$R = Vco_2 / V_{O_2}$）有关。在海平面水平，当 $PaCO_2$ 升高至 80mmHg 时，P_AO_2 可从 100mmHg 降至 50mmHg，导致 PaO_2 降低而明显缺氧。即 $P_AO_2 = 150 - 1.25 \times 80 = 50mmHg$。

问题 2-4：如果吸入氧分压（PiO_2）不变，但 $PaCO_2$ 上升，肺泡氧分压（P_AO_2）将如何变化？

a. 上升

b. 下降

c. 不变

分析：正确答案是 b。按肺泡气公式表明，P_AO_2 随 PiO_2 的增加而上升，并随 $PaCO_2$ 增加而下降。因此，如果 PiO_2 保持不变，随 $PaCO_2$ 增加而其 P_AO_2 下降。

问题 2-5：当高压氧舱治疗时，其舱内气压定为三个大气压（$P_B = 2280mmHg$），此时其舱内的吸入氧分压（PiO_2）将如何变化（以海平面大气压为基准）？

a. 上升（$PiO_2 = 469mmHg$）

b. 下降（$PiO_2 = 70mmHg$）

c. 不变（$PiO_2 = 150mmHg$）

分析：正确答案是 a。按 $PiO_2 = (P_B - 47) \times FiO_2$ 公式计算，高压氧仓内的 $PiO_2 = (2280 - 47) \times 0.21 = 469mmHg$，也就是说，其

PiO_2 将会明显上升。因此答案 a 是正确的。但 1 个海平面大气压下（$P_B = 760mmHg$）的 $PiO_2 = (760 - 47) \times 0.21 = 150mmHg$。如果海平面大气压下降一半（$P_B = 380mmHg$），$PiO_2 = (380 - 47) \times 0.21 = 70mmHg$。

第三节　血氧含量公式

动脉血氧含量（CaO_2）是指结合于血红蛋白的氧与溶解于血中的氧的总和，其正常值为 19 ~ 21ml/dl。其计算公式为：

$$CaO_2 = (1.34 \times Hb \times SaO_2) + (PaO_2 \times 0.0031)$$

式中，CaO_2 是指动脉血氧含量（ml/dl）；Hb 为血红蛋白含量（g/dl）；SaO_2 为动脉血氧饱和度（%）；PaO_2 为动脉血氧分压（mmHg）；1.34 为血红蛋白 100% 氧合 1g Hb 所能结合的氧量（ml O_2/g Hb）；0.0031 为在血浆中，物理溶解的氧量，即 0.0031 ml O_2/ dl/mmHg PaO_2。评估氧合确定 CaO_2 值是很重要的。

CaO_2 主要取决于 SaO_2 及 Hb，其次是 PaO_2。CaO_2 降低主要见于：① SaO_2 降低时；② Hb 降低时，即使血氧饱和度不变，也会导致 CaO_2 下降，这是因为在严重贫血时没有足够的 Hb 与 O_2 结合；③ 血红蛋白的功能障碍（亚硝酸盐中毒或一氧化碳中毒等）。动脉血氧含量（CaO_2）是计算氧输送量（DO_2）的主要内容，因为 DO_2 等于心输出量（CO）和动脉血氧含量之乘积（$DO_2 = CO \times CaO_2 \times 10$）。

静脉血氧含量（CvO_2）也可采用上述公式计算，只是动脉血氧饱和度和氧分压要换成静脉血参数。即静脉血氧含量公式为：$CvO_2 = (1.34 \times Hb \times SvO_2) + (PvO_2 \times 0.0031)$。$CvO_2$ 的正常值为 14 ~ 15ml/dl。动脉与静脉血氧含量的差值可反映组织从血液中摄取和利用的氧量。组织耗氧量 = （CaO_2 – CvO_2）× 心输出量，由此可估计组织代谢情况。临床医师应记住的是每分钟机体需要运送一些氧分子，应满足心输出量及动脉血氧含量。

问题2-6：动脉血氧分压（PaO_2）100mmHg，动脉血氧含量（CaO_2）20ml/dl时，大概多少百分比的氧含量由溶解引起？

a. 1.5%

b. 3.0%

c. 4.5%

分析：正确答案是a。按氧溶解公式计算，氧溶解量 = 0.0031ml O_2/dl × PaO_2 = 0.31ml/dl。约占全部血氧含量的1.5%。

问题2-7：如果动脉血氧分压（PaO_2）80mmHg，动脉血氧饱和度（SaO_2）95%，血红蛋白8g/dl，心输出量（CO）3.5L/min。氧输送量（DO_2）约为多少？

a. 800ml/min

b. 560ml/min

c. 360ml/min

分析：正确答案是c。计算氧输送量时，必须先计算CaO_2。按CaO_2公式，即：

$$CaO_2 = 1.34 × 8 × 0.95 + (0.0031 × 80) = 10.4ml/dl$$

然后，再计算氧输送量（DO_2）= 10.4 × 3.5 × 10 = 364ml/min

问题2-8：如果血红蛋白含量下降30%，CaO_2 将下降

a. 低的百分比

b. 高的百分比

c. 大约一样的百分比

分析：正确答案是c。血红蛋白含量下降30%时，CaO_2也将大概降低同样百分比，在这里指的"大概"是由于溶解的氧分数，占氧含量的非常小部分，一般不随血红蛋白下降而引起变化。

问题2-9：下列情况中，哪些是正确的？

a. 烧杯1含纯血浆（无血红蛋白），其中的CaO_2等于零

b. 烧杯2含血红蛋白含量15g/dl的血，其中的总氧含量是溶解和结合部分的总和

c. 烧杯3盛有水，其中的PO_2是零

d. 一位红细胞溶血患者的 PaO_2 将增高，这是由于红细胞溶解时溶解氧被释放

e. 贫血一般不会降低 SaO_2（若心肺正常）

f. 血红蛋白突然减少一半时，PaO_2 可减少一半

g. 氧分子一旦与血红蛋白结合，其氧分子不再产生气体压力

h. 贫血患者经输血后，PaO_2 和 SaO_2 都会增高

i. 含全血（血红蛋白含量 15g/dl）的烧杯 2 中的 PO_2 比含单纯血浆（无血红蛋白）的烧杯 1 中的 PO_2 高

j. 全血携带氧量比单纯血浆中携带的氧量高

分析： 正确的答案是 b、e、g、j。

b. 全血的氧含量可用其氧含量公式计算，其总氧含量是溶解的氧和血红蛋白结合氧的总和，即

$$CaO_2 = (PaO_2 \times 0.003) + [Hb\,(g/dl) \times 1.34 \times SaO_2]$$

e. SaO_2 不受血红蛋白含量的影响，因此在贫血时，如果其心肺功能正常，SaO_2 并不降低。

g. 氧分子一旦与血红蛋白结合，不再自由碰撞测量电极上，所以其氧分子不再产生任何气体压力。

J. 全血携带氧量平均为 20.0ml/dl［溶解氧（0.3ml/dl）+ 结合氧（19.7ml/dl）］，而在血浆中携带的氧量通常为 0.3ml/dl。所以全血携带氧量是单纯血浆中携带氧量的 67 倍。

不正确的是 a、c、d、f、h、i。

a. 烧杯 1 中没有血红蛋白而它的氧含量完全来源于溶解的氧，因而其溶解的氧含量为 0.003ml/（dl·mmHg）× PO_2（100mmHg）= 0.3ml/dl。所以含单纯血浆（无血红蛋白）的烧杯 1，其中的 CaO_2 是 0.3ml/dl，而不是等于零。

c. 烧杯 3 盛有水，其中的 PO_2 并不是等于零。因为水表面自由接触大气压，水内 PO_2 就是溶液上的 PO_2。所以其 PO_2 为 760mmHg × 0.21（大气的氧浓度）= 159.6 ≈ 160mmHg。

d. 红细胞溶血患者的 PaO_2 并不升高。这是因为 PaO_2 仅反映溶解

于血浆中的氧分子，而不是结合于血红蛋白的氧，即使因红细胞溶血破坏引起血红蛋白含量减少也不会降低 PaO_2。

f. 血红蛋白突然减少一半时，PaO_2 可减少一半，这种说法是不正确的。因为 PaO_2 和 SaO_2 的值通常不依赖于血红蛋白含量。

h. 贫血患者经输血后，PaO_2 和 SaO_2 并不增高，但是经输血后其 CaO_2 值将会升高，因为 CaO_2 是依赖于血红蛋白含量并直接相关的。

i. 实际上，每个烧杯中溶解的氧主要由 PO_2 决定，含全血（血红蛋白含量15g/dl）的烧杯2中的 PO_2 和含单纯血浆（无血红蛋白）的烧杯1中的 PO_2 值是相等的。

第四节　Henderson–Hasselbalch 公式

Henderson-Hasselbalch 公式（简称 H-H 公式）是非常常见的血气判读公式。H-H 公式将 pH 与碳酸氢盐缓冲系统组分联系起来。该系统是细胞外液中最大的缓冲系统（图 2-2）。任何血液中酸碱平衡紊乱瞬间地反映在一个或两种缓冲组分中。任何时候它们的比率决定其血液的酸碱度，pH、$PaCO_2$ 和 HCO_3^- 是衡量酸碱平衡的三个重要指标，因此，H-H 公式的定义为 pH。pH 表示体液的酸碱度，等于 $[H^+]$ 的负对数。

$$pH = \lg \frac{1}{[H^+]} = \lg \frac{1}{[Ka]} + \lg \frac{[HCO_3^-]}{[H_2CO_3]} = pKa + \lg \frac{[HCO_3^-]}{0.03 \times PaCO_2}$$

$$pH = pK + \lg\{[HCO_3^-]/(\alpha \cdot PaCO_2)\}$$

上式中 pK 为解离常数，碳酸的 pK 为 6.1；$[HCO_3^-]$ 为碳酸氢盐浓度（mmol/L）；$PaCO_2$ 为动脉血 CO_2 分压（mmHg）；α 为 CO_2 在血浆中37℃时的溶解系数，$\alpha = 0.03$（mmol/L/mmHg）。

上式可改写为：

$$pH = 6.1 + \lg[HCO_3^-]/(0.03 \cdot PaCO_2)$$

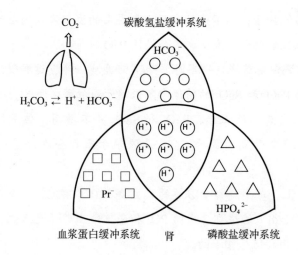

图 2-2　碳酸氢盐缓冲系统的特点

注：体液主要缓冲系统中，重碳酸氢盐缓冲系统不仅量多，具有非常大的缓冲能力，且通过肺、肾脏与外界相通的二重调节装置在缓冲系统中起作用。

从上式可见，pH 变化取决于 $HCO_3^- / (\alpha \cdot PaCO_2)$ 的比值，并非单纯取决于 HCO_3^- 或 $PaCO_2$ 任何一个变量的绝对值。即其两者的浓度之比值 $[24mmol/L]/[1.2mmol/L]$ 为 20：1，也就是 HCO_3^- 与 $PaCO_2$ 的比值为 0.6 时，其 pH 为 7.4。如果 HCO_3^- 与 $\alpha \cdot PaCO_2$ 浓度呈不成比例地改变，若 HCO_3^- 与 $PaCO_2$ 的比值大于 0.6 的话，其 pH 大于 7.4（碱血症），相反，小于 0.6 时其 pH 小于 7.4（酸血症）。

保持适宜的酸碱度对保证人体生理功能和物质代谢有十分重要的意义。能保持恒定的酸碱度是由于机体拥有完善的酸碱调节系统，其中包括灵敏的体液缓冲系统，而碳酸与碳酸氢盐所组成的缓冲系统又是其中最重要的。机体细胞外液的正常酸碱度为 7.35 ~ 7.45。在 CO_2 和 HCO_3^- 之间，有以下的平衡：

$$CO_2 + H_2O \rightleftharpoons H^+ + HCO_3^-$$

早在 1909 年，Henderson 按照质量作用定律，得出解离成分浓度的乘积与未解离者的比例应该为一常数，可用下式表示：

$$[H^+][B^-]/[A] = Ka$$

Ka 代表其解离常数。碳酸解离后所产生的氢离子浓度代入上式时，则可

得下列公式:

$$[H^+]\ [HCO_3^-]/[H_2CO_3] = Ka$$

碳酸在机体内与体液中的阳离子（B^+）结合，形成碳酸氢盐（$BHCO_3$），后者解离后产生碳酸氢根离子（HCO_3^-），与碳酸解离后所产生的碳酸氢根离子（HCO_3^-）发生"同离子效应"。

$$[H_2CO_3] \rightleftharpoons [H^+] + [HCO_3^-]$$

从上式可见，$[H^+]$的多少与$[H_2CO_3]$成正比。

$$[BHCO_3] \rightleftharpoons [B^+] + [HCO_3^-]$$

从上式可见，$[HCO_3^-]$的多少又与$[BHCO_3]$的含量成正比。

从公式$[H^+][HCO_3^-]/[H_2CO_3] = Ka$求$[H^+]$值，即得 Kassirer-Bleich 公式（简称 K-B 公式）：

$$[H^+] = Ka \times \alpha \times [PaCO_2]/[HCO_3^-]$$

在正常生理状态下，血浆$[HCO_3^-]$为平均 24mmol/L，$PaCO_2$为平均 40mmHg（5.33kPa）。

$$pH = 6.1 + lg[24/(0.03 \times 40)]$$
$$pH = 6.1 + lg\ 20/1 = 7.401 \approx 7.4$$

该公式表明血浆 pH 是由 PCO_2 和 HCO_3^- 的比值决定的，而不是由某个值决定的。若 PCO_2 的变化引起 HCO_3^- 变化，但二者比值不变，则其 pH 可保持不变。如果用图解法来表示，Henderson-Hasselbalch 公式中三个变量间的关系就可以看得更清楚（图 2-3）。

$[HCO_3^-]$ 用 mmol/L，PCO_2 用 mmHg 表示，α 为 0.03，pK 为解离常数，不同的酸性物质的 pK 是不同的。其中 H_2CO_3 的 pK 为 6.1，$H_2PO_4^-$ 的 pK 为 6.8，NH_4^+ 的 pK 为 9.3，氧合血红蛋白（$HHbO_2$）的 pK 为 6.6，还原血红蛋白（HHb）的 pK 为 7.85。

$$pH = 6.1 + lg[HCO_3^-]/(0.03 \times PaCO_2)$$
$$[H^+] = 24 \times [PaCO_2]/[HCO_3^-]$$

这一公式不用对数即可将$[H^+]$、$[PaCO_2]$与$[HCO_3^-]$之间的关系表示清楚。

H-H 公式的临床意义

（1）体液酸碱度（pH）的正常维持，主要取决于体液中 HCO_3^- 和 H_2CO_3

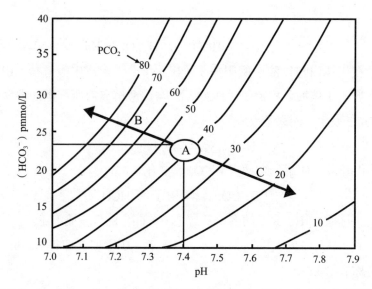

图 2-3 Henderson-Hasselbalch 公式中三个变量（pH、HCO_3^- 与 PCO_2）的图示法

注：该图将 pH 与碳酸氢根浓度作轴，而将 PCO_2 用一系列等压线来表示。BAC 为正常缓冲线；A 区为正常区域（椭圆形区）。（引自：West J. 编者在原图上稍加修改。）

含量的比例，即只要维持 HCO_3^- 和 H_2CO_3 比值在 20：1，即能维持正常的 pH，而不需要维持各自的绝对值。这一点对于机体维持酸碱平衡极为有利。如果 HCO_3^- 与 H_2CO_3 浓度发生不成比例的改变，则不能保持 20：1 之比例关系，如此势必发生 pH 的改变。

（2）H-H 公式中的分子，即 HCO_3^- 浓度为代谢因素，主要由肾脏调节，肾脏是肾小管细胞对 HCO_3^- 重吸收，以增加 HCO_3^- 浓度，一般需要 6 ~ 7 小时开始作用，3 ~ 4 天才发挥最大效应，约 1 周能完成。与此相反，H-H 公式中的分母，即 H_2CO_3 浓度为呼吸因素，主要由呼吸调节，其变化则比较迅速，一般在几分钟之内开始起作用，需要 8 ~ 12 小时达到高峰。通常，H-H 公式中分子（[HCO_3^-]）与分母（[H_2CO_3]）两者的代偿调节速度和特点不同，则影响两者的比值，势必造成 pH 下降或上升。

（3）缓冲能力还取决于 pK 的大小，即其 pK 越接近于正常血液 pH 7.40 时，其缓冲能力则越大。在血浆中，比较碳酸氢盐缓冲系统和磷酸盐缓冲系统的 pK，后者 pK 比前者 pK 更接近于正常血液 pH（7.40），所以若只按 pK 评价时，磷酸盐系统的缓冲能力大，不过因其在血浆中缓冲含量只占碳酸氢盐系统的 1/7，故磷酸盐缓冲系统的缓冲效应远比碳酸氢盐缓冲系统小。

（4）在 H-H 公式，两个常数（解离常数 pK 和溶解常数 α）一定的条件下，表示三个主要酸碱变量之间的相互关系，即 pH、$[HCO_3^-]$ 与 $PaCO_2$ 三者中，如果已知其中两项，就可以通过此公式计算第三个变量；也可以使用 Siggaard-Andersen 酸碱列线图表，并根据 $[HCO_3^-]$ 与 $[H_2CO_3]$ 比值，初步了解酸碱平衡紊乱的代偿情况（后述）。

问题 2-10：如果 $PaCO_2$ 升高加倍（由 40mmHg 增加至 80mmHg）、HCO_3^- 保持不变，pH 将有何变化？

a. 下降

b. 上升

c. 不变

分析：正确答案是 a。按 H-H 公式，如果 $PaCO_2$ 上升 1 倍、HCO_3^- 保持不变，其 pH 势必下降。

问题 2-11：如果 HCO_3^- 下降 50%、$PaCO_2$ 保持不变，pH 将有何变化？

a. 下降

b. 上升

c. 不变

分析：正确答案是 a。按 H-H 公式，如果 HCO_3^- 下降 50%、$PaCO_2$ 保持不变，其 pH 势必下降。

问题 2-12：如果 HCO_3^- 35mmol/L，$PaCO_2$ 75mmHg，pH 将有何变化？

a. 下降

b. 上升

c. 不变

分析：正确答案是 a。

通常使用的简便分析法是根据 $[HCO_3^-]$ / $PaCO_2$ 比值进行推测。大于 0.6 的话，其 pH 大于 7.4（碱血症），相反，若小于 0.6 其 pH

小于 7.4（酸血症）。本例的 $[HCO_3^-]/PaCO_2$ 比值为 35/75 = 0.47（小于 0.6），所以其 pH 应该是小于 7.4，也就是其 pH 应下降（a）。

问题 2-13：下列情况中，哪些是正确的？

a. $[HCO_3^-]$ 和 $PaCO_2$ 从它们正常基线值加倍，其 pH 将加倍

b. $PaCO_2$ 增高时，$[HCO_3^-]$ 增高的肾代偿常伴随 $PaCO_2$ 的上升

c. 肾脏代偿调节作用最大效应时间为 1 ～ 2 天

d. 一份 HCO_3^- 为 42mmol/L、$PaCO_2$ 为 69mmHg 血样的 pH 是 7.4

e. $PaCO_2$ 可影响 P_AO_2 值

f. 肺源性心脏病患者急性感染后头 1 ～ 2 天急性呼吸性酸中毒病情，通常可能比 3 ～ 4 天后的更为严重

分析：正确答案是 b、d、e、f。

b. 当 $PaCO_2$ 增高时，肾脏主要通过泌 H^+、酸化尿液和重吸收 HCO_3^- 的机制，使细胞外液 $[HCO_3^-]$ 增加，因此，$[HCO_3^-]/PaCO_2$ 比值趋于正常。

d. 本例的 $[HCO_3^-]/PaCO_2$ 比值为 42/69 = 0.6，所以其 pH 应为 7.4。

e. 肺泡气体公式表明 P_AO_2 随 PiO_2 增加而上升，随 $PaCO_2$ 上升而下降，因此如果 PiO_2 保持不变而 $PaCO_2$ 上升时，P_AO_2 势必下降，所以 $PaCO_2$ 会影响 P_AO_2 值。

f. 肾脏对 CO_2 潴留的代偿作用通常较缓慢，至少需要 3 ～ 4 天发挥最大效应，所以在呼吸性酸中毒发作的开始 2 天内多为失代偿性呼吸性酸中毒，患者病情可能较重。

不正确的是 a，c。

a. 如果 $[HCO_3^-]$ 和 $PaCO_2$ 从它们正常基线值加倍，其比例和作为结果的 pH 不变，所以答案 a 是不正确。

c. 肾脏的代偿调节作用较慢，6 ～ 7 小时后才开始作用，3 ～ 4 天才发挥最大效应，约 1 周才能完成。

所以肾脏代偿调节作用最大效应时间为 1 ～ 2 天是不正确的。

第三章 血氧评估

第一节 氧降阶梯与呼吸的五个环节

机体从大气吸入的氧气，通过上呼吸道、肺泡、肺毛细血管、动脉血、全身毛细血管、细胞，最后到达细胞线粒体，氧分压呈阶梯式下降，如同几层瀑布连续下落，因此也被称为氧瀑布或氧降阶梯（oxygen cascade）（图3-1）。

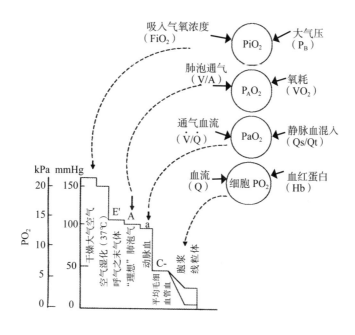

图3-1　氧降阶梯图

（引自：Merilainen P.）

空气中氧被机体吸入呼吸道后，在运往组织细胞线粒体的过程中，在不同的部位其氧分压逐步下降。氧降阶梯包括以下内容：①大气干燥气体的氧分压（P_BO_2）为 159mmHg；②吸入气氧分压（PiO_2）为 149mmHg；③肺泡气氧分压（P_AO_2）为 100mmHg；④动脉血氧分压为平均 95mmHg；⑤当肺泡水平气体交换发生障碍时，可引起肺泡气 - 动脉血氧分压差［P（A-a）O_2］明显增大；导致［P（A-a）O_2］增大的三种主要因素为：a. 通气/血流比值失调；b. 气体弥散功能障碍；c. 肺内动静脉分流等；⑥混合静脉血和毛细血管血氧分压为 40 ± 3mmHg；⑦细胞线粒体氧分压为 5mmHg。

动脉血氧分压（PaO_2）能反映肺泡气与肺循环的氧气交换功能。混合静脉血氧分压（PvO_2）是反映组织氧合情况的重要指标。

机体的完整呼吸过程包括外呼吸和内呼吸，由相互衔接并且同时进行的 5 个环节来完成。这一过程通过呼吸、循环和血液三个系统协调配合，与机体代谢水平相适应，又受神经体液因素等调节。其 5 个环节如下（图 3-2）。

（1）肺通气：大气与肺泡之间进行气体交换。

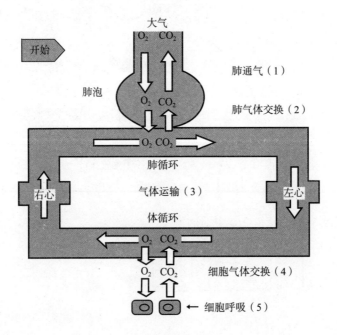

图 3-2　呼吸（外呼吸和内呼吸）的五个环节

（引自：Vander AJ.）

（2）肺换气：肺泡气与肺毛细血管之间 O_2 和 CO_2 通过弥散进行气体交换。

（3）气体在血液中的运输：O_2 与 CO_2 通过肺和体循环转运。

（4）内呼吸或组织呼吸：O_2 与 CO_2 在组织毛细血管和组织细胞之间通过弥散进行气体交换。

（5）细胞的利用 O_2 和产生 CO_2 过程等。

第二节　　PO_2 和肺泡气 - 动脉血氧分压差

氧和二氧化碳发生交换的部位是肺泡 - 毛细血管膜，交换的主要机制是被动扩散，即气体分压从相对高的区域扩散到相对低的区域。在气体交换过程中，任何时候都可以检测 PaO_2、SaO_2 和血红蛋白含量等若干参数，计算肺泡气 - 动脉血氧分压差［$P(A\text{-}a)O_2$］和对氧含量进行检测。肺泡氧分压（P_AO_2）是肺毛细血管和动脉血氧分压（PaO_2）的主要决定因素。要记住一个永恒的原理：PaO_2 永远低于 P_AO_2，也就是说 PaO_2 不可能高于 P_AO_2。计算出的 P_AO_2 与测出的 PaO_2 实际差决定于几个因素，其中最重要的是成千上万个肺泡 - 毛细血管单位中通气对血流的关系。

在导致低氧血症的生理原因中，区分弥散障碍和通气 / 血流（$\dot{V}/\dot{Q}$）失衡是非常重要的。两个过程都影响氧从空气到血液的运输，但是通气 / 血流失衡在发生低氧血症中起着更重要的作用。在特定情况下，弥散障碍能引起低氧血症。不过弥散障碍在任何情况下，都不是 CO_2 潴留的原因。患者 CO_2 潴留的主要原因是肺泡通气不足，而不是因为弥散障碍。在通常情况下，肺泡气 - 动脉血氧分压差［$P(A\text{-}a)O_2$］增加的主要原因是通气 - 血流（$\dot{V}/\dot{Q}$）失衡的结果。即通气 / 血流（$\dot{V}/\dot{Q}$）失衡程度越大，其低氧血症越严重（图 3-3）。$P(A\text{-}a)O_2$ 增加的另一原因是肺内分流和弥散障碍等。

在评估低氧血症时，在海平面呼吸室内空气时，如果其 $PaO_2 < 55mmHg$，已显示明显的低氧血症，此时不必计算 $P(A\text{-}a)O_2$ 或 PaO_2/FiO_2 等，就能明确低氧血症的诊断。

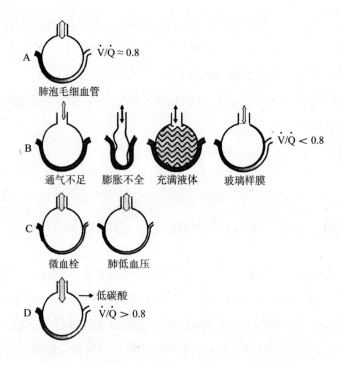

图 3-3　通气 / 血流比值（$\dot{V}/\dot{Q}$）对气体交换的影响

注：A，通气 / 血流比值 = 正常（=0.8）；B，通气 / 血流比值 < 0.8，玻璃样膜本身也可影响弥散功能；C，通气 / 血流比值 > 0.8；D，通气 / 血流比值 > 0.8（通气过度）。（引自：Thal AP.）

一、肺泡气 – 动脉血氧分压差［P（A-a）O_2］

（一）概念

肺泡气 – 动脉血氧分压差［alveolar-to-arterial oxygen difference，P（A-a）O_2，或 A-aDO_2］是指肺泡气氧分压与动脉血氧分压之差，也称肺泡气 – 动脉血氧差。其计算公式为：

$$P（A\text{-}a）O_2 = 肺泡气氧分压 – 动脉血氧分压$$

即

$$P（A\text{-}a）O_2 = P_AO_2 – PaO_2$$

肺泡气氧分压（P_AO_2）= FiO_2（$P_B - P_{H_2O}$）- $PaCO_2$/RQ

FiO_2 为吸入气氧浓度，P_B 为大气压，P_{H_2O} 为水蒸气压 = 47mm H_2O，RQ 为呼吸商 =0.8，PaO_2 为动脉血氧分压。

$$\because P_AO_2 = PiO_2 - P_ACO_2 \times 1.25$$

CO_2 在肺泡中弥散很快，正常情况下，$PaCO_2$ 可等于 $PACO_2$，故上述公式可改写为：

$$P_AO_2 = PiO_2 - PaCO_2 \times 1.25$$

$$\therefore P（A\text{-}a）O_2 = PiO_2 - PaCO_2 \times 1.25 - PaO_2$$

PiO_2 为吸入气氧分压，$PaCO_2$ 为动脉血 CO_2 分压。

P（A-a）O_2 的正常值：在正常年轻人平均为 8mmHg，通常 30 岁以下时为 5 ~ 10mmHg，吸入空气（FiO_2 =21%）时一般不超过 20mmHg。在 60 ~ 80 岁时，可达到 24mmHg，但通常不超过 30mmHg（4.0kPa）。随着年龄增长，其 P（A-a）O_2 呈线性上升。其 P（A-a）O_2 与年龄的关系，可用以下公式中的任何一个计算其预计值：

$$P（A\text{-}a）O_2 = 年龄 / 4 + 4$$

$$P（A\text{-}a）O_2 =（3 + 0.21 \times 年龄）\pm 5$$

年轻人在海平面条件下：

1. 每增加吸入气氧浓度（FiO_2）10% 时，其 P(A-a)O_2 可增加 5 ~ 7mmHg。

2. 吸入 100% 氧气时，其 P（A-a）O_2 可达 60 ~ 70mmHg。

年龄对 P（A-a）O_2 的影响为（在海平面条件下）：

（1）20 岁：P（A-a）O_2 为 4 ~ 17mmHg。

（2）40 岁：P（A-a）O_2 为 10 ~ 24mmHg。

（3）60 岁：P（A-a）O_2 为 17 ~ 31mmHg。

在室内空气条件下，吸入气的氧分压（PiO_2）为：

$$PiO_2 = FiO_2 \times（P_B - 47）$$

FiO_2 为吸入气的氧浓度，P_B 为大气压力，47 是水在 37 ℃时的水蒸气压力。

大气压力在海平面为 760mmHg。

$$\therefore PiO_2 = 0.21 \times (760 - 47) = 150mmHg$$

故在呼吸室内空气状态下：

$$P(A\text{-}a)O_2 = 150 - PaCO_2 \times 1.25 - PaO_2$$

或

$$P(A\text{-}a)O_2 = \left[(713 \times FiO_2) - (PaCO_2 / 0.8)\right] - PaO_2$$

临床意义：正常情况下，$P(A\text{-}a)O_2$ 增大的生理性因素有：年龄较大、仰卧位、肥胖和剧烈运动等。在病理情况下，凡是任何影响肺泡与肺毛细血管氧气交换的情况均会导致 $P(A\text{-}a)O_2$ 增大，包括通气/血流比值（V/Q）严重失调、功能性分流增加或解剖分流增加以及肺弥散障碍（图 3-4），这 3 种原因也是肺换气功能障碍的主要发病机制。

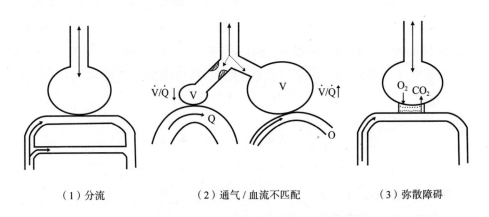

（1）分流　　　　　　（2）通气/血流不匹配　　　　　　（3）弥散障碍

图 3-4　肺泡气－动脉血氧分压差增加的 3 种原因

（引自：Tsunepi.）

二、导致低氧血症的六个原因与鉴别诊断

见表 3-1。

表 3-1　低氧血症的鉴别

原因	P（A-a）O_2	PaO_2	对 100% 纯氧的反应
1.肺泡通气降低	正常	↑	常改善
2.绝对分流（$\dot{V}/\dot{Q}=0$）	↑	正常	无反应
3.$\dot{V}/\dot{Q}$ 失调	↑	正常	改善
4.弥散障碍	↑	正常	改善
5.FiO_2 降低	正常	正常	改善
6.通气 + 弥散障碍（混合型）	↑	↑	改善

除了绝对分流，其他原因所致的低氧血症都可由吸入 100% 纯氧 15 分钟而改善。$\dot{V}/\dot{Q}$ 为通气 / 血流；FiO_2 为吸氧浓度。

三、从 PaO_2 和 P（A-a）O_2 的变化值来初步评估低氧血症的可能原因

（1）$PaCO_2$ 增高而 P（A-a）O_2 正常，表明肺泡通气量降低是引起这种低氧血症的唯一原因。

（2）P（A-a）O_2 增大而 $PaCO_2$ 正常或可能降低（有时缺氧性过度通气），表明其低氧血症的可能原因为肺泡水平气体交换障碍（弥散障碍、$\dot{V}/\dot{Q}$ 失调或分流）。

（3）P（A-a）O_2 与 $PaCO_2$ 同时增加，提示为肺泡通气障碍与肺泡水平气体交换障碍两者都存在的混合型。

问题 3-1：患者，男性，29 岁。动脉血气示：PaO_2 80mmHg，吸入空气（21% 氧），大气压 760mmHg，$PaCO_2$ 38mmHg，pH 7.45。在急诊室做胸部 X 线检查显示大叶性肺炎。怎样评估其血氧状态？

分析：这位年轻人的 PaO_2 为 80mmHg，其 PaO_2 为正常范围的最低限值。该患者 $PaCO_2$ 为 38mmHg，属于正常范围，说明不是其肺通气不足所致。在 $PaCO_2$ 不增加的前提下，评估其血氧状态和气体交换状态时，通常通过计算肺泡气氧分压（P_AO_2）和肺泡气 – 动脉血氧分压

差［P（A-a）O$_2$］来获得答案。因为P（A-a）O$_2$上升比单独的PaO$_2$下降更为敏感。

按P（A-a）O$_2$的公式［P（A-a）O$_2$ = PiO$_2$ – PaCO$_2$ × 1.25 – PaO$_2$］计算，但在呼吸室内空气条件下，可按下式计算：

$$P（A-a）O_2 = 150 – PaCO_2 × 1.25 – PaO_2$$
$$= 150 – 38 × 1.25 – 80 = 22.5mmHg$$

通常，随患者年龄的增长，P（A-a）O$_2$呈线性上升。年龄与P（A-a）O$_2$的关系，通常可用以下公式计算其预计值：P（A-a）O$_2$ = 年龄/4 + 4。该患者29岁，其P（A-a）O$_2$的年龄预计值 = 29/4 + 4 = 11mmHg，所以，该患者的实际计算的P（A-a）O$_2$值应低于其年龄预计值（11mmHg）。该患者的P（A-a）O$_2$ = 22mmHg（＞11mmHg）。

该患者P（A-a）O$_2$增大而PaCO$_2$正常，表明其低氧血症的可能原因为肺泡水平气体交换障碍（弥散障碍、V/Q失调或分流）。

问题3-2：患者在吸入室内空气的条件下，PaO$_2$为40mmHg，PaCO$_2$为80mmHg。

（1）怎样评估其血氧状态？

（2）低氧血症的原因是什么？

分析：

（1）PaO$_2$ 40mmHg，属于中度低氧血症，而且PaCO$_2$高达80mmHg，肯定有肺泡通气量不足。

（2）计算该患者的肺泡-动脉血氧分压差：

［P（A-a）O$_2$］= 150 – 80×1.25 – 40 = 10mmHg。

［P（A-a）O$_2$］数值正常，即该患者低氧血症的原因与肺泡水平气体交换障碍无关，而仅是由于肺泡通气量降低所致。

问题3-3：肺炎患者在吸入室内空气下，PaO$_2$为55mmHg，PaCO$_2$为35mmHg，第二天吸入30%氧气情况下，PaO$_2$为75mmHg，PaCO$_2$为40mmHg。

a.其氧合状态变好。

b. 其氧合状态恶化。

c. 其氧合状态未变化。

分析：正确答案为 b。此时，计算其 P（A-a）O_2 来评估。

（1）入院时在吸入室内空气，故可按 P（A-a）O_2 = 150 – $PaCO_2 \times 1.25 – PaO_2$ 公式计算，即

$$P（A-a）O_2 = 150 – 35 \times 1.25 – 55 = 51mmHg$$

（2）第二天的 P（A-a）O_2 =（760 – 47）× 0.3 – 40 × 1.25 – 75 = 89mmHg，第二天的 P（A-a）O_2 变为更大，显示其氧合状态更加恶化。

问题 3-4：如果吸入室内空气的患者 PaO_2 66mmHg，$PaCO_2$ 40mmHg，想乘车到山顶（高 3000m，气压 550mmHg）。到山顶后，PaO_2 将如何变化？

a. 明显上升（PaO_2 = 86mmHg）

b. 明显下降（PaO_2 = 21.6mmHg）

c. 不变（PaO_2 = 66mmHg）

分析：正确答案是 b。

按 P（A-a）O_2 = 150 – $PaCO_2 \times 1.25 – PaO_2$ 公式计算，即

$$P（A-a）O_2 = 150 – 40 \times 1.25 – 66 = 34mmHg$$

依此计算到山顶处的 PaO_2 为：

$$PaO_2 =（550 – 47）\times 0.21 – 40 \times 1.25 – 34$$
$$= 105.6 – 50 – 34 = 21.6mmHg$$

此时应吸氧。

四、肺换气功能障碍类型的鉴别

根据吸纯氧 20 分钟后的反应可鉴别肺换气功能障碍的类型。这种方法是从 P（A-a）O_2 与 PaO_2 增加的关系来鉴别三种不同的肺换气功能障碍：①弥散功能障碍：吸氧后 PaO_2 明显上升，同时 P（A-a）O_2 进一步增大；②静动脉分流：随着分流量的加大，其 PaO_2 随吸氧浓度（FiO_2）增加而升高的幅度越来越小，当分流量达到 50% 时，吸入纯氧也只能稍许提高 PaO_2（图 3-5），但

P（A-a）O_2 进一步增大；③通气 / 血流比值失调：吸氧后 PaO_2 有一定程度的上升，并且 P（A-a）O_2 进一步增大。从图 3-6 所示，氧解离曲线的"S"形角度看，通气 / 血流比值高（$\dot{V}/\dot{Q}$=10/1）时，正是处于其平坦部位，所以对 PaO_2 和 CaO_2 影响较小。相反，通气 / 血流比值低（$\dot{V}/\dot{Q}$=1/10）时，正是处于其陡斜部位，所以对 PaO_2 和 CaO_2 影响是很明显的。

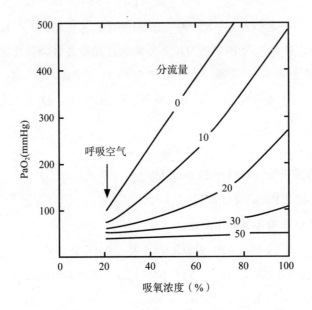

图 3-5　不同分流量时吸氧浓度（FiO_2）和 PaO_2 的关系

（引自：Osborne S.）

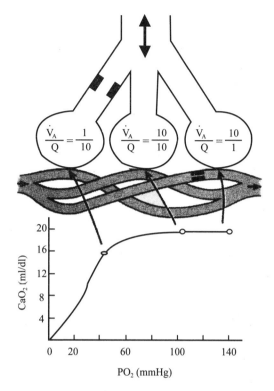

图 3-6　通气/血流比值失调对 PaO_2 和 CaO_2 的影响

（引自：Osborne S.）

第三节　PO_2、SaO_2、Hb 和动脉血氧含量

一、低氧血症和缺氧的概念

一般认为，在海平面水平，中年人静息呼吸空气条件下，若动脉血氧分压（正常人为 80 ~ 100mmHg）低于同龄人的下限，则为低氧症（hypoxia）或低氧血症（hypoxemia）。实际上，低氧症或低氧血症与缺氧症（anoxia）或缺氧血症（anoxemia）是有区别的，低氧血症（hypoxemia）是指从大气传递至血的氧减少，即 PaO_2 下降，而缺氧症（anoxia）或缺氧血症（anoxemia）是指氧气传递至组织减少，即组织细胞内缺氧。所以可有低氧血症而无缺氧，反之也一样。理论上可认为组织缺氧最好的指标是混合静脉血氧分压

（PvO$_2$）。其正常值为 35 ～ 45mmHg，主要取决于组织摄氧和利用氧的能力。在安静状态下，其 PvO$_2$ 低于 35mmHg 时，可以考虑组织缺氧。后者是由于组织的氧供应不足或利用氧能力障碍，导致机体组织细胞功能和形态结构发生异常改变的病理过程，严重者可能危及生命。

二、血液运送氧的两种形式

即以物理性溶解和化学性结合，其中主要以与血红蛋白相化学结合的形式为主。

（一）氧的物理溶解

动脉血氧分压（PaO$_2$）仅反映溶解于动脉血浆中的氧分子产生的压力，而不是结合于血红蛋白的氧，因为氧分子一旦结合血红蛋白就不再产生任何压力。通常，气体在溶液或体液中溶解的量与其分压和溶解度成正比，而与温度成反比。在正常情况下，空气中氧浓度为 21%，在大气压 760mmHg、动脉血氧分压 100mmHg、温度为 37℃ 的条件下，每 100ml 血液中物理溶解的氧仅 0.31ml，占血液总氧含量的 1.5%。若患者吸纯氧，则血浆中物理状态的溶解氧增至 2ml，若吸入 3 个大气压的纯氧，则溶解于血液中的氧可以增至 6ml。尽管血液中物理溶解的氧量很少，但却是血液从肺泡气体中摄取氧或血液向组织供给氧所必需的。按 Henry 定律，溶解于液体中的气体量与位于液面上的此气体分压成正比，即氧分压愈大，溶解于血液中的氧量也愈多。如果在高压氧条件下，物理溶解的氧量可随其氧分压升高而成比例地加大，从而有利于氧向组织弥散，达到治疗的目的。临床上，高压氧舱治疗 CO 中毒和高铁血红蛋白血症等疾病是利用这种原理治疗的典型例证。在血中物理溶解的氧量可用下列公式计算：

溶解的氧量（ml/dl）= 0.0031［ml/（dl·mmHg）］× PaO$_2$（mmHg）

若 PaO$_2$ 等于 100mmHg，其溶解的氧量为 0.31ml/dl。若 Hb 为 15g，动脉血氧含量（CaO$_2$）的正常值为平均 20ml/dl 时，其溶解的氧量是 CaO$_2$ 的 1.5%（0.31/20 = 1.5%）。

静脉血的氧分压约为 40mmHg 时，氧的溶解量为 0.12ml/dl，静脉血氧含量（CvO_2）约为 14ml/dl。动 - 静脉血氧含量差反映组织的摄氧能力，正常时约 5ml/dl。

物理溶解氧的重要性，有两方面的意义。

（1）尽管血中溶解形式的氧量甚小，但从氧的运输过程来看，这种物理溶解形式却是必不可少的。因为呼吸气体必须首先溶解于血液，产生足够的张力，扩散至相关组织或部位，才能进行化学结合，氧与血红蛋白结合与携带，在组织中氧自血红蛋白释出后又须通过和弥散进入细胞，所以溶解形式可视为化学结合必需的一个中间阶段，起着重要的桥梁作用。

（2）物理溶解的氧量可随氧分压升高而成比例地加大，从而有利于氧向组织弥散，达到治疗的目的。用高压氧舱治疗 CO 中毒和高铁血红蛋白血症等疾病是利用这种原理的典型例证。正是这一部分溶解的氧，在呼吸的化学调节中起着至关重要的作用。

不过 PaO_2 并不能告诉我们血有多少氧，然而，动脉血氧饱和度（SaO_2）和氧含量（CaO_2）更能体现血氧水平。

（二）氧的化学结合状态

氧进入血液后绝大部分以化学结合的方式存在于血液内，主要与红细胞中血红蛋白结合，形成氧合血红蛋白（HbO_2）。血红蛋白和氧有高度的亲和力，每克血红蛋白（Hb）能结合 1.34ml 的氧，以这种结合形式输送的氧占 96%。氧和血红蛋白结合后，其中铁原子价没有改变，因此，非氧化而为氧合。氧合速度极快，仅需 0.01 秒。不需要酶的催化，主要受 PO_2 的影响。其反应式为：

$$Hb_4 + 4O_2 \rightleftharpoons Hb_4(O_2)_4$$

血红蛋白携带 O_2 能力约比血浆溶解高 81 倍。当血液流经 PO_2 高的肺泡时，绝大多数血红蛋白和氧结合成氧合血红蛋白（HbO_2）；当血液流经 PO_2 为 30mmHg 的组织时，约有 1/3 氧合血红蛋白迅速把氧解离而释放出来供组织利用。这种反应可用下式表示：

$$Hb（还原血红蛋白）+ O_2 \rightleftharpoons HbO_2（氧合血红蛋白）$$

在 PO_2 高的部位（如肺），此反应向右进行；在 PO_2 低的部位（如组织），则此反应向左进行。还原 Hb 的酸性较 HbO_2 为弱，且容易与 H^+ 结合形成

HHb，同时使血中 HCO_3^- 增多。

红细胞在单位时间内的摄氧量主要取决于以下 3 个条件：① PO_2 的梯度，是决定反应方向的根本因素，在 PO_2 高处（如肺），反应向右进行；在 PO_2 低处（如组织），反应向左进行；②血红蛋白和氧之间化学反应的速度；③ 肺毛细血管内血红蛋白的含量与质量。

如每分钟有 5L 血液经过肺，可携带 1000ml 的氧。虽然血红蛋白能和这些容积的氧相结合，可是实际上很难达到 100% 氧合。动脉血氧含量（CaO_2）系指在动脉血中氧的物理溶解量和化学氧合量的总和，CaO_2 是唯一结合血红蛋白含量的数值。可用以下公式直接计算 CaO_2：

$$CaO_2（ml/100ml）= PaO_2 × 0.0031 + Hb × 1.34 × SaO_2$$

可见：SaO_2 和 Hb 浓度可决定血液中的 O_2 总量，或动脉血 O_2 含量。可结合 O_2 分子的 Hb 越少，血中包含的 O_2 分子总量越少。SaO_2 不受 Hb 含量的影响，因此贫血本身并不降低 SaO_2。CaO_2 与 PaO_2 或 SaO_2 不一样，CaO_2 常直接反映在动脉血中 O_2 分子总数，包括结合和未结合的 Hb。与 PaO_2 和 SaO_2 两个变量比较，CaO_2 与 Hb 含量直接相关；另一决定因素是 SaO_2 和 PaO_2。由于溶解的 O_2 在生理情况下，很少影响 CaO_2，CaO_2 几乎是由 Hb 含量和 SaO_2 决定，并与其任一变量呈线性关系。正常血氧含量（CaO_2）为 18 ~ 21ml/dl。血红蛋白能结合 O_2 的最大量称为血红蛋白氧容量。Hb 实际结合的 O_2 量称为血结合氧量或氧含量（CaO_2），结合氧量占氧容量的百分比称为血氧饱和度（SaO_2）。发绀（cyanosis）表现为皮肤、甲床或黏膜变为暗蓝色。发绀的蓝色决定于还原血红蛋白在毛细血管血液的绝对浓度。只要还原血红蛋白浓度超过 5g%，就可出现发绀，因为还原血红蛋白呈暗蓝色，而氧合血红蛋白呈鲜红色。因此血红蛋白少于 5g% 的患者无发绀倾向。此外，当皮肤血流速度减慢或停滞时，也可使还原血红蛋白的浓度达到发绀的程度。某些药物的作用或中毒使亚铁血红素氧化成正铁血氧素，也可出现发绀，因为正铁血红素也是暗蓝色的。

三、血红蛋白的分子结构和功能

红细胞的主要成分是血红蛋白，约占细胞重量的 34%。每个血红蛋白分子由 1 个珠蛋白分子（globin）结合 4 个分子的血红素（Heme）构成。珠蛋白又由 4 个多肽键亚基构成，这种多肽键含有两对亚基，一对为 α 链，另一对为 β 链。α 链具有 141 个氨基酸，β 链含有 146 个氨基酸的直链，这四个亚基卷曲成四聚体的立体构型。血红素则附于血红蛋白表面的每个多肽键的裂隙中，这样容许氧分子进入其中与血红素的 Fe^{2+} 结合而"氧合"，但在低氧状态下，氧合血红蛋白迅速解离而放出氧（"氧离"），以达到运输氧的目的。Hb 的四个单位之间和亚单位内部由盐键连接。Hb 与 O_2 的结合或解离将影响盐键的断裂或形成，使 Hb 四级结构的构型发生改变，Hb 与 O_2 的亲和力也随之改变，这是 Hb 氧解离曲线呈"S"形和波尔效应的基础。氧和血红蛋白结合时，HbO_2 呈疏松结合，即松弛型（relaxed binding structure form，R form），又称 R 型，即每分子血红蛋白（Hb）有 4 个 Fe^{2+} 原子，每个 Fe^{2+} 能以其配位键与 1 分子 O_2 发生可逆的结合，盐键断裂，并且将 2,3 – 二磷酸甘油酸（2,3-DPG）分子驱除，这种构型使 O_2 和 Hb 的结合表现为协同作用。结合后铁原子价无改变，因此非氧化而为氧合。脱氧 Hb 中各亚基间存在 8 个盐键，使 Hb 分子呈紧密型（tight binding structure form，T form），又称 T 型，2,3-DPG 与血红蛋白 β 链形成盐键并促使 Hb 变成 T 型。R 型对氧的亲和力比 T 型大几百倍（图 3-7）。

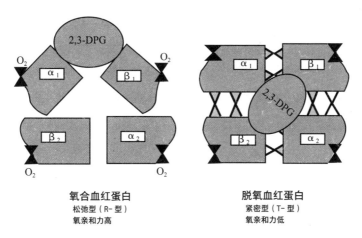

氧合血红蛋白
松弛型（R- 型）
氧亲和力高

脱氧血红蛋白
紧密型（T- 型）
氧亲和力低

图 3-7　血红蛋白在氧合和脱氧时的化学构型变化

注：2,3-DPG 为 2,3 – 二磷酸甘油酸。Hb 氧合时，2,3-DPG 被驱除，Hb 对氧的亲和力增加；Hb 脱氧时，2,3-DPG 与 Hb β 链形成盐键，Hb 对氧亲和力降低并促使 Hb 变成 T 型。黑色两尖对准两个三角形表示血红素。（引自：Piagnerelli M.）

α 亚基在结构上存在宽的空隙，容许氧分子进入，并与 Fe^{2+} 结合，而 β 亚基则不能。α 亚基同 O_2 结合后造成血红蛋白分子立体构型的变化，促使 β 亚基能同 O_2 结合。不仅如此，一对 α、β 亚基与 O_2 结合后，由于其构型的变化，随之发生功能的变化，称"变构效应"。"变构效应"是生物体内调节高分子功能极为普遍的方式。血红蛋白含 4 个 Fe^{2+}，当前 3 个 Fe^{2+} 与氧结合后，促使第 4 个 Fe^{2+} 同氧的亲和力增加 125 倍之多，这就说明血红蛋白分子的 4 个 Fe^{2+} 对氧的亲和力决定于它们已经结合了多少氧，即结合的氧愈多，对氧的亲和力愈大，氧合血红蛋白愈不易解离。氨基酸残基按照通常习惯从氨基末端开始编号。若照此编号，则一般认为在 α 链的 87 号与 β 链的 92 号的组氨酸分子，异吡唑（Imidazole）环的 N 与血红素的 Fe^{2+} 相结合。SaO_2 和 Hb 浓度决定血液中的 O_2 总量。

只有在血红素与珠蛋白结合时，血红蛋白才能保持其运氧能力。1 个 Fe^{2+} 结合 1 个氧。每个血红蛋白分子含 4 个 Fe^{2+}，可与 4 个氧分子发生可逆性结合，所以 1mol 血红蛋白能结合 4mol 的氧。血红蛋白的分子量为 64 000 ~ 67 000。可见，血红蛋白的主要功能是 O_2 的主要携带者。如果血红蛋白的量或质发生异常，如严重贫血、CO 中毒或亚硝酸盐中毒等时，可引起 SaO_2 降低、CaO_2 明显降低而致严重组织缺氧。此外，CO_2 与血红蛋白分子中珠蛋白的 4 个末端 α - 氨基结合，形成氨基甲酸血红蛋白，在血液中 CO_2 运输起着重要作用。另外，血红蛋白中的组氨酸咪唑环还有缓冲作用等功能。

四、血红蛋白与氧结合的特点

（1）血红蛋白（Hb）与氧结合是氧合（oxygenation），而不是氧化（oxidation）。血红蛋白中的 Fe^{2+} 与氧结合是可逆性结合，并且与氧结合后仍是二价铁原子，故这种反应是氧合。Hb 只是在血红素与珠蛋白结合时才能保持运输氧的能力。在病理状态下，亚铁血红素氧化成正铁血红素时，二价铁被氧化为三价铁，后者属于氧化。

（2）氧合和解离反应速度快而且无需任何酶的催化。其氧合和解离反应的方向取决于其氧分压的高低，当血液流经 PO_2 高的肺时 Hb 与 O_2 迅速结合，形成 HbO_2；相反，血液流经 PO_2 低的组织时 Hb 与 O_2 迅速解离释放 O_2，成为去氧 Hb。

（3）Hb 的氧合和解离主要受 pH、温度、CO_2 和 2,3-DPG（2,3- 二磷酸甘油酸）的影响。当 pH 增加、温度降低、CO_2 降低和 2,3-DPG 降低时 Hb 和氧亲和力增加而易于氧合，相反，pH 降低、温度升高、CO_2 增高和红细胞内 2,3-DPG 增加时 Hb 和氧亲和力降低而易于解离。

（4）1 分子 Hb 可结合 4 分子氧。1g Hb 可结合 1.34 ~ 1.39ml O_2。Hb 能结合的最大氧量为 Hb 的氧容量；Hb 实际结合 O_2 量为 Hb 氧含量。后者占 Hb 氧容量的百分数为 Hb 氧饱和度（SaO_2）。

（5）氧合 Hb 的解离曲线呈 "S" 形，不是呈直线，与 Hb 的变构效应有关。Hb 与氧结合时由紧密型（T 型）变为疏松型（R 型）。R 型对氧的亲和力比 T 型大几百倍。Hb 分子含 4 个 Fe^{2+}，当前 3 个 Fe^{2+} 与 O_2 结合后，促使第 4 个 Fe^{2+} 同 O_2 的亲和力增加 125 倍，即结合的 O_2 愈多，对 O_2 的亲和力愈大，$Hb-O_2$ 愈不易解离，因此 Hb 氧饱和度和 PO_2 的关系不是直线关系，而是一条特殊的 "S" 形曲线，而 Hb 与氧解离时，则与此相反。氧离曲线呈 "S" 形特点，对于血液运输 O_2 的功能具有重要生理意义。

（6）Hb 对 "组织氧缓冲剂（tissue oxygen buffer）" 作用的影响：Hb 与氧的化学结合不仅是将血液氧运输到组织的主要形式，而且还有维持生命必需的 "组织氧缓冲剂" 的重要作用。Hb "组织氧缓冲剂" 的概念是要维持其组织细胞的氧供应（每 100ml 血液可提供 5ml O_2），按 Hb 氧解离曲线的 "S" 形特性，使组织液的氧分压仍然维持在 40 ~ 15mmHg。氧解离曲线显示，其曲线所具陡直段特征，可保证血液及时将更多氧气释出，供组织需要，Hb 的这种作用称为 Hb "组织氧缓冲剂" 作用。在某些情况下，如肺泡氧分压过高或过低时，Hb 的这种作用使组织在一定限度内免于遭受高压氧的毒性或缺氧的损害，或减轻这种损伤等。

（7）Hb 内 Fe^{2+} 与 O_2 结合时，由于 Hb 分子构型发生改变，同时有 H^+ 释放，所以 HbO_2 的酸性较脱氧 Hb 为强。当［H^+］增加时，将妨碍这种构型变化，降低 Hb 对 O_2 的亲和力，使 $Hb-O_2$ 趋于解离，与波尔效应有关。

五、初步评估组织供氧状态

组织供氧的多少通常取决于：①动脉血氧含量；②氧解离曲线有无偏移；③微循环状态；④其他因素。

问题3-5：患者，男，59岁，肝性昏迷已2天。血气检查示：PaO_2 90mmHg，PvO_2（混合静脉血氧分压）30mmHg，SaO_2 96.2%，$PaCO_2$ 28mmHg，pH 7.73，HCO_3^- 22mmol/L。检查Hb 8g/dl。

（1）该患者动脉血氧含量是多少？

（2）该患者是否有低氧血症或缺氧？

（3）该患者的酸碱状态是什么？

（4）该患者的氧解离曲线是右移还是左移？

（5）如果合并心功能不全，组织血氧状态又是怎样的？

分析：

（1）先计算该患者动脉血氧含量，按公式：

$$CaO_2 = (1.34 \times Hb \times SaO_2) + (PaO_2 \times 0.0031)$$

$$CaO_2 = (1.34 \times 8 \times 0.962) + (90 \times 0.0031) = 10.6ml/dl$$

该患者的 CaO_2 = 10.6ml/dl（< 16ml/dl）。该患者尽管 PaO_2 和 SaO_2 均属于正常，但因患有严重贫血，CaO_2 必然降低，导致组织供氧减少。这说明在评估组织供氧时，计算 CaO_2 的重要性。

（2）该患者的 PaO_2 为90mmHg，考虑其年龄因素，PaO_2 属于正常范围。按 PaO_2 与年龄关系的公式计算：PaO_2 = 109 − 0.43×59 ± 4 = 83.6 ± 4 = 79.6 ~ 87.6mmHg。所以该患者不属于低氧血症。该患者的 PvO_2 为30mmHg，低于35mmHg，所以可考虑为组织缺氧。

（3）该患者动脉血 pH 7.73（> 7.45），$PaCO_2$ 28mmHg（< 40mmHg）提示呼吸性碱中毒。根据 $PaCO_2$ 和 pH 相应变化原理（即 $PaCO_2$ 每改变10mmHg时，pH 改变0.08，提示急性呼吸性酸碱紊乱，而 pH 只改变0.03，则提示慢性呼吸性酸碱失衡）来评估其是急性还是慢性。该患者 $PaCO_2$ 改变12mmHg（40 − 28 =12），其 pH 改变了0.32（7.72

– 7.40 = 0.32），也就是说，其 pH 改变值 0.32 > 0.096（[12×0.08] /10），则提示该患者为急性呼吸性碱中毒。

（4）该患者的 PCO_2 降低 [（PCO_2 28mmHg（< 40mmHg）] 并呈碱中毒 [pH7.73（> 7.45）] 状态，所以其氧解离曲线向左移，因为血红蛋白与氧的亲和力增强，而影响血液在组织细胞中释放氧气，导致组织细胞进一步缺氧，加重组织代谢障碍。

（5）氧供（DO_2）大小受心输出量影响。如果合并心功能不全时，势必氧供（DO_2）减少，而引起血液携带氧输送到机体组织的数量减少，更加重组织缺氧（下述）。另外，DO_2 也定量地反映外周组织氧供的速度。

六、氧合血红蛋白解离曲线和半饱和氧分压（P_{50}）及其影响因素

动脉血氧饱和度判断机体缺氧并不敏感，而且有掩盖缺氧的潜在危险。其主要原因是氧分压（PaO_2）与血氧饱和度（SaO_2）两者的关系并非线性关系，而是呈 S "形" 曲线关系（氧解离曲线）。即氧分压（PaO_2）在 60mmHg 以上时，曲线平坦，在此段即使氧分压有很大变化，氧饱和度的增减变化很小。只有氧分压在 57mmHg 以下时，曲线陡直，氧分压稍降低，氧饱和度即明显下降。

P_{50}（半饱和氧分压，P fifty）：P_{50} 是血氧饱和度 50% 时的 PaO_2。在体温 37℃、血 pH 7.4、$PaCO_2$ 40mmHg（5.33kPa）、BE 为 0 的条件下，P_{50} 为 26.6mmHg（3.54kPa）。P_{50} 正好处于其曲线的陡直部分，可表示氧解离曲线的位置改变，可反映血液输送 O_2 的能力和血红蛋白对 O_2 的亲和力。P_{50} 高于正常值（26.6mmHg）说明氧解离曲线右移，Hb 和 O_2 的亲和力降低，O_2 易于释放，有利于组织利用 O_2，有利于向组织供氧增加；反之为左移，说明 Hb 与 O_2 的亲和力增加，不利于 O_2 在组织中释放，向组织细胞供氧减少，而利于氧在肺中摄取。若 P_{50} 太低，即使 SaO_2 很高，组织仍可能缺氧，相反，P_{50} 增加时，SaO_2 虽然降低，但组织并无明显缺氧。影响 P_{50}，即氧

解离曲线的因素有很多，主要有 2,3- 二磷酸甘油酸（2,3-DPG）、氢离子浓度（H^+）、PCO_2 和温度等。

半饱和氧分压（P_{50}）大小可表示氧解离曲线的位置，反映血液输送氧的能力和血红蛋白对氧的亲和力。P_{50} 是检测血红蛋白与氧亲和力的一项有用的指标（图 3-8）。

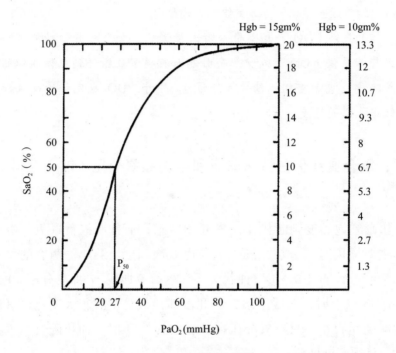

图 3-8　氧解离曲线

注：氧解离曲线显示 PaO_2 对 SaO_2，以及 PaO_2 对两种不同血红蛋白（Hgb）数值的氧含量。P_{50} 是血红蛋白被氧 50% 饱和的 PaO_2，其正常值是 27mmHg。

问题 3-6：患者 A：PaO_2 为 86mmHg，SaO_2 为 96%，Hb 为 7.5g/dl。

患者 B：PaO_2 为 57mmHg，SaO_2 为 67%，Hb 为 15g/dl。

比较两者的血氧不足，哪位患者的缺氧程度更明显？

分析：决定组织缺氧程度的指标中，动脉血氧含量（CaO_2）优于其氧分压。通常其溶解分数引起的氧量忽略不计，因而常不影响其结果。

患者 A：$CaO_2 = 0.96 \times 7.5 \times 1.34 = 9.6$ ml/dl

患者 B：$CaO_2 = 0.67 \times 15 \times 1.34 = 13.5$ ml/dl

尽管患者 A 的 PaO_2 比患者 B 高，但患者 A 实际的缺氧程度比患者 B 更为严重。

问题 3-7：在正常氧解离曲线上，如果动脉血氧饱和度（SaO_2）为 90%，与此相关的 PO_2 数值大概应是多少？

a. PO_2 60mmHg

b. PO_2 80mmHg

c. PO_2 90mmHg

d. PO_2 100mmHg

分析：按氧解离曲线的"3、6、9 法则"，SaO_2 为 90% 时，其相应的 PO_2 应为 60mmHg，故正确答案是 a。

问题 3-8：如果半饱和氧分压（P_{50}）为 21mmHg，其氧解离曲线向哪个方向移动？

a. 右移

b. 左移

分析：根据已记住的公式：a. $P_{50} > 27$mmHg，反映曲线向右移；b. $P_{50} < 27$mmHg，反映曲线向左移。该患者 P_{50} 低于 27mmHg，故正确答案是 b。

第四节　　评估氧合状态

一、肺氧合状态相关的公式和参数

1. 动脉血氧分压（PaO_2）　正常值为 90 ± 10（$80 \sim 100$）mmHg，是评估肺氧合的最主要指标之一。根据年龄预估 PaO_2 的公式（仰卧位）为：

$PaO_2 = 109 - 0.43 \times$ 年龄 ± 4，或 $PaO_2 = 102 -$（年龄 $/3$）± 4。

通常，小于 45 岁的正常人 PaO_2 最低正常值应超过 90mmHg，大于 45 岁者 PaO_2 随年龄的增加而降低。通常，60 岁开始每增加 1 岁，PaO_2 从 80mmHg 开始减少 1mmHg，所以在 70 岁时，PaO_2 为 70mmHg。在 80 岁时可降低到 75mmHg，但是即使年龄再大，不应低于 PaO_2 70mmHg。这是因为大于 75 岁

者实际上其 PaO_2 只是轻度增高或达到平衡的缘故。通常，高龄者低氧血症的判定标准为低于其相应年龄预期 PaO_2 的最低正常值。但目前仍有争议，有的学者主张为低于其相应年龄预期 PaO_2 值的最低正常值，还有的学者主张为低于其相应年龄预期 PaO_2 值的 10mmHg，或 15mmHg。

在海平面不吸氧的状态下，PaO_2 低于其相应年龄预期 PaO_2 的最低正常值，通常可提示其氧合功能低下。

2. 动脉血氧饱和度（SaO_2） 正常值为 94% ~ 98%。SaO_2（%）=（血氧含量/血氧容量）× 100。

SaO_2 是评估肺氧合的最主要指标之一。SaO_2 主要取决于 PaO_2 和 Hb 氧解离曲线（"S"形）向左或向右移位的影响。在氧解离曲线无偏移情况下，SaO_2 低于正常值时，提示其氧合功能降低。

3. 动脉血 CO_2 分压（$PaCO_2$） 正常值为 40 ± 5mm Hg。$PaCO_2$ =（CO_2 产生量/肺泡通气量）× 0.863

$PaCO_2$ 主要反映肺泡通气功能的主要指标，也可反映呼吸性酸碱失衡。$PaCO_2$ 可与 PaO_2 增减呈反方向变化，即 $PaCO_2$ 变化 4mmHg 时，PaO_2 呈反方向变化 5mmHg（简称"4 – 5 规则"）。

这是基于以下公式：$P_AO_2 = PiO_2 – PaCO_2 / 0.8$。这说明 $PaCO_2$ 值增加时，虽然不作为氧合功能的判定指标，但是影响肺的氧合功能。

4. 氧合指数（PaO_2 / FiO_2）（简称 P/F） 系指动脉血氧分压与吸入气氧浓度之比。正常值为 476（400 ~ 500）mmHg。正常 60 岁以下成年人 PaO_2 / FiO_2 均 > 400mmHg。PaO_2 / FiO_2 在 FiO_2 值 ≥ 0.5 和 PaO_2 ≤ 100mmHg 时表现最稳定。在一定程度上，排除了吸氧浓度对 PaO_2 的影响，在氧气治疗下，可评估肺氧合和肺换气功能的常用指标。PaO_2 / FiO_2 比 P（A-a）O_2 简单，计算起来方便。此外，PaO_2 / FiO_2 伴随 FiO_2 的变化较 P（A-a）O_2 小，而且更为简单。所以评估肺部严重疾病患者时，氧合指数是首选的评估低氧血症的指数。PaO_2 / FiO_2 对评估伴 $PaCO_2$ 增高的低氧血症或 P（A-a）O_2 明显增加的病例可能产生误解。

氧合指数（P/F）< 200mmHg 时，常提示急性呼吸衰竭合并严重分流（常大于 20%）。

在 60 岁以上的患者，氧合指数（P/F）随年龄可有改变。此时可用以下预估公式计算（参考）：

预估 P/F（ > 60 岁）= 400 –［（年龄 – 60）× 5］

判定：若实际 P/F 值 < 预估 P/F（ > 60 岁）= 低氧血症（hypoxemia），相反，若实际 P/F 值 > 预估 P/F（ > 60 岁）= 无低氧血症（normoxemia）。

氧合指数（P/F）也可作为呼吸功能不全的病情程度和治疗效果的观察指标。

轻度呼吸衰竭：190 ~ 280mmHg；中度呼吸衰竭：150 ~ 190mmHg；重度呼吸衰竭： < 150mmHg。

氧合指数（P/F）还可用于判断急性呼吸窘迫综合征（acute respiratory distress syndrome，ARDS）患者的缺氧程度，具体内容见表 3-2。

表 3-2　急性呼吸窘迫综合征患者不同的缺氧程度

P/F（mmHg）	缺氧程度	病死率
201 ~ 300	轻度	27%
101 ~ 200	中度	32%
≤ 100	重度	45%

5. 动脉 / 肺泡氧分压比值（PaO_2 / P_AO_2 ratio）　系指动脉血氧分压和肺泡气氧分压的比值。正常值为 > 0.75。其公式为：PaO_2 / P_AO_2 = PaO_2 /］（P_B – P_{H_2O}）× FiO_2］– $PaCO_2$ / 0.8

式中，P_B 为大气压，P_{H_2O} 为水蒸气分压（= 47），FiO_2 为吸入气氧浓度。

动脉 / 肺泡氧分压比值是不依吸氧浓度（FiO_2）改变而改变的评价肺氧合功能的简便指标，动脉 / 肺泡氧分压比值是不依吸氧浓度（FiO_2）改变而改变的评价肺氧合功能的一种指标，并且使用这一指标，还可以在重新调整其 FiO_2 以后，预测 PaO_2。正常人的动脉 / 肺泡氧分压比值是不管吸氧与否，超过 0.75 时，意味着其肺泡内氧气中有 75% 氧气可以扩散入动脉血液内。

问题 3-9：患者在吸入室内空气的条件下，PaO_2 60mmHg，$PaCO_2$ 40mmHg。

（1）动脉 / 肺泡氧分压比值（PaO_2 / P_AO_2 ratio）是多少？

（2）投给50%氧气（FiO_2 0.5）时，预测的 PaO_2 是多少？

（3）在恢复病室内其 FiO_2 调整到0.3（30%）后，测定的 PaO_2 为124mmHg、$PaCO_2$ 为40mmHg 时，其动脉/肺泡氧分压比值（PaO_2/P_AO_2 ratio）是多少？

（4）该患者从恢复病室转移到普通病室（室内空气，$FiO_2 = 0.21$）时，需要继续投给氧气吗？

分析：

（1）先计算：$P_AO_2 = [(760-47) \times 0.2] - (40/0.8) = 100mmHg$

然后计算动脉/肺泡氧分压比值（PaO_2/P_AO_2 ratio）= 60/100 = 6.0（60%）。也就是说肺泡内氧气中只有60%扩散入动脉血内，这一数据低于正常人动脉/肺泡氧分压比值0.75（75%），提示有肺的氧合功能异常。

（2）投给50%氧气（FiO_2 0.5）时，计算预测的 PaO_2。先介绍两个重要公式：

$$PaO_2 = P_AO_2 \times PaO_2 / P_AO_2 \text{ ratio}$$

旧（old）$^*PaO_2$/旧（old）P_AO_2=新（new）$^{**}PaO_2$/新（new）P_AO_2
$^*FiO_2$ 改变以前；$^{**}FiO_2$ 改变以后。

该患者投给氧气 $FiO_2 = 0.5$ 以前，旧（old）$PaO_2 = 60mmHg$，旧（old）$P_AO_2 = 100mmHg$，PaO_2/P_AO_2 ratio = 0.6（60%）

给予该患者氧气（$FiO_2 = 0.5$）后，新（new）$P_AO_2 = (760 - 47) \times 0.5 - (40/0.8) = 306mmHg$。

新（new）$PaO_2 =$ 新$P_AO_2 \times PaO_2/P_AO_2$ ratio $= 306 \times 0.6 = 183.6mmHg$

（3）在恢复病室内，其 FiO_2 调整到0.3（30%）后，测定的 PaO_2 为124mmHg、$PaCO_2$ 为40mmHg 时：

$$P_AO_2 = (760 - 47) \times 0.3 - (40/0.8) = 164（mmHg）$$

其动脉/肺泡氧分压比值（PaO_2/P_AO_2 ratio）= 124/164 = 0.75，这提示肺的氧合功能是适宜的。

（4）该患者从恢复病室转移到普通病室（室内空气，$FiO_2 = 0.21$）时，是否需要继续投给氧气？

假设该患者搬到普通病室后，不投给氧气，即吸入室内空气时，

旧（old）$PaO_2 = 124mmHg$，旧（old）$P_AO_2 = 164mmHg$，PaO_2/P_AO_2 ratio $= 0.75$

新（new）$P_AO_2 = (760-47) \times 0.2 - (40/0.8) = 93（mmHg）$

新（new）$PaO_2 =$ 新（new）$P_AO_2 \times PaO_2 / P_AO_2$ ratio $= 93 \times 0.75 = 70（mmHg）$

上述结果提示：如果将患者搬到普通病室吸入室内空气时，预测 PaO_2 只是 $70mmHg$，所以投给氧气是必要且安全的。

6. 呼吸指数（RI） 系指肺泡气 – 动脉血氧分压差 $[P(A-a)O_2]$ 与动脉血氧分压（PaO_2）的比值。即使不吸入 100% 氧气下，呼吸指数也是评估肺氧合和肺换气功能简单实用的指标。正常值为 0.10 ～ 0.37。其公式为：

$$RI = P(A-a)O_2 / PaO_2$$

$$RI = [(760-47) \times FiO_2 - PaCO_2 \times 1.25 - PaO_2] / PaO_2$$

$RI > 1$，提示氧合功能明显减退；$RI > 2$，常提示需要进行机械呼吸治疗。通常，RI 为 1.0 ～ 5.0 时，提示有通气 / 血流（V/Q）比值失调，$RI \geqslant 5.0$ 时，提示有难治性低氧血症（由于分流引起）。

7. 肺泡气 – 动脉血氧分压差 $[P(A-a)O_2]$ 系指肺泡气氧分压与动脉血氧分压之差。

其计算公式为：

$$P(A-a)O_2 = P_AO_2 - PaO_2$$

$$P(A-a)O_2 = PiO_2 - PaCO_2 \times 1.25 - PaO_2$$

PiO_2 为吸入气氧分压，$PaCO_2$ 为动脉血 CO_2 分压。

在室内空气下，$PiO_2 = (P_B - 47) \times FiO_2 = (760-47) \times 0.21 = 150mmHg$

故将以上公式改写为：

$$P(A-a)O_2 = 150 - PaCO_2 \times 1.25 - PaO_2$$

$P(A-a)O_2$ 的正常值：在正常的中青年人群，吸入空气（$FiO_2 = 21\%$）时，5 ～ 20mmHg。在 60 ～ 80 岁时，可达到 24mmHg，但通常不超过 30mmHg。其 $P(A-a)O_2$ 与年龄的关系，可用下式中的任何一个计算其预计值：

$$P（A-a）O_2 < 年龄 /4 + 4$$

$$P（A-a）O_2 < （3 + 0.21 × 年龄）± 5$$

吸入气氧浓度（FiO_2）每增加 10% 时，其 P（A-a）O_2 可增加 5 ~ 7mmHg。正常人吸入 100% 氧气时，P（A-a）O_2 可达 60 ~ 70mmHg，甚至可达 100mmHg。

P（A-a）O_2 是反映肺换气功能，即判断肺泡水平的气体交换的重要指标。并有助于评估低氧血症发病机制原因（通气 / 血流失调、肺内分流、弥散功能障碍等）。

8. 肺内分流率（Qs/Qt） 系指单位时间内混合静脉血流经肺循环后未经氧合直接进入体循环的血量（Qs）与心排血量（Qt）之比。即肺内分流量和心排血量的比率（Qs/Qt）。Qs/Qt 是判断肺内分流最准确的指标。正常人肺内分流率为 2% ~ 5%，但最高不超过 7%。若肺内分流率（Qs/Qt）（%）大于 15%，提示患者患有重症。即使在危重患者，其分流率小于 20%，通常不危及生命。分流率为 20% ~ 30% 时，只有出现心功能不全时才有危险。但是，分流率大于 30% 可能导致严重缺氧，从而危及生命。一般而言，肺内分流率大于 20% 时，多需要机械辅助呼吸。

（1）直接测定法：通过 Swan-Ganz 导管采取混合静脉血。可用经典的分流方程（classic shunt equation）计算：

$$Qs/Qt（\%）= Cc'O_2 – CaO_2 / Cc'O_2 – CvO_2$$

公式中，$Cc'O_2$ 为肺毛细血管末端血氧含量；CaO_2 为动脉血氧含量；CvO_2 为混合静脉血氧含量。

（2）间接评估法：简便预计公式（吸入 100% 氧气至少 20 分钟后测得的 PaO_2）很多，其中较常用的是：

使用 P（A-a）O_2 来评估，即：吸入 100% 氧气时，P（A-a）O_2 每增加 20mmHg 可使其分流率增加 1%。此时，肺内分流率（Qs/Qt）的简便计算公式为：

$$Qs/Qt = P（A-a）O_2 ÷ 20 × 100\%。$$

肺内分流率（Qs/Qt）增加是引起难治性低氧血症的主要原因。

9. 血氧含量（CaO_2） 系指动脉血中物理溶解的氧和 Hb 结合的氧量两者的总和。血氧含量（CaO_2）的计算公式为：$CaO_2 = 1.34 × Hb（g/dl）× SaO_2$

（%）+ PaO_2（mmHg）× 0.0031（O_2 ml/mmHg/dl）

PaO_2 和 SaO_2 都不能提供多少氧的数量单位，只有 CaO_2 表示提供多少氧的具体数量，因此在决定低氧血症程度中，CaO_2 优于 PaO_2 和 SaO_2。例如，贫血或 Hb 性质发生改变，PaO_2 和 SaO_2 均正常时，此时，评估氧合只有靠 CaO_2。所以低氧血症与 PaO_2、SaO_2 降低和 CaO_2 减少有关。在低氧血症情况下，特别是当 $PaO_2 < 60$mmHg 时，会使 SaO_2 和 CaO_2 显著减少。此时 CaO_2 也是评估氧合的重要指标之一。

CaO_2 也是低氧血症严重程度的主要决定因素。CaO_2 的正常值为 17 ~ 21ml/dl。正常情况下，CaO_2 直接反映在动脉血中实际携带的氧分子总数。CaO_2 主要取决于与 Hb 结合的氧，充分氧合时，每克 Hb 可结合 1.34ml 氧。血氧含量减少可有三种情况，没有足够 Hb 与氧结合（贫血）、没有足够的氧与 Hb 结合（SaO_2 下降）或两者兼有，其结果是组织供氧减少。如能同时测定组织回流的静脉血气，则动 - 静脉血氧含量差即为该组织的实际耗氧量。

正常混合静脉血氧含量（CvO_2）为 12 ~ 14ml/dl，动 - 静脉血氧含量差（$CaO_2 - CvO_2$）为 4 ~ 6ml/dl。

二、评估氧合状态的主要步骤

1.第一步：是否有低氧血症　在海平面吸入室内空气情况下，判断低氧血症的主要指标有两个：

（1）$PaO_2 < 80$mmHg，可判断为低氧血症，大于 40 岁者，可用以下公式预估其氧分压：

$$PaO_2（仰卧位）= 109 - 0.43 × 年龄 ± 4$$

若实测 PaO_2 值 < 预估 PaO_2 的最低值（大于 40 岁），则为低氧血症（hypoxemia）。

（2）$SaO_2 < 93\%$ 提示低氧血症。

2.第二步：低氧血症是否合并高碳酸血症　此时主要看两个指标，一是 $PaO_2 < 80$mmHg（或 $SaO_2 < 90\%$）；另一个是 $PaCO_2 > 45$mmHg，提示低通气的存在。$PaCO_2$ 增高不仅表示存在肺通气功能障碍，而且伴有低氧血症，这

与按 $PaCO_2$ 可与 PaO_2 增减呈反方向变化，即 $PaCO_2$ 若变化 4mmHg 时，PaO_2 呈反方向变化 5mmHg（"4 – 5 规则"）有关。

问题 3-10：患者，50 岁，在吸入室内空气下，PaO_2 为 60mmHg，$PaCO_2$ 为 65mmHg。怎样评估其氧合状态？

分析：

（1）PaO_2 60mmHg（< 80mmHg）属于低氧血症。该患者 50 岁（大于 40 岁），可用预估氧分压公式计算：

$$PaO_2 = 109 – 0.43 \times 年龄 \pm 4$$

$$PaO_2 = 109 – 0.43 \times 50 \pm 4 = 83.5 \sim 91mmHg$$

PaO_2 实测值为 60mmHg，小于预估 PaO_2 的最低值，可判定为低氧血症。

（2）由于 $PaCO_2$ 高达 65mmHg，远大于 45mmHg，可以判定为肺泡通气量不足引起的低氧血症。

（3）如果吸入室内空气，PaO_2 + $PaCO_2$ 为 110 ~ 140mmHg 时，常提示低通气引起的低氧血症。

按这一经验参数（参考），该患者的 PaO_2（60mmHg）+ $PaCO_2$（65mmHg）= 125mmHg，处于 110 ~ 140mmHg，这也说明，该患者处于由于通气功能障碍引起的低氧血症状态。

3. 第三步：PaO_2 < 80mmHg，而无 $PaCO_2$ 增加时的氧合功能评估　此时，首先应该计算肺泡气-动脉血氧分压差 $[P(A\text{-}a)O_2]$，来评估其换气功能。因为 $P(A\text{-}a)O_2$ 上升比单独的 PaO_2 降低更为敏感。可按公式计算：

$$P(A\text{-}a)O_2 = [(P_B – 47) \times FiO_2] – PaCO_2 \times 1.25 – PaO_2$$

为了排除年龄对 $P(A\text{-}a)O_2$ 的影响，需要计算年龄预计值 $[P(A\text{-}a)O_2 = 年龄/4 + 4]$。实际计算的 $P(A\text{-}a)O_2$ 值应低于其年龄预计值。如果 $P(A\text{-}a)O_2$ 大于正常，则提示：通气/血流比值失调、弥散功能障碍和分流等。

问题 3-11：患者，55 岁，在吸入室内空气下，PaO_2 为 70mmHg，

$PaCO_2$ 为 39mmHg。怎样评估其氧合状态？

分析：

（1）评估 PaO_2 < 80mmHg，而无 $PaCO_2$ 增高时的氧合功能时，应首先计算肺泡气-动脉血氧分压差［P（A-a）O_2］是其原则。在吸入室内空气下，可按下式计算：

$$P（A\text{-}a）O_2 = 150 - PaCO_2 \times 1.25 - PaO_2$$
$$= 150 - 39 \times 1.25 - 70$$
$$= 31.25（mmHg）。$$

（2）按年龄与 P（A-a）O_2 的公式（年龄/4＋4）计算其预计值为：

P（A-a）O_2 = 55/4 + 4 = 17.75mmHg，故其实际计算的 P（A-a）O_2（31.3mmHg）＞年龄预计值（17.8mmHg）。这表明其 P（A-a）O_2 增大而 $PaCO_2$ 正常，提示其低氧血症的可能原因为肺泡水平的气体交换障碍（通气/血流比值失调、弥散功能障碍和分流等）。

（3）如果吸入室内空气，且 PaO_2 + $PaCO_2$ < 110mmHg 时，常可提示肺换气功能障碍引起的低氧血症（通气/血流比值失调、弥散功能障碍和分流等）。按这一经验参数（参考），该患者的 PaO_2（70mmHg）+ $PaCO_2$（38mmHg）= 108mmHg（< 110mmHg）。提示为肺泡水平的换气功能障碍引起的低氧血症。

4．第四步：P（A-a）O_2 和 $PaCO_2$ 同时增高时的氧合功能评估 一般而言，P（A-a）O_2 和 $PaCO_2$ 同时增高，表明同时存在肺通气功能障碍与肺泡水平气体交换障碍。

问题 3-12： 患者，60 岁，在吸入室内空气下，PaO_2 为 60mmHg，$PaCO_2$ 为 47mmHg。怎样评估其氧合状态？

分析：

（1）PaO_2 60mmHg < 80mmHg，属于低氧血症。该患者 60 岁（大于 40 岁），可用预估氧分压公式计算：

$$PaO_2 = 109 - 0.43 \times 年龄 \pm 4$$

$$PaO_2 = 109 - 0.43 \times 60 \pm 4 = 79.2 \sim 87.2mmHg$$

实测 PaO_2 为 60mmHg，＜预估 PaO_2 的最低值，故可判断为低氧血症。

（2）由于 $PaCO_2$ 47mmHg，大于 45mmHg，这是肺泡通气量不足的表现。

（3）如果在吸入室内空气下，$PaO_2 + PaCO_2$ ＜ 110mmHg 时，常提示肺换气功能障碍。

按这一经验参数（参考），该患者的 PaO_2（60mmHg）+ $PaCO_2$（47mmHg）= 107mmHg（＜ 110mmHg），提示该患者可能合并肺换气功能障碍。

（4）此时有必要计算肺泡气–动脉血氧分压差来核实：在吸入室内空气下，可按下式计算：

$$P(A\text{-}a)O_2 = 150 - PaCO_2 \times 1.25 - PaO_2 = 150 - 47 \times 1.25 - 60 = 31.25(mmHg)$$

按年龄与 P（A-a）O_2 的公式（年龄/4 + 4）计算其预计值为：

$$P(A\text{-}a)O_2 = 60/4 + 4 = 19mmHg$$，故实际计算的 P（A-a）O_2（31.3mmHg）＞年龄预计值（19mmHg）。P（A-a）O_2 升高，提示患者发生低氧血症的原因可能还有肺泡水平的气体交换障碍（通气/血流比值失调、弥散功能障碍和分流等）。

结论：肺通气功能障碍与肺泡水平气体交换障碍两者都存在。

5．第五步：在氧气治疗下，怎样评估肺氧合功能　此时主要看两个指标，一是氧合指数（PaO_2 / FiO_2），另一个是动脉/肺泡氧分压比值（PaO_2/PAO_2 ratio）。这两个指标都是不依吸氧浓度（FiO_2）的改变而改变的评价肺氧合功能的较好指标。这两个指标中的任何一个低于正常值，都可判断氧合功能降低。

问题 3-13　患者，70 岁，在吸氧（$FiO_2 = 0.40$）状态下，PaO_2 为 130mmHg，$PaCO_2$ 为 30mmHg。怎样评估其氧合状态？

分析：

（1）使用氧合指数（PaO_2 / FiO_2）来评估：60 岁以下的正常人氧

合指数＞400mmHg。年龄超过60岁时，氧合指数（P/F）随年龄可有改变。此时可用下述公式计算：

预估 P/F（＞60岁）＝400－[（年龄－60）×5]

预估 PaO_2/FiO_2＝400－[（70－60）×5]＝400－50＝350mmHg

该患者的实际 P/F＝130/0.40＝325。实际 P/F 值（350）＜预估 P/F（350）时提示低氧血症。

（2）使用动脉/肺泡氧分压比值（PaO_2/P_AO_2 ratio）来评估。其正常值为＞0.75。

PaO_2/P_AO_2＝PaO_2/[（P_B－P_{H_2O}）×FiO_2]－$PaCO_2$/0.8

式中，P_B 为大气压，P_{H_2O} 为水蒸气分压（＝47），FiO_2 为吸入气氧浓度。

该患者 PaO_2/P_AO_2＝130/[（760－47）×0.40]－30/0.8＝130/[713×0.40]－37.5＝52.4%

该患者 PaO_2/PAO_2 值（52.4%）小于正常值（75%），提示肺的氧合功能降低。

6. 第六步：评估肺换气障碍的主要类型和肺内分流率

（1）评估肺换气障碍的主要类型：一般认为 $PaCO_2$ 正常的情况下，低氧血症主要由肺换气功能障碍引起，而肺换气功能障碍主要包括通气/血比率失衡、肺弥散功能障碍和肺内分流增加三个方面。此时主要用给予纯氧（吸100%氧20分钟）后的反应鉴别肺换气功能障碍的类型。在临床上，医生需要铭记以下三个问题：① 吸100%纯氧20分钟（FiO_2=1.0）：当患者吸入100%纯氧20分钟后，氮气则完全从患者肺中排出，而其肺内存在的只有氧气、CO_2 和水蒸气，此时 P_AO_2 正好等于吸入气 PO_2 和 $PaCO_2$ 之差（即 P_AO_2＝PiO_2－$PaCO_2$）。由于投给100%氧气20分钟，也可以使通气/血流不均衡效果失去作用，此时有利于用 P（A-a）O_2 来评价是否存在肺分流率。② 一般而言，吸入气氧浓度（FiO_2）1.0时，P（A-a）O_2＜100mmHg 为正常。③ 吸入气氧浓度（FiO_2）1.0时，计算肺分流率公式为：分流率（%）＝P（A-a）O_2/20。

（2）吸纯氧20分钟后，用 P（A-a）O_2 与 PaO_2 增加的关系来鉴别肺换气障碍。正常时，吸100%纯氧时 P（A-a）O_2 可增至 60 ～ 70mmHg，但不应超过100mmHg。如果患者低 FiO_2 下 P（A-a）O_2 增加，但在吸纯氧20分钟后，P（A-a）O_2 变为正常，此时应考虑为通气/血比率失调；若在发生弥散障碍时，P（A-a）O_2 只有在运动时增高，而在休息或吸纯氧时变为正常。在临床上，单纯弥散功能障碍的情况非常罕见。如果在吸纯氧的情况下，P（A-a）O_2 仍增加，甚至超过300mmHg时，提示存在绝对分流（absolute shunt）（绝对分流=解剖分流+毛细血管分流，后者即通气/血流比值=0时的右向左分流），这种分流即使吸纯氧也不能被纠正。绝对分流主要见于急性肺损伤、急性呼吸窘迫综合征、肺不张、肺水肿和肺实变等情况。举例来说明：

问题 3-14 患者，31岁，吸入纯氧20分钟后，检查动脉血气。结果显示：PaO_2 为 240mmHg，$PaCO_2$ 为 35mmHg。

（1）P（A-a）O_2 是多少？

（2）引起低氧血症的原因是什么？

（3）分流率是多少？

分析：

（1）先计算 P_AO_2：P_AO_2 =（760 – 47）– 35 = 678mmHg。

（2）P（A-a）O_2 = 678 – 240 = 438mmHg。

（3）该患者 P（A-a）O_2 为 438mmHg，显然比在 FiO_2 = 1.0 时允许的 P（A-a）O_2 100mmHg 高很多，提示该患者可能存在通气/血流失调、肺内分流或弥散障碍。一般说来，投给100%氧气时通气/血流比值失调的效果则被消失。实际上，单纯弥散功能障碍很少见，该患者又不存在肺间质性水肿、明显肺纤维化或弥散面积明显减少等弥散障碍因素，且在弥散障碍时，P（A-a）O_2 只有在运动时增高，而在休息或吸纯氧时变为正常，所以基本排除了单纯弥散功能障碍。因此，该患者 P（A-a）O_2 增高的主要原因可能是肺内分流增加。

（4）吸入100%氧气（FiO_2 = 1.0）时，P（A-a）O_2 每增加20mmHg 则可使其分流率增加1%。可用以下公式表示：

肺内分流率（Qs/Qt）（%）=［P（A-a）O$_2$±20］÷100×100%

（5）该患者：P（A-a）O$_2$ = 678 – 240 = 438（mmHg）。按上述肺内分流率（Qs/Qt）公式可推算其分流程度：

分流率（%）=［P（A-a）O$_2$ ± 20］ ÷ 100 × 100% =（438 ± 20）÷ 100 × 100% = 21.9%

（6）评估肺内分流：此时主要看两个指标，一是吸入100%氧20分钟后计算肺泡气–动脉血氧分压差［P（A-a）O$_2$］，另一个是呼吸指数（RI），两者中可任选一种。

问题3-15：患者在吸入100%氧20分钟（FiO$_2$ = 1.0）状态下，PaO$_2$为255mmHg，PaCO$_2$为33mmHg。怎样评估其肺内分流（Qs/Qt）状态？

分析：计算吸入100%氧20分钟后肺泡气–动脉血氧分压差［P（A-a）O$_2$］，按其公式：

P（A-a）O$_2$ =［（760 – 47）× FiO$_2$］–（PaCO$_2$/ 1.0）］– PaO$_2$

P（A-a）O$_2$ =［（713× 1.0）–（33/1.0）］– 255 = 680 – 255 = 425mmHg

注：吸入100%氧气时，其呼吸商为1.0。

吸入100%氧气时，P（A-a）O$_2$每增加20mmHg可使其分流率增加1%。此时，按肺内分流率（Qs/Qt）的计算公式［Qs/Qt = P（A-a）O$_2$ ÷ 20 ÷ 100 × 100％］计算，Qs/Qt = 425 ÷ 20 ÷ 100 × 100％ = 21.25%。该患者肺内分流率（Qs/Qt）（21.25%）比其正常值（3%～5%）明显增加。通常肺内分流率增加是引起难治性低氧血症的主要原因。

问题3-16：患者吸入53%氧气下，PaO$_2$为52mmHg，PaCO$_2$为45mmHg。怎样评估其肺内分流（Qs/Qt）状态？

分析：呼吸指数（RI）是即使不吸入100%氧气下，评估肺氧合和肺换气功能的简单实用的指标。正常值为0.10～0.37。其公式为：

RI = P（A-a）O$_2$/ PaO$_2$

RI =［（760 – 47 × FiO$_2$ – PaCO$_2$ × 1.25 – PaO$_2$］/ PaO$_2$

按上式计算：RI =［（760 – 47）× 0.53 – 45 × 1.25 – 52/52］= 5.18

RI ＞ 1时，提示氧合功能明显减退；RI为1.0～5.0时，提示有通气/血流（V/Q）比值失调；RI > 5.0 时，提示难治性低氧血症（由于分流引起）。该患者的呼吸指数（RI）为 5.18（> 5.0），故属于肺分流引起的难治性低氧血症。

7. 第七步：贫血时怎样评估氧合状态 此时主要看 1 个指标，就是血氧含量（CaO_2）。

问题 3-17： 患者在吸入室内空气（FiO_2 = 0.21）状态下，PaO_2 92mmHg，SaO_2 96%，$PaCO_2$ 41mmHg，Hb 8g/dl。怎样评估该患者的氧合状态？

分析： 血氧含量（CaO_2）的计算公式为：$CaO_2 = 1.34 \times Hb（g/dl）\times SaO_2（\%）+ PaO_2（mmHg）\times 0.0031$。

该患者的血氧含量（CaO_2）= 1.34×8（g/dl）$\times SaO_2$ 96（%）+ PaO_2 92（mmHg）$\times 0.0031 = 10.57$ml/dl。这一数值明显小于正常值（17 ~ 21ml/dl）的最低值。特别是 CaO_2 < 15ml/dl 时常提示低氧血症。贫血时，CaO_2 降低，而 PaO_2 与 SaO_2 均可正常。此时，评估氧合只有靠 CaO_2。在这种情况下，CaO_2 既是评估氧合的重要指标之一，也是低氧血症严重程度的主要决定因素。

第五节　评估组织氧合状态的监测内容

一、氧供（氧输送量，oxygen delivery，DO_2）

1. 概念 DO_2 是指单位时间内由心脏循环向外周组织输送的氧量。主要由心输出量和动脉血氧含量决定。其计算公式为：

$$DO_2 = CO \times CaO_2 \times 10$$

上式中，CO 为心输出量（L/min）；CaO_2 为动脉血氧含量（ml/dl）；10 为校正 CO（心输出量）与 CaO_2 单位之间差别的系数；氧供（DO_2）的正常值为

1000ml/min（700～1400ml/L）。式中 CaO_2 的计算式为：

$$CaO_2 = PaO_2 \times 0.0031 + Hb \times SaO_2 \times 1.34$$

若忽略 $PaO_2 \times 0.0031$ 时，公式简化为：

$$CaO_2 = Hb \times SaO_2 \times 1.34$$

CaO_2 为动脉血氧含量（ml/dl）；Hb 为血红蛋白含量（g/dl）；SaO_2 为动脉血氧饱和度（%）；0.0031 为氧气的溶解系数；1.34 为每克血红蛋白充分氧合时所结合的氧气毫升（ml）数。

简化的 DO_2 公式可写为：

$$DO_2 = CO \times Hb \times SaO_2 \times 1.34 \times 10$$

有人将每平方米体表面积的氧供量（DO_2）称为氧供指数（oxygen delivery index，DO_2I），其计算公式为：

$$DO_2I = DO_2 / BSA$$

氧供指数（DO_2I）的正常值为 600ml/（min·m²）[520～720ml/（min·m²）]。DO_2I 的临床意义与氧供（DO_2）相同。氧供指数（DO_2I）是将流量指标以体表面积（BSA）来标准化，使不同体格患者的指标指数化而已。

2. 临床意义　单纯的 PaO_2 或 CaO_2 大小只能反映动脉血中氧张力或氧含量，不能反映多少氧到达机体组织，因此氧供（氧输送量）是反映机体向组织提供氧能力的敏感指标。氧供（DO_2）是通过心脏作功和血液携带氧输送到机体组织，反映机体向组织提供氧的能力和循环系统的运输功能，并与总组织灌流量与心输出量相关。故氧供（DO_2）大小对心输出量的变化最敏感。另外，DO_2 也定量地反映了外周组织氧供的速度。DO_2 与肺气体交换功能、PaO_2 和心输出量及血红蛋白浓度均有关（图3-9），其中任何一个改变都会影响 DO_2。但是决定氧供（DO_2）最重要的因素是心输出量。

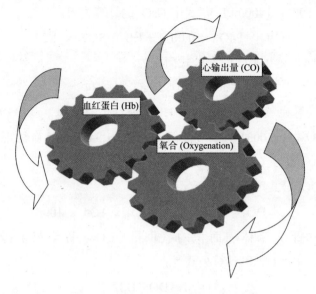

图 3-9 氧供（DO_2）失调的三大机制

注：心输出量（CO）减少；血红蛋白量（Hb）减少；氧合（Oxygenation）功能降低。

（引自：Agrawal G.）

二、氧消耗量（氧耗，oxygen consumption，VO_2）

1. 概念 VO_2 是指单位时间内全身所消耗的氧总量。其计算公式为：

$$VO_2 = CO \times (CaO_2 - CvO_2) \times 10$$

式中，CO 为心输出量（L/min）；CaO_2 为动脉血氧含量；CvO_2 为混合静脉血氧含量；系数 10 为校正 CO 单位与 CaO_2 或 CvO_2 单位之间的差别。正常氧耗量为 250ml/min（200 ～ 280ml/min）。

VO_2 的另一公式为：

$$VO_2 = CO \times (SaO_2 - SvO_2) \times Hb \times 1.34 \times 10$$

其中，SaO_2 为动脉血氧饱和度；SvO_2 为混合静脉血氧饱和度。

2. 临床意义 在正常情况下，VO_2 可反映机体对氧的需求量，即机体外周组织的摄取氧能力。氧耗（VO_2）通常决定于组织代谢状态，当组织代谢增加，细胞摄取氧量增加时，VO_2 增加，因此，VO_2 是检测机体代谢率的可靠指标。在 VO_2 保持稳定不变的条件下（K），心输出量（CO）下降，必导致动静脉血氧含量差增加，可用下式表示它们之间的关系：

$$VO_2 = K = (\downarrow) CO \times (\uparrow)(CaO_2 - CvO_2)$$

由此可见，心输出量和动静脉血氧含量差中任何一个因素的改变均可影响氧耗量（VO_2），但主要影响因素是混合静脉血的氧含量（CvO_2）。

三、氧摄取率（oxygen extraction ratio，OER）

1. 概念　OER 是指全身组织的氧利用率。其计算公式为：

$$OER = 氧耗量（VO_2）/ 氧供（DO_2）$$

或

$$OER（\%）=（CaO_2 - CvO_2）/ CaO_2$$

式中，CaO_2 为动脉血含量；CvO_2 为混合静脉血含量。OER 的正常值为25% ~ 30%。正常成人氧耗量（VO_2）为 250ml/min，氧供（DO_2）为 1000ml/min，其氧摄取率（OER）= 250/1000 = 0.25。说明在正常基础状态下，氧消耗量（VO_2）为氧供量（DO_2）的 1/4 ~ 1/3。

2. 临床意义　OER 是反映组织摄取氧的能力。它和氧耗（VO_2）一样，反映机体组织的氧利用情况，并可反映组织微循坏灌注时的氧利用情况和细胞线粒体的呼吸功能。

四、氧耗（VO_2）与氧供（DO_2）的关系

在生理情况下，即在临界氧供（critical DO_2，DO_2c）以上时，即使组织需氧量增加，VO_2 对氧供为非依赖性，也就是说在血液流经组织时，可通过增加氧摄取量（OER）来代偿，使 VO_2 不依赖于 DO_2 而保持相对不变，以满足机体各组织的代谢需要，即 DO_2 降低并不引起 VO_2 改变，两者之间的这种关系称为氧耗的"非氧供依赖相"（DO_2-independent phase），但当 DO_2 进一步下降，并降低到低于临界氧供（DO_2c）水平时，VO_2 随 DO_2 的下降而呈线性下降，这种关系称为氧耗的"生理性氧供依赖相"（physiologic DO_2-dependent phase，或 physiologic O_2 delivery dependency）（图 3-10）。在严重疾病如急性

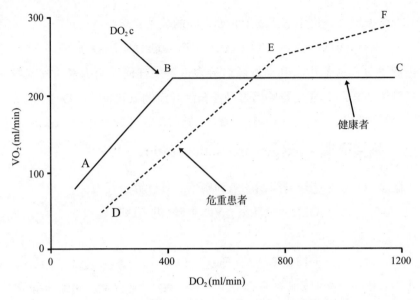

图 3-10　氧供（DO₂）与氧耗（VO₂）之间的关系

注：正常人 VO₂ 与 DO₂ 之间的关系为 ABC 线，其中 A-B 相为生理性氧供（DO₂）依赖相，B-C相为生理性非氧供依赖相，B 点为正常人的临界氧供值（DO₂c）。病理状态时，VO₂ 与 DO₂ 之间的关系为 DEF 线，其中 D-E 相为病理性氧供（DO₂）依赖相，E-F 相为病理性非氧供依赖相，E 点为病理状态下的临界氧供值（DO₂c），此时 E 点升高，并且 D-E 相坡度比 A-B 相降低，表示组织摄氧能力降低；E-F 相呈斜形明显增高达到超正常水平（"supranormal" levels），提示氧债存在。（引自：Leach RM，Treacher DF.）

呼吸窘迫综合征、脓毒血症（sepsis）、严重休克、心力衰竭、慢性阻塞性肺疾病（COPD）、严重肺动脉高压、心肺引流术、急性肝衰竭或其他危险性疾病等情况时，出现代谢率明显增加，氧耗（VO₂）显著增加，氧耗的"病理性氧供依赖相"（"pathologic DO₂-dependent phase"，或 pathologic dependence of oxygen consumption on oxygen delivery）。在严重的危险性疾病时，其临界氧供值（critical DO₂，DO₂c）变为明显升高。正常人在健康状态下，其临界氧供值（DO₂c）为 7 ～ 10ml/（kg·min）。但在病理状态下，其临界氧供值（DO₂c）上升到 12ml/（kg·min），此时组织摄取氧的能力下降，其耗氧量（VO₂）在很大程度上依赖于氧供量（DO₂），即其 VO₂ 随 DO₂ 的下降而线性降低，表现为 VO₂ 与 DO₂ 呈同向性改变的病理性氧供依赖性氧耗，此时组织内无氧代谢增加而出现乳酸酸中毒，因此，氧耗的病理性氧供依赖相常与组织乳酸水平呈相关性。当组织氧供减少到其临界值以下时，血乳酸水平增高，故测定血乳酸浓度作为组织缺氧的指标。血乳酸的正常值为 1mmol/L。若超过 1.5 ~ 2mmol/L，提示全身组织氧合不足。若超过 4 ~ 5mmol/L，可发生乳酸酸中毒并提示氧气需求量已明显超过了氧气的消耗而负有氧债（oxygen debt），意味着组织明显缺氧，表明组织有严重无氧代谢。因此，氧供（DO_2）和氧耗（VO_2）的关系是评估组织氧合状态的有用指标。

组织缺氧必须考虑心输出量和组织摄氧水平，血氧含量是主要决定因素之一，因为动脉血氧含量乘心输出量是氧供（DO_2）。由于组织的氧供减少，或组织的利用氧能力障碍，导致机体组织细胞功能和形态发生异常改变，特别是急性缺氧引起的重要脏器损伤，常与急性缺氧时间的长短有关，甚至可能危及机体生命。所以每位医生应记住，在临床治疗中，由于时间紧迫，应尽可能快地积极采取措施改善组织缺氧状态。

五、胃黏膜 pH（pHi）监测

胃黏膜 pH（pHi）监测是评估局部组织氧合情况的常用方法。尽管使用氧供（DO_2）与氧耗（VO_2）关系的氧动力学监测、混合静脉血氧饱和度（SvO_2）监测和动脉血乳酸含量监测等总体监测可评估全身氧合状态，但不能敏感地反映局部组织的氧合情况。胃肠道系统是机体最易发生缺血缺氧的器官，因为胃肠黏膜血流呈对向性流动而且其血管呈直角分枝，所以红细胞较难于流入，此外具有较丰富的 α 受体，故容易引起缺血缺氧。另外，胃肠黏膜代谢率快、氧消耗量很大，因此胃肠黏膜的氧供与氧耗平衡易遭破坏。缺氧缺血易导致 ATP 生成障碍，无氧酵解增强而局部组织细胞内的乳酸蓄积和氢离子增加，为了维持细胞内 pH，其氢离子溢出至细胞外。细胞外的氢离子被碳酸氢盐缓冲系统缓冲而 CO_2 生成增加。故测定胃黏膜组织的酸碱度便可反映其局部氧供和血液灌注情况。现已证实通过胃黏膜 pH（pHi）可预测危重患者的预后和治疗措施是否得当。特别值得注意的是，早期发现胃黏膜 pH 异常对预防进展为严重败血症、多脏器功能不全（MOF）等方面具有重要意义。检测胃 pHi 的方法是使用胃张力计（gastric tonometry）来

测定局部组织的 CO_2，然后推算出胃黏膜 pH（图 3-11）。

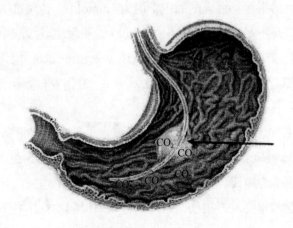

图 3-11　使用胃张力计测定局部组织的 CO_2

胃张力计是基于 CO_2 气体可自由弥散通过细胞膜和组织的特点，从而测定局部组织的 CO_2 从组织间液到胃黏膜表面、空腔器官内液体，甚至这些器官中的半透膜囊中的生理盐水均为相同的 PCO_2，并且设定组织间液中 HCO_3^- 浓度与动脉血 HCO_3^- 相等。测定胃黏膜组织的酸碱度便可反映其局部氧供和血液灌注状态。具有无创、安全的优点。这是基于氧动力学的五个阶段及其检查项目，监测胃黏膜 pH 属于其中第四阶段（表 3-3）。

表 3-3　评估 氧动力学的五个阶段及其检查项目

阶段	检查项目
第一阶段（维持生命的基本系统）	氧合、通气、Hb、循环、体温
第二阶段（氧耗引起的脏器功能）	电活动、器官功能、尿量、药物代谢
第三阶段（全身、脏器水平的氧供平衡）	氧供、氧耗、SvO_2、SjO_2、$ShvO_2$、动脉血乳酸、pH、PCO_2
第四阶段（组织氧代谢）	rSO_2（近红外光谱法）、pHi（胃黏膜 pH）
第五阶段（细胞内氧的内环境稳定）	$NF\kappa B$、HIF、mitDNA、cAMP

注：Hb 为血红蛋白；SvO_2 为混合静脉血氧饱和度；SjO_2 为颈内静脉血氧饱和度；$ShvO_2$ 为肝静脉血氧饱和度；PCO_2 为二氧化碳分压；$NF\kappa B$ 为核因素 κB（nuclear factor κB）；HIF 为低氧诱导因子；mitDNA 为线粒体 DNA；cAMP 为环腺苷酸。

根据 Henderson-Hasselbalch 方程，可推算出胃黏膜 pH（pHi）：

$$pH = 6.1 + lg(HCO_3^- / PCO_2 \times 0.03)$$

胃黏膜 pH（pHi）的正常值为 > 7.35，而 < 7.30 为异常。

六、血浆乳酸的监测

人体内的乳酸是体内糖酵解的终末产物，通常是经丙酮酸发生还原反应后生成，但如果组织有缺氧或丙酮酸未及时氧化则可生成乳酸。当组织中的无氧代谢有显著增加时，加速乳酸的生成过程，而机体清除乳酸的能力逐渐降低，最终可引起高乳酸血症，甚至可发生乳酸酸中毒。这时血乳酸水平明显升高，所以乳酸水平可作为反映组织氧供和代谢状态及血流灌注不足的重要指标，如果同时监测血浆乳酸和丙酮酸盐，若两者比值增大（正常为 10 : 1），则有助于评估组织缺氧。及时有效治疗措施后，患者乳酸值若呈现下降趋势，则表示干预治疗有效，预后较好；若干预后仍持续升高或期间乳酸水平突然升高，则表示患者病情出现恶化，死亡危险性增加。

血浆乳酸（serum Lactic acid）的正常值约为 1mmol/L（0.5 ~ 1.78mmol/L）。除肝脏清除乳酸功能异常外，血中乳酸水平的高低是衡量组织灌注不足、组织缺氧的敏感指标。若血浆乳酸 > 2mmol/L，提示全身组织氧合不足。超过 4 ~ 5mmol/L 时，可发生乳酸酸中毒并提示氧气需求量已明显超过了氧气的消耗而负有氧债（oxygen debt），意味着组织明显缺氧，表明组织有严重无氧代谢。若血浆乳酸浓度升高（> 5mmol/L），常有酸血症。通常伴有乳酸酸中毒的危重病患者病死率较高，乳酸浓度 > 10mmol/L 时，病死率可高达 83%。连续监测血浆乳酸水平还可以评价治疗反应，及时启动早期目标定向治疗可获有益效果。

七、混合静脉血氧分压和饱和度测定（PvO_2 和 SvO_2）

通常使用 Swan-Ganz 导管插入到肺动脉测定 PvO_2 和 SvO_2。它实际反映的是组织缺氧情况。PvO_2 的正常值为 35 ~ 40mmHg，< 35mmHg 提示组织

缺氧。SvO_2 的正常值为 64% ~ 75%。$SvO_2 < 60\%$ 时，需要鉴别是心功能不全或因呼吸功能不全所致。此时可同时监测脉搏氧饱和度（SpO_2），如果 SpO_2 为正常水平，则能排除组织氧输送的肺部因素；若 SpO_2 降低，则可能与肺部病变加重或机械通气机系统有关。$SvO_2 > 80\%$ 时，则提示氧供应量增加，组织需要量减少或组织不能利用氧。混合静脉血氧饱和度（SvO_2）的计算公式为：

$$SvO_2 = SaO_2 - (VO_2 / 13.9 \times Q \times [Hb])$$

式中，SaO_2 为动脉血氧饱和度；VO_2 为氧耗量；13.9 为氧充分饱和时 10g Hb 可结合氧量（ml/10g）；Q 为心输出量；[Hb] 为血红蛋白量（g/dl）。

动脉血氧分压和混合静脉血氧分压之差 [P (a-v) O_2] 可反映组织摄氧情况，若 P (a-v) O_2 值变小，提示组织摄氧受阻；反之，P (a-v) O_2 值变大，则提示组织需氧增加。

八、氧提取压（Px）的监测

系动脉血在 pH 和 $PaCO_2$ 恒定情况下，从每升动脉血中抽取 2.3mmol/L，氧后其动脉血中测得的氧分压。正常情况下，混合静脉血的氧浓度比动脉血低 2.3mmol/L，即 Px 相当于动脉血通过组织时，组织细胞从每升动脉血提取 2.3mmol 氧后，维持的混合静脉血氧分压水平。因此，Px 值反映混合静脉血的氧分压。这一参数反映了动脉血供氧（输送与释放）能力。氧提取压（Px）的正常值为 34 ~ 42mmHg。Px 值下降则提示组织供氧能力减少，即使 PaO_2 值正常，也表明组织缺氧；反之，若 Px 值正常，PaO_2 下降，只能表明氧的摄入功能障碍，此时一般不能判断其组织就一定缺氧，说明 Px 是反映组织供氧状态的一个指标。

九、经皮氧分压测定

将 Clark 电极直接置于皮肤表面，加热至 43 ~ 44℃后，使组织内微血管动脉化，氧气扩散出来后被监测到的氧气压力即经皮氧分压（transcutaneous oxygen，$PtcO_2$）。$PtcO_2$ 测得的氧分压代表了溶解在血液中的氧量，反映了动脉血的氧合状态。然而 PaO_2 和经皮氧分压之间的关系明显受年龄和皮肤性质的影响。在婴儿，$PtcO_2$ 与 PaO_2 的相关性良好，测定结果较准确，因此，许多新生儿 ICU 中常规监测 $PtcO_2$。但是在成人，由于 $PtcO_2$ 与 PaO_2 的相关性较差，且电极片需经常更换位置及可能造成皮肤灼伤，因而很少使用。

十、P_{50}（半饱和氧分压，P fifty）

P_{50} 是血氧饱和度 50% 时的 PaO_2。在体温 37 ℃、血 pH 7.4、$PaCO_2$ 40mmHg、BE 为 0 的条件下，P_{50} 为 26.6mmHg（3.54kPa）。P_{50} 正好处于其曲线的陡直部分，可表示氧解离曲线的位置改变，可反映血液输送 O_2 的能力和血红蛋白对氧的亲和力。P_{50} 高于正常值（26.6mmHg）说明氧解离曲线右移，Hb 和 O_2 的亲和力降低，O_2 易于释放，有利于组织利用 O_2，有利于向组织供氧增加；反之为左移，说明 Hb 与 O_2 的亲和力增加，不利于 O_2 在组织中释放，向组织细胞供氧减少，而利于氧在肺中摄取。若 P_{50} 太低时，即使 SaO_2 很高，组织仍可能缺氧，相反，P_{50} 增加时，SaO_2 虽然降低，但组织并无明显缺氧。因此，组织是否缺氧，仅考虑氧在肺部摄取功能的指标还不够，必须考虑氧在组织中释放功能的指标，这个指标就是 P_{50}。影响 P_{50} 的因素很多，主要影响氧解离曲线的因素有 2,3 - 二磷酸甘油酸（2,3-DPG）、氢离子浓度（H^+）、PCO_2 和温度等。

第六节　脉搏血氧仪

一、脉搏血氧仪（简称脉氧仪）的正常值与准确性

脉搏血氧饱和度（SpO_2）是检测可触及血管内血红蛋白饱和度的一种无创伤性指标。SpO_2 被称为 ICU 和 CCU 的第五个生命体征，已经被广泛使用。监测仪的基本结构包括光电传感器、微处理器和显示器三个部分。利用不同

组织吸收光线的波长差异设计而成。氧合血红蛋白吸收波长 660nm 可见红光，还原血红蛋白吸收波长 940nm 红外线，通过测量这两种光线吸收率变化，计算出在两个波长中的光吸收比率（R）。

$$R =（AC\ 660/DC\ 660）/（AC\ 940/DC\ 940）$$

式中，AC 为搏动性动脉吸收光强度；DC 为其他组织吸收光强度。R 与 SpO_2 呈负相关，在标准曲线上可得到相应的 SpO_2 值。在显示屏上可直接读到患者的 SpO_2 和脉搏数值，并观察到脉搏波形（图 3-12）。

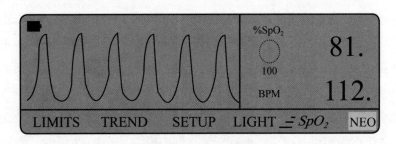

图 3-12　脉搏血氧饱和度仪

（引自：OxiMaxN-600x.）

SpO_2 的正常值和准确性：在动脉血氧饱和度（SaO_2）值的 70% ~ 95%，其 SpO_2 基本上能反映 PaO_2 的变化。呼吸空气时正常青壮年 SpO_2 的为 95% ~ 98%。新生儿为 91% ~ 94%。脉氧仪监测的准确率为 80% ~ 100%。$SpO_2 > 70\%$ 时其准确性可达 ±2%。与动脉血气分析 SaO_2 比较有相关性（r 值为 0.84 ~ 0.99）。但是，$SaO_2 < 70\%$ 时，SpO_2 的可靠性下降。脉氧仪也不能在血氧分压（PaO_2）80 ~ 130mmHg 之间进行区别。脉氧仪主要用于重症监护（ICU、CCU 等）、麻醉、手术、使用呼吸机治疗及术后早期的血氧饱和度监测等，具有无创、无需定标、使用简便、可连续监测血氧饱和度和容易携带等优点。脉氧仪可以避免频繁的动脉血气检查，在脉氧仪监测过程中，出现 SpO_2 读数低于预计值时，提醒采血监测血气。脉氧仪常被理解为只是用来测定功能性血氧饱和度。所谓功能性血氧饱和度指的是氧合血红蛋白（oxyHb）与具有结合和运输氧能力的所有血红蛋白的比值。计算功能性血氧饱和度的公

式为：

功能性血氧饱和度 = oxyHb/［oxyHb + 还原血红蛋白（RHb）］× 100%

动脉血氧饱和度（SaO_2）被认为是分数血氧饱和度（$Co\text{-}SaO_2$），其公式为：

分数血氧饱和度（$Co\text{-}SaO_2$）= HbO_2/［HbO_2 + Hb +COHb + metHb］× 100%

$\qquad\qquad\qquad\qquad\quad$ = HbO_2/ 总 Hb × 100%

分数血氧饱和度（$Co\text{-}SaO_2$）的测定是使用多波长光谱仪（Co- 脉氧仪，联合血氧仪），可通过至少 4 种波长的光波来测定氧合血红蛋白（HbO_2）、血红蛋白（Hb）、碳氧血红蛋白（COHb）和高铁血红蛋白（metHb）的水平，该脉氧仪可以报告分数氧饱和度（SaO_2）。联合血氧仪是使用动脉血样本插入机器而测得的，并且非常精确，可以鉴别 COHb 和 HbO_2，主要缺点是要求动脉血标本、操作比脉搏血氧饱和度复杂、机器昂贵等。这两种类型饱和和测量的差异，能帮助理解和解释其 SpO_2 读数和 SaO_2 测量结果的不同。

二、脉氧仪的临床应用

脉搏血氧饱和度（SpO_2）监测具有无创、安全、有效和操作简便等优点，现已广泛用于临床，并成为监测的重要内容。

1. 重症监护室（ICU） 连续（连续读数）追踪监测 SpO_2 和脉率最有用，可及时评估氧合障碍导致的低氧血症，进行合理给氧和选择合适的机械通气治疗，并可避免频繁多次采取动脉血。不过，脉搏仪出现 SpO_2 读数低于预计值时，也提醒有必要监测动脉血气。

2. 麻醉、手术中及术后观察 SpO_2 对手术前呼吸功能的评估，监测无通气期的氧合程度，麻醉、术中或机械通气期间通气状态监测，术后观察，评估、处理早期低氧血症，以及早期发现术后并发症等均具有重要意义。

3. 围生期 SpO_2 可作为新生儿氧合的有用指标，可正确评估新生儿气道处理和呼吸复苏的效果。并指导新生儿和早产儿呼吸窘迫综合征的氧气治疗。

三、脉氧仪准确性的影响因素及其局限性

（1）血红蛋白异常：碳氧血红蛋白（COHb）可以引起脉氧仪 SpO_2 读数假性升高。这是因为脉氧仪将碳氧血红蛋白误认为氧合血红蛋白（HbO_2）。如果患者实际 SaO_2 为86%，COHb 为12% 时，脉氧仪测得的 SpO_2 值约为两者之和，为98%。正因为此原因，CO 中毒患者则不适于用 SpO_2 值来评估其氧合水平。另外，高铁血红蛋白（MetHb）对脉氧仪的测量也有影响，如果 MetHb 血红蛋白水平明显增高，则 SpO_2 读数降低，直到85%，但不是呈线性关系。如果 MetHb 小于20% 时，脉氧仪将其一半误认为氧合血红蛋白，另一半误认为还原血红蛋白。

正因为这一点，SpO_2 的读数为90% 时，可能发生以下3种情况：① PaO_2 值正常而 MetHb 可能过多（超过正常的10%）；②低 PaO_2 和 MetHb 过多同时存在；③ PaO_2 降低使10% 的氧去饱和（即实际 SaO_2 为90%）。

（2）静脉内有色染料：例如注射亚甲蓝后可干扰脉氧仪的准确性，使之认为还原血红蛋白增加而 SpO_2 读数降低，但这种情况只持续几分钟后可恢复正常。吲哚菁绿使 SpO_2 出现假性下降的幅度较小。

（3）指甲油：也可影响脉氧仪的准确性。指甲油对 SpO_2 的影响多依赖于其颜色，蓝、绿和黑色指甲油可增加660nm 波长的光，故 SpO_2 读数降低。红色和紫色指甲油一般不会影响 SpO_2 的读数。为了防止指甲油的干扰，此时将手指探头夹住患者手指的两侧即可，或在检测之前，将指甲油去掉。

（4）血流动力学状态：组织低灌注、低血压、低温（$< 35\,℃$）或血管收缩药等情况下血管收缩，导致容积脉搏搏动很弱而影响脉氧仪检测的准确性。脉氧仪不能监测无搏动性血流，如体外循环或心脏骤停或无脉搏患者等的 SpO_2。重度动脉硬化患者的搏动性血流明显减少时，直接影响 SpO_2 的测定结果。

（5）低氧合状态：特别是 $SaO_2 < 70\%$ 时，SpO_2 的可靠性下降。

（6）PaO_2 在60mmHg 以上，特别是在100mmHg 以上时，其氧解离曲线处于较为平坦的部位，因此，即使 PaO_2 下降显著却觉察不到 SpO_2 下降。

（7）在足够高的 SaO_2（在补充氧气下），如果患者未充分通气导致 $PaCO_2$

增高，脉氧仪仍然可保持正常范围内或较高数值。临床上，应不能忽略这种 SpO_2 感觉错误。

（8）活动伪差：患者肢体运动、躯体震颤、癫痫发作或手指抖动等均可影响脉氧仪的测定。

问题 3-18： 患者，男性，62 岁，饮酒后冠心病发作入院。入院时（呼吸室内空气）紧急查动脉血气，显示：PaO_2 86mmHg，SaO_2 95%，当时测得的 SpO_2 为 96%。紧急吸氧（鼻导管）和给予硝酸甘油等治疗，并监测心电图和 SpO_2。16 小时后，患者 SpO_2 降低 85%。

（1）该患者发生 SpO_2 降低的可能原因及其处理方法有哪些？

（2）脉氧仪和联合血氧仪的特性各有哪些，如何对比？

（3）该患者的氧解离曲线是右移还是左移？

分析：

（1）为了查明 SpO_2 由 96% 降低到 85% 的原因，首先要进行动脉血的联合血氧仪测定，其结果显示，高铁血红蛋白浓度达 50.5%。可能由于在饮酒状态下，促进硝酸甘油氧化血红蛋白中铁离子，使 Fe^{2+} 变成 Fe^{3+}，形成高铁血红蛋白血症，从而丧失结合氧的能力而使 SpO_2 降低。此种不良反应在以下情况中应特别注意：①饮酒时可促进其发生；②肝功能不全；③肺功能减退的老年人；④心脏病手术后的婴儿等。

高铁血红蛋白血症的防治方法是原则上静脉滴注硝酸甘油剂量不可过大过快［其滴注速度 $< 7\mu g/(kg \cdot min)$］，时间不可过长，最好监测血中高铁血红蛋白浓度，达 3% 时应立即停药。轻者只需休息，停药 24～72 小时可恢复正常。通常对轻症患者使用亚甲蓝（美兰）等特定治疗是没有必要的，除非高铁血红蛋白持续升高。但对重者（高铁血红蛋白 > 15%）应将亚甲蓝 1～2mg/kg，加入至 20～40ml 25% 葡萄糖溶液中，缓慢静脉注射。一般在 30～60 分钟内可使发绀消失。静脉用亚甲蓝时，脉氧仪可吸收红光和红外线，便会造成错误的判断，因此应予注意。

（2）脉氧仪和联合血氧仪的特性和对比：①脉氧仪的特性：a.非侵入性，可连续监测，容易携带；b.只能测量氧合血红蛋白%（HbO_2%）和还原血红蛋白%（RHb%）；c.无法辨认COHb、MetHb和HbO_2；d.不受胎儿血红蛋白的影响。②联合血氧仪的特性：a.要求动脉血标本；b.非常精确，可以测量HbO_2%、RHb%、COHb%、MetHb%及Hb的含量；c.可鉴别COHb、MetHb和HbO_2；d.受胎儿血红蛋白的影响。

（3）高铁血红蛋白还可使氧解离曲线左移，又能妨碍Hb对氧的解离，故组织细胞更加缺氧。

问题3-19：以下哪些情况不会影响脉氧仪的检测结果？

a. 高铁血红蛋白状态

b. CO中毒

c. 休克状态

d. 黄疸

e. 胎儿血红蛋白

f. 体温过低

g. 指甲油，特别是黑色或蓝色

h. 皮肤色素沉着

i. 亚甲蓝

j. 严重心律不齐

分析：正确答案是d、e。因为出现黄疸、胆红素尿或胎儿血红蛋白等情况，通常不会影响脉氧仪的检测结果。

第四章 缺氧与氧气治疗

第一节 缺氧的类型、病因与发生机制

一、缺氧的类型

根据缺氧的发生原因可分为四种类型（表 4-1）。

表 4-1 缺氧的类型

类型	特点
乏氧性缺氧	肺泡通气与换气障碍、吸入气氧分压降低或分流
循环性缺氧	心衰、周围循环功能不全、血容量过低或局部血液循环障碍
血液性缺氧	红细胞计数下降、HbCO 增加或 metHb 增加
组织中毒性缺氧	氰化物中毒或三氧化砷（蚍霜）中毒等

注：HbCO 为碳氧血红蛋白；metHb 为高铁血红蛋白。

在临床实践中，有时可遇到两种类型混合存在的缺氧，如心力衰竭患者既有循环性缺氧，又可因伴有肺淤血、肺水肿而合并乏氧性缺氧。

二、缺氧的病因与发病机制

（一）乏氧性缺氧的病因与发病机制

1. 吸入气氧分压（PiO_2）降低 任何原因引起吸入气体的大气压明显降低或吸入气氧浓度下降的情况均可导致低氧血症，这种情况可用以下公式来

表示：

$$PiO_2 = FiO_2 \times (Patm - P_{H_2O})$$

大气的氧浓度（FiO_2）为 21%（0.21），吸入气道的气氧分压为大气压（Patm）减去饱和水蒸气压（P_{H_2O}）47mmHg（6.27kPa）之后再乘以 0.21 所得的数。大气压为 760mmHg（101kPa）时：

$$FiO_2 = (760 - 47) \times 0.21$$
$$= 150mmHg（20kPa）$$

吸入气氧分压降低的原因：①多发于海拔 3000m 以上的高空或高原，随着海拔的升高，大气压降低，则吸入气氧分压下降。实际上，在高海拔地区氧浓度并不稀薄，而氧浓度与海平面一样为 21%，只是气压低，通过上式计算，在 3000m 的高原吸入气氧压为 100mmHg（13.3kPa），与海平面 150mmHg（20kPa）相比低 50mmHg（6.67kPa）；②在无增压的飞行器舱内飞行；③重复呼吸呼出气，例如在纸袋、通风不良的矿井、坑道吸入气中的氧分压低；④吸入被惰性气体或吸入性麻醉药（乙醚等）过度稀释的空气，这些气体中氧气含量（FiO_2）不足，导致吸入气体氧分压降低；⑤吸氧治疗的患者因氧气传输装置的意外中断而引起 PiO_2 突然下降。

吸入气氧分压（PiO_2）降低引起肺泡气氧分压（P_AO_2）降低导致动脉血氧分压（PaO_2）下降，其关系公式为：

$$P_AO_2 = PiO_2 - 0.863 \times VO_2 / V_A$$

VO_2 为肺的摄氧量（m l/min）；V_A 为每分钟肺泡通气量（L/min）；0.863 为将浓度换算成分压时，校正 BTPS（body temperature pressure saturated，体温 - 标准压力 - 饱和水蒸气条件下）和 STPD（standard temperature, pressure, dry, 标准温度 - 标准气压 - 干燥气体条件下）之差异的变换常数。从这一方程可见，肺泡气氧分压（P_AO_2）由吸入气氧分压（PiO_2）、肺泡通气量（V_A）和肺的摄氧量（VO_2）决定，即吸入气氧分压越高，则肺泡气氧分压越高；肺泡通气量越大，则肺泡气氧分压越高；肺的摄氧量越多，则肺泡气氧分压越低。当肺泡通气量和肺摄氧量不变，提高吸入气氧分压可使肺泡气氧分压直线上升，即两者呈直线关系（图 4-1）。

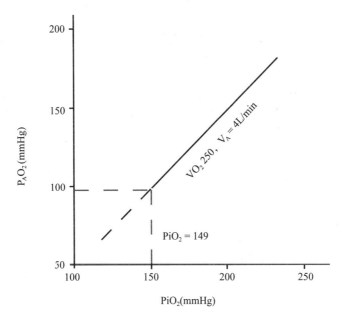

图 4-1　吸入气氧分压（PiO_2）和肺泡气氧分压（P_AO_2）的关系
若肺摄氧量（VO_2）与肺泡通气量（V_A）不变，则 PiO_2 与 P_AO_2 呈直线关系。（引自：诹访邦夫。）

2. 肺泡通气量（V_A）减少　这是引起乏氧性低氧血症常见的一种原因。主要表现在肺泡内 CO_2 分压升高，从而引起 $PaCO_2$ 也升高。由于在某一稳定的大气压下，肺泡内水蒸气和氮气压也基本保持稳定，所以当肺泡内 CO_2 分压升高时，可以导致肺泡内氧分压（P_AO_2）降低。$PaCO_2$ 和 P_AO_2 的关系可以用以下公式表示：

$$P_AO_2 = PiO_2 + [\ PaCO_2 \times FiO_2 \times (1 - R)] / R - PaCO_2 / R$$

也可将上式改写为：

$$P_AO_2 = PiO_2 - [\ PaCO_2 \times 1/R\ ]$$

FiO_2 为吸入气氧浓度；PiO_2 为吸入气氧分压；R 为呼吸商，在安静状态下约为 0.8。

肺泡每分钟通气量（V_A）减少可见于中枢神经系统的疾病（如过量镇静催眠药物、麻醉药及脑损伤等），神经与肌肉系统疾病（如重症肌无力、吉兰 - 巴雷综合征、呼吸肌疲劳等），气道狭窄或阻塞所致的通气障碍及胸廓或肺的顺应性降低引起的限制性通气不足，这些均可导致缺氧。

3. 通气／血流比例（V̇/Q̇）失调 这是肺部疾患发生低氧血症常见的机制之一。正常人平静呼吸时，V̇/Q̇ 比值为 0.8，从而才能保证有效地进行气体交换。任何原因引起肺通气与肺血流的比例失调，都可造成肺内气体交换障碍而发生低氧血症。肺泡通气与血流比例失调有两种基本形式（图 4-2）。

（1）部分肺泡通气不足，即由于部分肺泡通气明显减少，而血流未相应减少，使 V̇/Q̇ 比例显著降低，以致经这部分肺泡的静脉血未经充分动脉化便掺入动脉血，类似功能性分流（functional shunt）或静脉血掺杂（venous admixture）。这种情况可见于阻塞性肺疾病、肺纤维化、肺水肿、肺不张等引起的肺泡通气不足。功能性分流的缺氧通过吸氧治疗可以使 PaO_2 提高。

（2）部分肺泡血流不足，即由于部分肺泡血流减少，而肺泡通气未有相应减少，使 V̇/Q̇ 比例显著大于正常，肺泡通气不能充分被利用而引起低氧血症。这种无效腔样通气（dead space like ventilation）增加，通常见于肺动脉分支栓塞、肺动脉低压、弥散性血管内凝血或肺血管收缩等疾病。

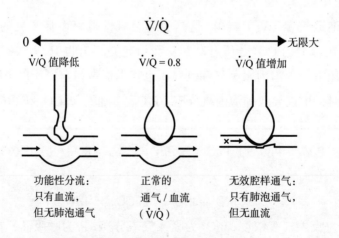

图 4-2 通气／血流比例失调

注：功能性分流：只有血流，但无肺泡通气引起的 V̇/Q̇ 比值显著降低；无效腔样通气：只有肺泡通气，但无血流引起 V̇/Q̇ 比值显著增加。这两种情况均可导致 PaO_2 降低。正常 V̇/Q̇ 比值为 0.8。

4. 真性分流（true shunt） 正常情况下，解剖分流（anatomic shunt）的

血液分流量占心输出量的 2% ~ 3%，也就是说有一小部分静脉血经支气管静脉和心脏 Thebesian 静脉分别流入到肺静脉和左心室。解剖分流的血液完全未经气体交换，故也称真性分流。这种分流是一种绝对的通气 / 血流比例失调，肺泡有灌注而没有通气，可见于肺动静脉分流、心脏内分流及肺泡有血流灌注而肺泡内充满液体等情况。由于真性分流导致的低氧血症通常氧疗效果不佳。

5. 弥散障碍（diffusion impairment） 真正的气体弥散障碍在成人危重疾病患者中并不常见。气体弥散障碍可以通过减少肺泡毛细血管床的有效面积，或者通过增加肺泡毛细血管膜的厚度而导致缺氧，例如弥漫性肺间质纤维化和结节病等。由于 CO_2 的溶解度比 O_2 大 24 倍，CO_2 的弥散系数约为 O_2 的 21 倍，但在肺泡 CO_2 的分压差只是 O_2 的 1/10，折算后实际 O_2 的弥散速度仍小于 CO_2 的 1 倍，故在弥散障碍时，常只会引起 PaO_2 降低，不易引起 $PaCO_2$ 增高。

在温度恒定的条件下，一定空间内气体分子运动所产生的压力与分子密度成正比。气体弥散速度取决于肺泡毛细血管膜（alveolocapillary membrane）两侧气体的分压差、气体的分子量、气体在体液中的溶解度、肺泡膜的面积和厚度。此外气体弥散量还取决于血液与肺泡接触的时间。气体在液体中弥散的一个重要因素，乃是气体在液体中的溶解度。这些因素之间的关系可以下式表示：

$$弥散速度 = \propto（气体分压差 \times 气体溶解度 \times 弥散面积）/（弥散距离 \times \sqrt{气体分子量}）$$

（二）循环性缺氧的病因与发病机制

循环性缺氧（circulatory anoxia）通常有两种情况：①局部缺血性缺氧（ischemic anoxia）；②全身淤血性缺氧（congestive anoxia）。其病因与基本机制有以下四种。

1. 心力衰竭 当心力衰竭时由于心输出量不能与静脉回流相适应，故血液在静脉系统中淤积而且血流缓慢，流经组织毛细血管时间延长，组织细胞从血液中摄取氧增多，导致组织氧分压降低；另一方面由于同时合并肺循环系统淤血、压力增高，甚至肺水肿，还由于肺泡-肺毛细血管厚度增加导致弥散功能障碍等有关。

2. 休克　休克时由于有效循环血量急剧减少而致组织器官的毛细血管得不到有效的血液灌注，导致组织细胞缺氧；若休克持续较久时，肺功能严重受损，可发生间质性肺水肿、肺泡水肿、充血、出血、局限性肺不张、肺毛细血管微血栓形成或肺泡内透明膜形成等，可加重缺氧。

3. 某些先天性心脏病　例如法洛四联症时未经氧合的静脉血分流入左心或动脉而造成静脉血掺杂，导致低氧血症而组织缺氧。

4. 局部血液循环障碍　由于某一局部动脉栓塞或狭窄引起局部缺血和静脉回流受阻而致局部淤血，导致其栓塞或狭窄部以下部位的血氧分压降低，发生局部低氧血症。临床上可见于血栓闭塞性脉管炎、闭塞性动脉硬化、动脉栓塞、雷诺病和多发性大动脉炎等。

（三）血液性缺氧的病因与发病机制

血液性缺氧（hemic anoxia）病因与基本机制有以下两种。

1. 血红蛋白减少　见于各种原因的贫血，包括缺铁性贫血、再生障碍性贫血、溶血性贫血和各种白血病、肿瘤引起的继发性贫血。重度贫血时血红蛋白含量减少，不能很好地完成血液携氧功能导致缺氧。

2. 血红蛋白性质改变

（1）碳氧血红蛋白血症（carboxyhemoglobinemia，HbCO）：一氧化碳（CO）吸入体内后，与血液中血红蛋白（Hb）结合，形成碳氧血红蛋白（HbCO）。CO与血红蛋白的亲和力比氧气大 200 ~ 300 倍，这种碳氧血红蛋白不能携带氧，而且不易解离，HbCO 的解离比氧合血红蛋白慢 3600 倍，由于碳氧血红蛋白的存在，防碍氧合血红蛋白的合成和正常解离。此外 CO 浓度较高时，还可以与细胞色素氧化酶中的铁结合，从而抑制组织细胞的呼吸过程，阻碍其对氧的利用。CO 还能抑制红细胞内的糖酵解，使 2,3-DPG 减少，而氧解离曲线左移，P_{50} 减小，血氧不易释放给组织，从而加重组织缺氧，这些因素均可造成组织严重缺氧。

（2）高铁血红蛋白血症（methemoglobinemia）：正常人在生理情况下，高铁血红蛋白（methemoglobin, metHb）一般不超过血红蛋白总量的1.7%。高铁血红蛋白中的 Fe^{3+} 与羟基牢固结合而丧失携氧能力。高铁血红蛋白含量超过血红蛋白总量的 10% ~ 20% 时就可出现组织缺氧。如果超过 30% ~ 50% 时，可导致严重缺氧，甚至发生意识障碍等。高铁血红蛋白血症可见于亚硝酸盐、硝基苯、高锰酸钾等中毒。

（四）组织中毒性缺氧的病因与发生机制

组织中毒性缺氧（histotoxic anoxia）病因与基本机制有以下三种。

1. 组织细胞毒　毒性物质如氰化物（HCN，KCN，NaCN 和 NH_4CN 等）可通过消化道、呼吸道或皮肤进入机体内，分解出 CN^-。这种 CN^- 迅速与氧化型细胞色素氧化酶的 Fe^{3+} 结合生成氰化高铁细胞色素氧化酶，后者阻碍其还原为二价铁的还原型细胞色素氧化酶，结果失去呼吸链的电子传递功能。0.06g 的氰化物即可使人死亡。氰化物中毒时，虽然氧运输量是充足的，但是线粒体严重受损，导致毛细血管和细胞之间氧运受阻，此时混合静脉氧饱和度（SvO_2）可能正常甚至更高。在临床上，SvO_2 增高是氰化物中毒的一个诊断性线索。毒性物质如砷化物，主要通过抑制细胞色素氧化酶等使细胞呼吸发生障碍。甲醇在乙醇脱氢酶的作用下生成甲醛，后者与细胞色素氧化酶相结合，导致细胞呼吸链发生中断。

2. 细胞线粒体损伤　由于细胞毒素、钙超载或自由基或大剂量放射线照射等均可以造成线粒体结构损伤或抑制线粒体呼吸功能，导致细胞生物氧化障碍。

3. 呼吸酶生成障碍　有些维生素［如维生素 B_1、维生素 B_2、核黄素腺嘌呤二核苷酸（FAD）和维生素 PP 等］的严重缺乏导致组织细胞呼吸酶合成减少，抑制细胞生物氧化而引起氧的利用和 ATP 生成障碍。

第二节　缺氧的血液气体改变与酸碱失衡

一、各型缺氧的血氧改变特点

各型缺氧的血氧改变特点见表4-2。

表 4-2　缺氧的类型

类型	PaO_2	SaO_2	CaO_2	CaO_2 max	动 – 静脉血含量差
乏氧性缺氧	↓	↓	↓	= 或 ↑	↓ 或 =
循环性缺氧	=	=	=	=	↑
血液性缺氧	=	=	↓	↓	↓
组织中毒性缺氧	=	=	=	=	↓

注：PaO_2 为动脉血氧分压；SaO_2 为动脉血氧饱和度；CaO_2 为动脉血氧含量；CaO_2max 为动脉血氧容量；= 为接近正常或正常。

（一）乏氧性缺氧的血氧改变

1. 动脉血氧分压（PaO_2）、血氧饱和度（SaO_2）和氧含量（CaO_2）都降低　血氧饱和度主要取决于血氧分压，两者的关系呈"S"形的氧合血红蛋白解离曲线。若 PaO_2 低于 60mmHg（8.0kPa），氧解离曲线转向陡直，PaO_2 稍有下降则 SaO_2 即可大幅下降，PaO_2 即使下降但仍位于氧解离曲线的平坦段时，则对 SaO_2 的影响很小。在血红蛋白一定的条件下，如果 PaO_2 降至 60mmHg 以下，血氧含量（CaO_2）明显降低，导致组织缺氧。

2. 血氧容量（CaO_2 max）正常或增加　在没有血红蛋白质和量改变的情况下，血氧容量正常，但长期慢性缺氧者可因红细胞和血红蛋白量继发性增加导致血氧容量增加。

3. 动 – 静脉血氧含量差减少或正常　乏氧性低氧血症时，由于低氧含量的血液流经组织，血液向组织弥散的氧量当然也减少，也就是组织摄氧降低而动-静脉血氧含量差减少。如果长期慢性缺氧时，由于组织利用氧的能力代偿性增加而动-静脉血氧含量差可接近正常。

乏氧性缺氧的病因与发病机制的鉴别见表4-3。

表 4-3 乏氧性缺氧的病因与发病机制的鉴别

乏氧性缺氧类型（按发病机制）	动脉血		静脉血			FiO_2 增加对提高 PaO_2 的实际影响
	PaO_2	$PaCO_2$	PvO_2	$PvCO_2$	P（A-a）O_2	
1.肺泡通气量减少	↓	↑	↓	↑	=	只低浓度低流量给氧，必要时用呼吸中枢兴奋剂或辅助通气治疗
2.PiO_2 降低	↓	↓	↓	↓	=	良好
3.通气 / 血流失调	↓	=	↓	=	↑	有效
4.分流（Shunt）：肺内解剖分流 / 心性 R-L 分流	↓	=	↓	=	↑	否
5.弥散障碍	↓	=	↓	=	动时↑，但休息时正常	有效

注：= 为接近正常或正常；↓ 为减少；↑ 为增加；心性 R-L 分流为心性右向左的分流；PiO_2 为吸入气氧分压；P（A-a）O_2 为肺泡气 – 动脉血氧分压差。

（二）循环性缺氧的血氧改变

1. 动脉血氧分压（PaO_2）、血氧饱和度（SaO_2）、氧含量（CaO_2）和氧容量（CaO_2max）均正常 属于循环性缺氧症的心力衰竭，如果不累及肺循环障碍时，通常 PaO_2、SaO_2、CaO_2 和 CaO_2max 均为正常范围。但是在急性左心功能不全时，由于肺淤血和肺水肿而引起肺泡水平的气体交换障碍导致低氧血症性缺氧，致 PaO_2、SaO_2、CaO_2 和 CaO_2max 均明显降低。休克时 PaO_2 降低程度常与休克的严重程度有着密切的关系，也就是休克越重或越晚期则 PaO_2 降低越明显，SaO_2、CaO_2 和 CaO_2max 随着 PaO_2 下降而相应地降低。

2. 动 – 静脉血氧含量差增大 循环性缺氧时，由于血流缓慢，血液流经毛细血管的时间延长，组织细胞从同量血液中摄取的氧量增多，造成静脉血氧含量减少，结果动 - 静脉血氧含量差增大。在低阻力型休克时，大量动、静脉吻合支开放，组织血液灌注减少，这种情况下，静脉血氧含量下降可能不明显，因而动 - 静脉血氧含量差并不增大。

（三）血液性缺氧的血氧改变

1.动脉血氧分压（PaO_2）正常，一般情况下，血红蛋白的下降不引起PaO_2降低。

2.动脉血氧含量及氧容量减少，由于血红蛋白数量减少而结合氧量减少，因此血氧含量及氧容量降低。一氧化碳中毒时，CO与Hb结合形成的碳氧血红蛋白不能携带氧，且不易解离，此时血氧含量及血氧容量降低。亚硝酸盐中毒导致高铁血红蛋白丧失携氧能力，使血氧含量及血氧容量降低。

3.动脉血氧饱和度（SaO_2）正常，各种贫血引起的血红蛋白量减少所致血液性缺氧，通常其血氧饱和度为正常，但是变性血红蛋白引起的缺氧，其血氧饱和度降低。

4.动-静脉血氧含量差常低于正常，贫血时由于动脉血氧含量降低，弥散到组织细胞的氧减少，组织携氧降低，静脉血氧含量下降而动-静脉血氧含量差低于正常。一氧化碳中毒和高铁血红蛋白血症时，由于动脉血氧含量明显减少，静脉血氧含量虽也有下降，但由于氧解离曲线左移，不易向组织释放氧，故动-静脉血氧含量差也低于正常。

（四）组织中毒性缺氧的血氧改变

1.动脉血氧分压、血氧饱和度、血氧含量和血氧容量都正常。

2.静脉血氧分压、血氧饱和度和血氧含量都高于正常，因为组织细胞不能利用氧，故动-静脉血氧含量差减小。

3.毛细血管及静脉血液中氧合血红蛋白量高于正常，这与氰化物中毒等组织中毒性缺氧，引起组织细胞氧利用功能障碍有关。

二、缺氧的酸碱失衡

各型缺氧的酸碱改变是非特异性的，尽管其酸碱改变特点与基础疾病的种类、轻重等因素有关，但是各型严重缺氧引起的组织缺氧本身最容易导致乳酸酸中毒，这是由于血供减少和（或）动脉低氧血症引起。继发于乳酸酸中毒的代谢性酸中毒，通常发生于各种原因引起的严重乏氧性缺氧、心力衰竭、休克及严重贫血等疾病的患者。当 CO 中毒时，有 50% 的 Hb 形成 HbCO 而失去携氧能力也可发生相当程度的乳酸酸中毒。在缺氧早期，PaO_2 低于 60mmHg 可刺激颈动脉体和主动脉弓的外周化学感受器，冲动经窦神经和迷走神经传入延髓，反射性地引起呼吸加深加快，导致呼吸性碱中毒，另外早期轻、中度乳酸酸中毒的先驱症状为通气增加，此乃脑缺血及呼吸中枢受刺激的结果，此时检查动脉血 pH 时并不降低，因为乳酸酸中毒可能已合并呼吸性碱中毒。持续性重度缺氧也可能影响呼吸的改变，因为长期缺氧致外周化学感受器敏感性降低，肺通气反应减弱，另外由于严重低氧血症（$PaO_2 < 30mmHg$），缺氧对呼吸中枢的直接抑制作用超过 PaO_2 降低对外周化学感受器的兴奋作用而发生呼吸抑制、呼吸节律和频率不规则、肺通气量减少，导致呼吸性酸中毒。有些心功能不全引起的循环性低氧血症患者，长期用排钾排氯利尿药时还可能合并低钾性代谢性碱中毒。

综上所述，缺氧时的酸碱平衡紊乱可归纳为以下几种。

1. 呼吸性碱中毒　多发生在缺氧早期，由于低氧引起代偿性过度通气而发生"缺氧性呼吸性碱中毒"。

2. 代谢性酸中毒　多发生于缺氧严重时，因组织细胞缺氧引起氧化磷酸化过程障碍，ATP 生成减少，组织中酸性代谢产物增加，后者的产生大于 H^+ 的消耗。常由于乳酸酸中毒、伴肾功能障碍、心功能不全或急性 CO 中毒等引起。

3. 代谢性酸中毒合并呼吸性酸中毒　在严重缺氧患者合并肺功能不全时，可出现这种混合性酸中毒。

4. 代谢性酸中毒合并代谢性碱中毒　严重缺氧患者在治疗过程中，由于不适当使用激素、利尿药或碱性药物等而合并代谢性碱中毒。

第三节　　缺氧对机体各系统的影响

缺氧对机体生理功能和代谢发生一系列影响，包括机体的代偿性反应和损伤两个方面。缺氧对机体的影响主要取决于缺氧程度、持续时间、发生速度、组织的耐受性、血红蛋白浓度、代谢率及中枢神经的功能状态等因素。体内氧储存量很少，在肺的功能残气内约含氧400ml，血液中与血红蛋白结合的氧量约850ml，总计1250ml。按机体基础代谢耗氧250ml/min计算，机体内储氧仅用5分钟时间。一般认为PaO_2低于30mmHg（4kPa）为危险水平，对组织有明显损害；如PaO_2低于20mmHg（2.67kPa）可立即威胁生命，此时大脑皮质就会发生不可逆性损伤，通常机体能够耐受的急性缺氧极限时间是短于5分钟（图4-3）。通常，轻、中度缺氧（30～60mmHg），机体反应以代偿为主，重度缺氧（＜30mmHg），机体反应以损伤为主。

各种组织对缺氧的耐受性是不同的。脑组织最短（图4-4），血管平滑肌较长，头发和指（趾）甲更长（表4-4）。

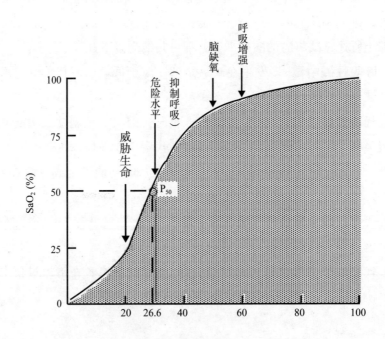

图4-3 缺氧对机体生理功能的影响

注：PaO_2 60mmHg时呼吸增强；PaO_2 50mmHg时脑缺氧；PaO_2 30mmHg时危险水平（抑制呼吸）；PaO_2 20mmHg时威胁生命。

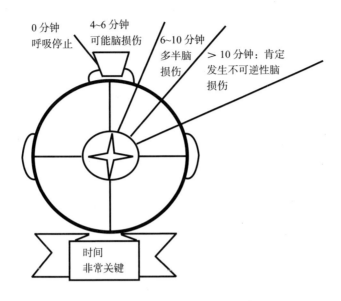

图 4-4 不同时间的缺氧对脑组织的损伤

（引自：American Red Cross：Standard First Aid. 编者在原图上稍加修改）

表 4-4 各种组织对缺氧的耐受性

组织	存活时间
脑	＜3 分钟
肾和肝	15 ～ 20 分钟
骨骼肌	60 ～ 90 分钟
血管平滑肌	24 ～ 72 小时
头发和指（趾）甲	几天

（引自：Leach RM.）

一、对心血管系统的影响

（一）代偿适应性反应

心血管系统对缺氧十分敏感。缺氧引起的代偿反应主要是心率加快、心输出量增加、冠状动脉血管扩张、肺小动脉收缩致肺动脉高压和血流重新分布等。动脉血氧饱和度降低到 80% 时，心率增加 10%、心输出量有所增加；SaO_2 降低至 72% 时，心率增速 30%、心输出量增加 20% 以上。急性缺氧时，肾血管严重收缩、血流量明显减少。

（二）损伤性反应

当动脉血氧饱和度低于 50% 时，心肌缺氧、能量生成不足和酸中毒及心肌细胞离子改变，导致心肌收缩和舒张功能减弱、心率减慢，甚至出现各种心律失常（窦性心动过缓、期前收缩、传导阻滞，甚至发生心室纤颤）。

二、对中枢神经系统的影响

（一）代偿适应性反应

中枢神经系统对缺氧十分敏感，而且其反应出现的也比较早，有时较为凶险。脑耗氧量占全身总耗氧量的 20% ~ 25%，而且脑内氧气、糖原及 ATP 的储备也较其他组织、器官少，因此缺氧时脑组织细胞的耐受性差。当 PaO_2 低于 50mmHg（6.7kPa）时，脑血管扩张、脑血流量增加，这也是一种代偿适应性反应，轻度缺氧时，可能仅有头痛、易激动、注意力不集中等。随缺氧程度加重，可出现烦躁不安、神志恍惚、谵妄等症状。

（二）损伤性反应

PaO_2 低于 30mmHg（3.99kPa）时，患者常有神志模糊或昏迷；若 PaO_2 低于 20mmHg（2.67kPa），则产生不可逆性脑细胞损伤。脑细胞的缺氧性水肿和缺氧性损伤是中枢神经系统功能障碍的主要病理生理基础。

三、对呼吸系统的影响

（一）代偿适应性反应

轻度缺氧对呼吸的影响并不明显。当 PaO_2 低于 60mmHg（8.0kPa）时，可刺激颈动脉体和主动脉弓的外周化学感受器，反射性地引起呼吸加深、加快，而致肺通气量增加。因此，肺通气量增加是急性低氧性缺氧最早期的代偿反应，这些有利于提高肺泡气氧分压（P_AO_2）和 PaO_2，是代偿适应性反应。但是缺氧早期由于上述反射性肺通气增加引起的低碳酸血症和呼吸性碱中毒又反过来抑制呼吸中枢而限制其肺通气，脑脊液的酸碱度通常需要 8～12 小时才能恢复到正常水平。

（二）损伤或抑制性反应

当 PaO_2 低于 30mmHg（3.99kPa）时，缺氧对呼吸中枢有直接抑制作用，急性缺氧比慢性缺氧更易发生这种直接抑制作用，另外长期严重缺氧也可使外周化学感受器的敏感性降低而肺通气反应减弱。表现为肺通气量和呼吸频率均明显减少，最终呼吸停止。

四、对血液系统的影响

（一）代偿适应性反应

主要通过增加红细胞数量、血红蛋白量和氧解离曲线右移来实现。慢性缺氧时，由于肾脏生成和释放促红细胞生成素（erythropoietin，EPO）增加，后者能促进骨髓原始红细胞增加，促进血红蛋白合成。另一方面，缺氧时红细胞内 2,3-DPG 增加，氧解离曲线右移，血红蛋白与氧的亲和力降低，有利于在组织内释放更多的氧，具有一定的代偿意义。

（二）损伤性或不利反应

当 PaO_2 降低至 60mmHg（8.0kPa）以下时，由于其处于氧解离曲线陡直部分，此时血红蛋白与氧的亲和力降低，结果使血液在肺部结合氧的能力明显减少，失去代偿功能。

五、对组织细胞的影响

各种类型缺氧引起的缺氧本质是细胞缺氧或（和）细胞氧利用功能不全导致能量生成和利用出现障碍。

（一）代偿适应性反应

1. 糖酵解增强 缺氧时线粒体不能供给足够能量的条件下，细胞内无氧糖酵解过程明显增强，这种作用称为巴斯德效应（pasteur effect）。这种现象实质上是一种代偿性适应反应。

2. 提高细胞利用氧的能力 长期缺氧时，机体组织细胞为了增加细胞利用氧的能力，增加细胞内线粒体数目和膜的表面积，并且又增加线粒体内如琥珀酸脱氢酶（succinic dehydrogenase）、细胞色素氧化酶（cytochrome oxidase）等氧化还原酶含量和活性，以提高细胞利用氧的能力。

3. 肌红蛋白（myoglobin，Mb）含量增加 久居高原的人或动物由于长期慢性缺氧，细胞内的肌红蛋白增多。肌红蛋白有以下特点。

（1）与氧的亲和力明显高于血红蛋白与氧的亲和力。当 PO_2 为 20mmHg 时，血红蛋白的氧饱和度（$SHbO_2$）约为 35%，而肌红蛋白（Mb）的氧饱和度则可达近 80%。因此，肌红蛋白可增加氧在体内的储存。若 PaO_2 降低，有利于肌红蛋白将结合的氧向组织细胞释放。

（2）ATP 产生率很高，但必须依赖于氧的供应。

（3）含有大量的线粒体。

（4）内源性 ATP 水解率较低于其他肌肉的收缩蛋白，这种低的内源性化学能利用率使肌红蛋白得以保持能量利用和产生间的平衡。

（二）损伤性反应

通常缺氧超过细胞代偿适应能力时，可造成组织细胞的损伤。不同组织细胞对缺氧的敏感性是有区别的，最敏感的是脑神经细胞，其次是心肌细胞，随后为肝细胞、肾实质细胞，最不敏感的细胞为纤维母细胞。一般而言，细胞膜是细胞缺氧最早发生损伤的部位，主要引起钠泵等膜离子泵功能障碍。此外还能引起线粒体损伤、溶酶体损伤甚至破裂。

第四节　　氧气治疗

一、氧气治疗的合理选择

吸氧治疗（oxygen therapy）是治疗缺氧的基本方法，对各种类型的缺氧其氧疗的效果有较大的不同。对乏氧性缺氧患者吸氧效果最好。高原肺水肿患者吸入纯氧具有特殊的疗效，吸氧后其肺水肿可显著缓解。对真性分流的患者其吸氧治疗未见明显效果。对贫血引起的血液性缺氧患者，通常其 SaO_2 和 PaO_2 均可为正常，当增加其吸入氧浓度（FiO_2）时，可显著提高氧含量，通过这种方法能迅速增加氧供（DO_2），当然，适当输血增加血红蛋白量（Hb）更有助于提高 DO_2 水平，但 Hb 过高可增加血液黏滞度，对微循环灌注反而有不利影响，Hb 浓度应保持在 10 ～ 11g/dl。一氧化碳中毒或亚硝酸盐中毒引起的缺氧，可通过吸氧治疗促使变性的血红蛋白还原，有较好的治疗作用。组织中毒性缺氧是组织细胞利用氧的能力发生障碍，因而吸氧治疗效果较差。

吸入室内空气条件下，发生低氧血症的患者 $PaCO_2$ 正常或稍低（过度通气）而 P（A-a）O_2 增大时，提示这种低氧血症仅是由肺泡水平引起的通气与换气功能障碍（通气/血流比例失调、弥散功能障碍或功能性分流），常需要进行较高浓度的氧气持续性吸入治疗，待病情好转再逐渐撤减。

低氧血症伴 $PaCO_2$ 与 P（A-a）O_2 同时增高者则提示肺部疾患引起的肺

泡水平气体交换障碍和肺泡通气障碍两者都存在，此时应慎重给氧并要注意防止 CO_2 麻醉发生，应考虑采用低浓度低流量给氧法。为了防止通气降低引起 CO_2 潴留，在临床上，常同时使用呼吸中枢兴奋药、氨茶碱等支气管扩张药，或辅助通气治疗。

低氧血症伴 $PaCO_2$ 增高而 P（A-a）O_2 正常的患者，则提示有肺泡通气量降低（是导致这种低氧血症的唯一原因），此时应在提高肺泡通气量的基础上，可用低浓度低流量吸氧治疗，必要时同时采用辅助通气治疗。

在临床上常用的氧疗法可分为控制性高浓度给氧和控制性低浓度给氧两种。高浓度给氧浓度为 60% ~ 100%，适用于非慢性阻塞性肺疾病引起的弥散障碍、通气/血流比例失调、血液分流、重症心脏病（非肺心病）、一氧化碳中毒、手术麻醉中、低心输出量综合征、心源性肺水肿、高原肺水肿、急性呼吸窘迫综合征、休克及心肺骤停等疾病。低浓度给氧浓度为 24% ~ 28%，最高不超过 36%，适用于低氧血症伴高碳酸血症（常见于慢性阻塞性肺疾病、慢性肺心病等）患者。这种患者因长时间 $PaCO_2$ 升高，呼吸中枢仅靠低氧来刺激颈动脉体化学感受器，以维持呼吸指令。如果给予高浓度氧，则可造成因低氧性呼吸驱动被解除，呼吸中枢进一步受抑制，引起呼吸停止的危险。因此，先给予吸入 24% ~ 28% 的氧，以后复查血液气体分析，若 PaO_2 轻度升高，$PaCO_2$ 升高不超过 10mmHg（1.33kPa），可适当提高氧浓度，即吸入 28% ~ 36% 的氧，吸氧后 PaO_2 达到 50 ~ 60mmHg（6.67 ~ 8.00kPa），$PaCO_2$ 上升不超过 20mmHg（2.67kPa），即可达到基本要求。

（二）氧疗法的基本原则

低氧血症的主要特点为 PaO_2 下降，SaO_2 降低，组织供氧不足。肺泡气氧分压（P_AO_2）是肺泡气氧输送量（alveolar oxygen delivery，D_AO_2）和肺泡气氧摄取量（alveolar oxygen extraction，O_2EA）之间动态平衡的结果。氧疗是通过增加吸入气氧浓度（> 20.9%），则可以增加肺泡气氧分压（P_AO_2），加大肺泡-毛细血管膜两边的氧分压梯度，从而促进氧的弥散，提高动脉血氧分压（PaO_2）和血氧饱和度（SaO_2）。

当 PaO_2 超过 60mmHg 且继续升高时，SaO_2 和 CaO_2 增加非常有限，几乎无改变。如果氧解离曲线没有由于 pH 或体温的改变出现左移或右移，当 PaO_2 为 60mmHg 时，SaO_2 约为 92%。在没有移位的氧解离曲线下，当 PaO_2 超过 60mmHg 且继续增加时，SaO_2 仅能从 92% 增加至 100%。因此，所有氧气治疗的目标是 PaO_2 达至 PaO_2 60mmHg，这是氧疗法的基本原则。

大多数临床情况下，对于危重症患者，为了急救，尽管希望在短时间内将 PaO_2 上升更高的水平（80 ～ 100mmHg），还是应防止如气道吸引或改变体位中气体交换恶化。不过几乎不需要将 PaO_2 升至 150mmHg 以上。

（三）氧疗的适应证及其主要原则

1. 氧疗的 PaO_2 标准：一般来说，PaO_2 < 60mmHg 为氧疗的指征。

2. Ⅱ型呼吸衰竭（通气功能障碍）：主要由于肺泡通气降低的缺氧伴 CO_2 潴留。氧疗的总原则是持续低流量（25% ～ 30% 的吸氧浓度）吸氧。

根据有无存在肺泡气 - 动脉血氧分压差［P（A-a）O_2］增大可分为两种：①严重 COPD、慢性支气管炎、肺气肿等疾病时 P（A-a）O_2 增大。②中枢神经或神经肌肉疾病等时 P（A-a）O_2 正常。

3. Ⅰ型呼吸衰竭（换气功能障碍）：其中氧疗对通气 / 灌注失调和弥散障碍导致低氧血症患者的效果较好，但对动静脉分流的低氧血症患者效果不佳，多需要在机械通气基础上高浓度（> 60% 的吸氧浓度）氧疗才可能纠正低氧血症，待缺氧纠正后，应调整其氧浓度至适宜水平，以防氧中毒。

4. 外科手术麻醉中或麻醉后恢复。

5. 在危重疾病中，包括心肺复苏、重大创伤、休克、败血症、急性心肌梗死、急性或重度心功能不全、分娩时产程过长、急性重症过敏反应、急性呼吸窘迫综合征等，应及时氧气治疗。

（1）心肺复苏：心肺复苏时，及时保持开放气道和人工呼吸基础上，短时间高浓度氧气吸入。如果有条件，可用球囊 - 面罩呼吸（如果条件允许，可连接一个储氧袋，提供 100% 氧气），便于转送到医院使用呼吸机治疗。

（2）对重大创伤、休克、败血症、急性心肌梗死、急性或重度心功能不全、分娩时产程过长、急性过敏性休克等情况的患者进行急救时，应给予高流量吸氧治疗。这些患者开始用储氧面罩（15L/min）氧疗，等待病情好转情况来进行调整其吸氧浓度为宜。

（3）急性呼吸窘迫综合征患者的氧疗准则是及时纠正其严重缺氧状态，通常使用面罩持续气道正压（CPAP）吸氧，但大多数需要通过机械通气吸氧，推荐肺保护性通气策略［（小潮气量通气，允许性高碳酸血症通气，最佳呼气末正压通气（PEEP）］。

6. 一些 COPD、肺间质纤维化等疾病患者虽然经治疗后，在静息状态下，PaO_2 持续 < 55mmHg 或 SaO_2 < 85% 时，需要进行长期家庭低浓度（鼻导管 1 ~ 4L/min）氧气治疗，每天氧疗时间不少于 19 小时，特别是在夜间睡眠时。

（四）氧疗的目的

1. 乏氧性缺氧患者 将 PaO_2 提高到刚刚超过 60mmHg（8.0kPa）时可给予最小的吸氧浓度。这些患者经吸氧治疗后 PaO_2 升至 50 ~ 60mmHg（6.67 ~ 8.66kPa），SaO_2 升至 85% 以上，虽然仍属于低氧血症，但已能足够保证组织细胞得到适量氧的供应，达到相对安全的水平。试图进一步提高 PaO_2 不会使血氧含量显著提高，但是却可能发生氧中毒的危险。

2. 正常 PaO_2 性缺氧患者 血液性缺氧、循环性缺氧和组织性缺氧，通常是 PaO_2 和 SaO_2 基本正常，吸入高浓度氧或高压氧对 PaO_2 正常的缺氧患者可通过增加溶解氧量，以改善对组织细胞的供氧，并减少因组织缺氧而导致的心肌作功。一氧化碳中毒时，吸入较高浓度氧治疗可加速 HbCO 解离，有一定的治疗效果。对严重的 CO 中毒患者可用高压氧舱治疗。各种氰化物中毒等组织中毒性缺氧时，尽管吸氧作用不明显，但是通过氧疗可提高血液与组织之间的氧分压梯度，增加氧向组织细胞的弥散，可有一定的治疗作用。氰化物中毒也可用高压氧舱治疗，多吸入的高压氧气能迫使血液中的毒气排出。这有利于快速地将毒素从血液里排除，并能阻止由毒性引起的脑神经失调。

（五）氧疗的方法和装置

1. 低流量氧疗装置

（1）鼻导管或鼻塞给氧：为常用的氧疗方法。氧流速 1 ~ 6 L/min，吸氧浓度（FiO_2）0.24 ~ 0.44。在临床上常将氧流量设为 0.5 ~ 4L/min，氧浓度 0.21 ~ 0.4。用双侧鼻导管比单侧鼻导管方便和舒适，导管插入双侧鼻腔的深度约 2cm，鼻塞插入鼻孔约 1cm。一般认为，单侧鼻导管与双侧鼻导管的吸氧效果相似。这种吸氧方法具有简单实用、比较舒适、无重复呼吸、能坐和进食等优点，主要缺点是吸入气的氧浓度不恒定、依赖于肺通气率和潮气量；有时可发生耳及面部压力性损伤；氧流量 > 4L/min 时，易发生鼻黏膜干燥，需加装加湿器（Humidifier）。鼻导管给氧的 FiO_2 推算公式为：

$$FiO_2（\%）= 21 + 4 \times 给氧流速（L/min）$$

其推算值较实际稍偏高，但可以参考表 4-5。

表 4-5　低流速给氧装置的吸入气氧浓度（FiO_2）预估 *

给氧装置	氧流速（L/min）	FiO_2
鼻导管		
	1	0.24
	2	0.28
	3	0.32
	4	0.36
	5	0.40
	6	0.44
简单面罩		
	5 ~ 6	0.40
	6 ~ 7	0.50
	7 ~ 8	0.60
面罩与储气袋配套		
	6	0.60
	7	0.70
	8	0.80

给氧装置	氧流速（L/min）	FiO_2
	9	$\geqslant 0.80$
	10	$\geqslant 0.80$

* 假定通气功能正常。（引自：Shapiro BA.）

吸入气氧浓度受许多因素的影响，特别是每分钟通气量。潮气量和呼吸频率决定每分钟通气量的大小。即潮气量越大，则 FiO_2 越低，呼吸频率越快，则 FiO_2 越低。另外，张口呼吸时 FiO_2 也降低；还有鼻导管尖的位置或鼻塞的密接与否也有一定的影响。在临床上，鼻导管吸氧只适合于接受 FiO_2 < 0.40，氧流量< 4L/min 治疗的患者。

（2）面罩给氧：利用氧流量与射流原理可产生负压而吸入空气，从而稀释氧气，并能调节空气的流入量来控制与调节吸入气氧浓度，应用简便，不需要鼻腔插管，患者易于接受。但是，面罩给氧有在进食、夜间睡眠翻身时易被移动，以及咯痰不便等缺点。吸氧面罩市售较多，现介绍常用的几种面罩：

①简单面罩：一般用塑料制作，重量较轻，面罩盖住口鼻紧密固定在面部，给氧流速为 5 ~ 8L/min 时，FiO_2 为 0.40 ~ 0.60。主要优点是提供比鼻导管法高的氧且湿润氧气。其缺点是吐痰进食说话受限；较鼻导管不舒服；吸入性危险；氧气流量< 5L/min 时，易造成面罩内 CO_2 潴留，发生高碳酸血症，故其氧流量应> 5L/min，但不能大于 10L/min。即需保持 5L/min 的最小流率来冲走 CO_2 避免再吸入，因为无效腔较大其 CO_2 可蓄积 2% 以上，故不适合伴有高碳酸血症的低氧血症者。

②附贮袋的面罩：这类面罩装配一个乳胶或橡胶制的储气袋（reservoir bag），以便为没有气管插管或气管切开者输送高浓度的氧。在呼吸或呼吸停歇期间氧气进入储气袋中，而吸气时则主要以储气袋供氧。这类面罩可分为两种：一种为部分重复呼吸面罩，另一种为非重复呼吸面罩。使用这种面罩的目的是用较低流量氧来提供较高 FiO_2，并且耗氧量较少。使用时储气袋不得塌陷，并且需紧密贴于面部，以不漏气为宜（图 4-5）。

a. 部分重复呼吸面罩：可配有一个储气袋的面罩，氧气直接进入袋中，

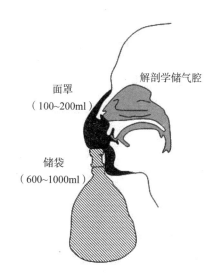

解剖学储气腔

面罩
（100~200ml）

储袋
（600~1000ml）

图 4-5 附贮袋面罩

（引自：Shapiro BA，Peruzzi WT.）

但无单向瓣，当呼出气前段 1/3 的气体进入袋内与氧气混合后，再重复吸入呼吸道内。氧气流量为 6 ~ 10L/min 时，则 FiO_2 0.35 ~ 0.70。患者吸气或呼气时，均有持续的气体流动。如果氧流量较高，可提高氧浓度，同时吸入气中保持一定量的 CO_2，因此患者再吸气时会吸入约 33%CO_2。使用时特别注意吸气储气袋应充气膨胀，勿塌陷。主要用于有换气功能障碍，且伴有严重低氧血症的患者。

b. 非重复呼吸面罩：氧气流量 10 ~ 12L/min，FiO_2 最高达 0.80 ~ 0.95。该面罩是具有防止呼出气进入储气袋的单向活瓣面罩，不会混杂室内空气。因此可保证吸入气有较高的氧气浓度，甚至 FiO_2 可达 0.95。这种面罩往往用于需要吸入氧浓度高（0.70 ~ 0.95）的患者。需要注意的是吸气期保持储气袋膨胀勿塌陷。这种面罩适用于 PaO_2 低而 $PaCO_2$ 正常的患者，但不宜长期使用，这是因为吸入氧浓度（FiO_2）0.60 ~ 0.70 的氧安全使用时间只是 24 小时。通常，FiO_2 大于 40% 时，2 ~ 3 日后氧中毒的危险性大为增大。进行这样浓度的氧疗不能超过 48 小时，最多不超过 72 小时。

非重复呼吸面罩是附储氧袋面罩，在临床上，常在气管插管和机械通气实施之前，在紧急情况下供较高浓度氧气来救治换气功能障碍伴严重低氧血症患者（如Ⅰ型呼吸衰竭、休克、急性左心衰竭、昏迷、CO中毒和急性呼吸窘迫综合征患者等），使用此面罩时可获较好的治疗效果。

2.高流量氧疗装置

（1）文丘里（Venturi）面罩（图4-6）：这种面罩根据Bernoulli原理制成，即氧气经较细的孔道进入面罩时，通过高速流过的氧气，周围产生负压而携带一定量的空气从开放的边缝流进面罩。通过改变氧气流速和流出口径，以及调节管道壁上侧孔的大小就可以控制空气进量，从而调节吸入的氧浓度，达到预定水平。调节范围为24% ~ 55%。本面罩的优点是：a.吸入氧浓度不随患者通气率和潮气量的改变而改变，可提供较准确的氧浓度（24%，28%，31%，35%，40%，50%），可适于严格控制的低浓度给氧，也适用于慢性阻塞性肺部疾病（COPD）的低氧血症伴高碳酸血症患者；b.使用空气稀释法，因高流速气体不断冲洗面罩内部，呼出气中的CO_2难以在面罩滞留，基本上无重复呼吸，戴之比较舒适，通常不需湿化；c.也可提供40%以上的吸入气氧浓度（FiO_2）。主要缺点是：a.供给通气面罩的混合气体总流量

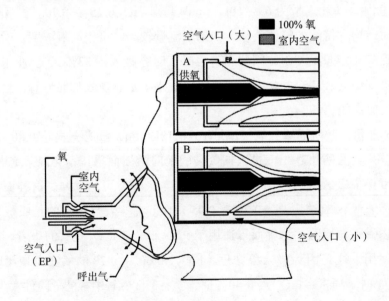

图4-6 通气面罩（Venturi 面罩）：通过调节空气入口大小可控制吸入气氧浓度

注：A为大的空气入口，可引起较低的FiO_2；相反，B为小的空气入口，可引起较高的FiO_2。（引自：Shapiro BA，Peruzzi WT.）

超过 40 L/min 时，可引起轻微噪声和微风感，一些患者会觉有不适感；b. 耗氧量稍多；c. 可能影响进食和对话等。

（2）气动喷射雾化器：主要原理是将大量液体经毛细管吸上来雾化，水下虽然无气泡冒出，但出来的气体则可见许多雾气。该装置可连接面罩、气管切开套管（collar）、"T"形管使用，可提供足够水分。主要优点：①提供高湿度高流量且精确的氧浓度，并能除去黏稠痰液；②可调整氧气浓度，并能加温与喷雾。主要缺点：①长久使用可发生不舒适及支气管痉挛；②氧流量不足时，会引起给氧不足的可能。需注意的是雾气易凝成水而积于管内，故常需要排水。

（3）头罩给氧与氧帐（氧气帐）：为低流量与高流量系统给氧法。常用于新生儿及烧伤患者。有机玻璃或塑料头罩住颈部以上，氧气从上方导管灌入，吸入氧浓度与开式面罩相似，但其氧流量不得低于 7L/min。因为氧气流量过低时，患者会重复吸入 CO_2，可能引起高碳酸血症。主要优点：①如果与文丘里面罩连接使用，可提供适宜的氧浓度；②可提供较高的湿度。主要缺点：①不适合伴有 CO_2 潴留的低氧血症患者；②在夏季湿热时，罩内由于湿热会使患者感到气闷不适，影响康复。

3. 机械通气给氧 在常规氧疗不能将 PaO_2 升至安全水平，或给氧后加重 CO_2 潴留和呼吸抑制的患者，均可通过人工气道使用机械通气。机械通气时使用空氧混合器来提供氧气，其浓度可在 0.21 ~ 1.00 范围内调节。过去认为机械通气可以使动脉血气结果恢复正常。但近年来有研究认识到，对严重肺部疾病患者，一味调整呼吸机使动脉血气恢复到正常水平，可能引起肺部发生进一步的损伤。现在，对急性呼吸窘迫综合征或哮喘等疾病患者使用小潮气量及允许高碳酸血症的通气策略，可减少肺部损伤并降低死亡率。

4. 高压氧疗法 高压氧治疗系指在超过 1 大气压（atm）的高压条件下给氧。通常将患者送进高压氧舱内，在 1.2 ~ 3.0atm 下给氧，这不仅可以提高吸入气的氧分压，还可以显著提高动脉血中物理溶解的氧量。其适应证为急性一氧化碳中毒、氰化物中毒、有机磷中毒或心肺复苏、脑血管疾病等。但应用不当可引起氧中毒、加压病、减压病及压缩气体病等。

急性一氧化碳中毒是常见的中毒之一，也是急性中毒死亡的最主要原因。院前急救现场氧疗的原则是高流量、高浓度，首先推荐使用非重复呼吸面罩（储氧袋面罩和文丘里面罩）。对急性中、重度昏迷且时间超过 4 小时，或暴露 CO 环境超过 8 小时，救治清醒后病情反复的患者，伴有心肺功能不全或血碳氧血红蛋白浓度（HbCO）> 20% 的患者，应尽早使用高压氧治疗。高压氧疗法可以尽早排出患者体内的 CO，使其尽快清醒，并减轻缺氧性损伤、降低迟发型脑病的发生率。

5. 家庭氧疗 长程家庭氧疗（long term domiciliary oxygen therapy，LTDOT）的目的是进一步改善低氧血症，提高生活质量和机体活动能力，改善睡眠状态，延长寿命。

适应证如下：

（1）慢性阻塞性肺疾病伴低氧血症病情稳定 3 ~ 4 周，但在静息状态下吸入室内空气时 PaO_2 < 55mmHg 或 SaO_2 < 88mmHg，伴有或不伴有高碳酸血症（$PaCO_2$ > 45mmHg）。

（2）慢性肺源性心脏病合并右心衰竭或继发性红细胞增多症（红细胞压积 > 56%），在静息状态下，吸入室内空气时 PaO_2 56 ~ 59mmHg 或 SaO_2 < 89mmHg 的患者。

（3）睡眠性低氧血症：在睡眠时，PaO_2 < 55mmHg 或 SaO_2 < 88mmHg。睡眠时 SaO_2 常下降 > 5%，可伴肺动脉压力上升、心律失常的患者。睡眠性低氧血症患者，若没有明显的睡眠暂停综合征等疾病时，只在睡眠时给予吸氧治疗即可。

通常多用低流速（1 ~ 2L/min）鼻导管、鼻塞给氧或各种面罩给氧法。一般家庭用的氧源有便携式氧气筒、压缩氧和液态氧三种。根据病情家庭氧疗可分为连续与非连续给氧两种。氧流率与每天吸氧的时间要遵循个性化原则。

（六）氧中毒的防治

1. 氧中毒的发生机制与临床表现 吸入纯氧或高浓度氧使 PaO_2 过高引起氧自由基（free oxygen radicals）生成加快，超过抗氧化系统的清除能力，便出现细胞毒性作用，肺首当其冲，它接触的 PO_2 最高，所以损伤肺组织细胞最早、最明显，包括肺毛细血管内膜和肺泡上皮的损伤，出现肺水肿、出血、透明膜形成，严重者可出现急性呼吸窘迫综合征。氧中毒的类型主要有三种。①肺性氧中毒：临床表现为气道刺激感、胸骨后疼痛、咳嗽、呼吸困难等呼吸道症状。②眼型氧中毒：表现为视网膜、视神经、角膜与晶体病变、视力下降等眼部症状。③神经型氧中毒：因脑血管收缩痉挛导致神经损伤，严重者有抽搐、晕厥等症状。

2. 氧中毒的防治　预防氧中毒的发生乃是治疗氧中毒的基础。吸入气体中氧浓度越高、吸入压力越高或吸入时间越长，则发生氧中毒的概率越大。一般认为，在常压下吸入气氧浓度为 25% ~ 40% 是安全的。FiO_2 在 40% ~ 60% 的浓度可能引起氧中毒，这是因为吸入氧浓度（FiO_2）60% ~ 70% 的氧安全使用时间只是 24 小时，如果 $FiO_2 > 60\%$，则无疑发生了氧中毒。在这样浓度的氧疗不能超过 48 小时，最多不超过 72 小时。FiO_2 超过 90% 的氧疗只能限于短时间内，在心肺复苏过程中不超过 24 小时。治疗氧中毒时，根据不同类型的氧中毒给予适当的治疗，包括全身支持疗法、改善通气、FiO_2 降低至可达到氧疗效的最低水平或机械通气治疗等。

（七）氧疗中的注意事项

1. 湿化的必要性　呼吸道内必须保持相对湿度在 95% ~ 100%，是黏液 - 纤毛正常活动的必要条件，此时气体含水量在 40mg/L 以上。从压缩气筒中放出的氧气极为干燥，湿度大多低于 4%，故在吸氧前进行湿化是很重要的。10mg/L 是最低的可接受的湿度水平，只有不低于此湿度，才可减少呼吸道黏膜的损伤。湿化的装置有气泡湿化器（bubbler humidifier）、热湿交换器（heat and moisture exchanger，HME）、加热主流式湿化器（heated mainstream humidifiers）和雾化器等。其中气泡式湿化器最常用于低流速（1.5 ~ 5L/min）给氧，常用湿化剂是蒸馏水，因为它是低渗液体，有通透细胞膜和进入细胞内的特点，不仅能湿化黏稠痰液，还可湿润气道内细胞。当然，根据不同病情，也可选用生理氯化钠溶液或高渗盐水等。

2. 氧疗监护　在氧疗过程中需密切监护，检测动脉血气和脉搏血氧是最佳手段，最终目标值为 $PaO_2 \geqslant 60mmHg$，$SpO_2 \geqslant 90\%$。在休息状态下，SaO_2

读数和 SpO_2 读数相差 2% 以内。除了必要的监测以外，要注意观察意识状态、发绀程度、心率与呼吸等情况，预防发生 CO_2 麻醉和氧中毒等情况。吸入高浓度氧的时间不宜超过 24 小时，以免发生氧中毒。

3. 停止氧疗的指标 除了临床症状明显改善以外，$PaO_2 > 60mmHg$（8.0kPa），$PaCO_2 < 50mmHg$（6.67kPa）便可考虑停止氧疗，先暂停供氧 30 分钟，在呼吸空气的情况下，$PaO_2 > 55mmHg$（7.3kPa），$SaO_2 > 85\%$ 可以逐渐降低吸氧浓度，直至完全停止。

第五章　$PaCO_2$ 与肺泡通气

第一节　$PaCO_2$ 与肺泡通气量

正常成人平静呼吸时，一般潮气量（tidal volume，V_T）约 500ml（450 ~ 600ml）；呼吸频率约 12 次 / 分（11 ~ 14 次 / 分）；故每分钟通气量为 6 ~ 8L。吸气时，2/3 潮气量进入肺泡参加气体交换，称为有效的肺泡通气，约 4 升 / 分，其余 1/3 分布在气道内不能进行气体交换，称为解剖无效腔。当机体直立时，肺叶顶部有一些肺泡若得不到血流灌注，或在病理情况下，一部分肺泡虽有通气但无血液供应时，不能进行有效的气体交换，在功能上类似无效腔，称为肺泡无效腔。解剖无效腔和肺泡无效腔之和称为生理无效腔。无效腔的存在可降低气体交换率，通常用无效腔（V_D）与潮气量（V_T）的比值（V_D/V_T）反映每次肺通气效率的高低，其比值越高，无效腔效应越大，肺通气效率越低。正常人 V_D 为 150ml，平静呼吸时，V_T 为 500ml，其 V_D/V_T 约为 0.3（或 167ml）。V_D/V_T 比值越高，说明其无效腔效应越大，肺通气效率越低在肺部疾患时，由于严重通气 / 灌注失调，V_D/V_T 比值常显著增高。

在不同的无效腔量 / 潮气量比值（V_D/V_T）情况下，每分钟通气量（V_E）和 $PaCO_2$ 之间呈反比例参数曲线（图 5-1）。当每分钟通气量（V_E）下降时，$PaCO_2$ 在所有不同比值的 V_D/V_T 曲线上，均为增高。若 V_D/V_T 比值增加时，随着每分钟通气量的降低，$PaCO_2$ 更明显的增高。

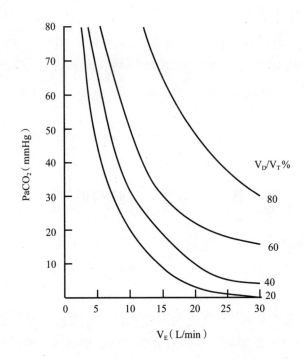

图 5-1 不同的 V_D/V_T 对 V_E 和 $PaCO_2$ 的影响

V_D/V_T 为无效腔量与潮气量比值；V_E 为每分钟通气量；$PaCO_2$ 为动脉血二氧化碳分压。

（引自：Benumof JL.）

每分钟通气量（minute ventilation volume，V_E）＝潮气量（V_T）× 呼吸频率（f）

肺泡通气量（V_A）＝［潮气量（V_T）－无效腔量（V_D）］× 呼吸频率（f）

肺泡通气量（V_A）＝每分钟通气量（V_E）－无效腔气量（V_D）

$$V_A = V_E - V_D$$

无效腔与潮气量的比值（V_D/V_T）＝（$PaCO_2 - P_ECO_2$）/$PaCO_2$

上式中，$PaCO_2$ 为动脉血 CO_2 分压；P_ECO_2 为收集所有呼出气混合后的 CO_2 分压。

肺泡通气量（V_A）与肺泡 PCO_2（P_ACO_2）的关系是：

肺泡通气量（V_A）＝每分钟 CO_2 产生量（VCO_2）× 0.863/P_ACO_2

因为 P_ACO_2 几乎等于 $PaCO_2$，故上式可改写为：

$$PaCO_2 = VCO_2 \times 0.863/V_A$$

PaCO$_2$是观察呼吸频率和肺泡通气情况最常见的生理学指标。此公式表明，PaCO$_2$直接与CO$_2$产生量和运输到肺的量成正比，如果VCO$_2$保持不变，在一定范围内，肺泡通气量（V$_A$）与PaCO$_2$成反比。

也可改写为：

$$V_A = VCO_2 \times 0.863/PaCO_2$$

式中，VCO$_2$为CO$_2$产生量（ml/min）；0.863为校正单位常数。由此可见，PaCO$_2$为判断肺泡通气量的重要指标，PaCO$_2$的正常值为40 ± 4mmHg。

从PaCO$_2$公式中，很明显通气不足引起PaCO$_2$增加是真正的"与CO$_2$生成相关肺泡低通气"。与此类似，通气过度引起PaCO$_2$减少是真正的"与CO$_2$生成相关肺泡高通气"。决定患者肺泡通气状态唯一的指标是PaCO$_2$。因为在临床上，常不必知道肺泡通气量或CO$_2$生成的具体量。P$_2$CO$_2$超过45mmHg为高碳酸血症，其主要原因为：①肺泡通气量不足；②代谢增加引起CO$_2$产生量增加，运动时多见。PaCO$_2$低于35mmHg为低碳酸血症，可能的原因有：①通气过度而CO$_2$排出增加；②CO$_2$生成减少，后者主要由于神经肌肉阻滞和低温致机体代谢率降低等。

P$_A$CO$_2$和肺泡通气量（V$_A$）与二氧化碳产生量（VCO$_2$）呈反抛物线关系，肺泡氧分压（alveolar oxygen pressure，P$_A$O$_2$）、V$_A$与氧的消耗量（oxygen consumption，VO$_2$）之间呈抛物线关系（图5-2）。

图5-2表示不同的CO$_2$产生量（VCO$_2$）和氧耗量（VO$_2$）对肺泡CO$_2$分压（P$_A$O$_2$）和肺泡O$_2$分压（P$_A$O$_2$）的影响。曲线与虚线相交点为不同VCO$_2$和VO$_2$维持正常肺泡分压所需要的肺泡通气量（V$_A$）。例如CO$_2$产生量（VCO$_2$）为220ml/min，肺泡通气量（V$_A$）为4L/min，氧耗量（VO$_2$）为200ml/min。二氧化碳产生量与肺泡通气量基本上成正比。如果二氧化碳产生量（VCO$_2$）不变，则P$_A$CO$_2$与肺泡通气量几乎成反比。特别是肺泡通气量不超过4L/min时，P$_A$CO$_2$与肺泡通气量的关系曲线坡度很陡，说明肺泡通气量对P$_A$CO$_2$的影响更明显。氧耗量与肺泡通气量基本上成正比。肺泡氧分压（P$_A$O$_2$）与肺泡通气量曲线形态为前段陡直、后段平坦的特点，可以看出，当通气不足时，增加通气量可有效地提高肺泡氧分压，但是在曲线平坦

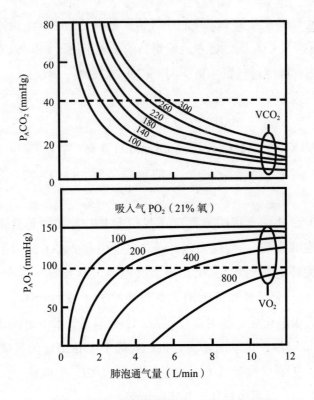

图 5-2 肺泡通气量对肺泡 CO_2 和 O_2 分压影响

注：P_ACO_2：肺泡 CO_2 分压；VCO_2：二氧化碳产生量；P_AO_2：肺泡氧分压；VO_2：氧的消耗量。（引自：Benumof JL.）

部分，即使再增加通气，亦只能使肺泡氧分压增加甚微。随着 CO_2 生成量的增加，P_ACO_2 和 V_A 的关系曲线向右移，说明 P_ACO_2 随 CO_2 产生量的增加而上升。

肺泡通气量乘以肺泡 CO_2 浓度（F_ACO_2）等于 CO_2 产生量（VCO_2）。

$$[VCO_2] = V_A \times F_ACO_2$$

在这里 CO_2 产生量（VCO_2）就是 CO_2 呼出量。如果理解所有高碳酸血症的生理基础是对于 CO_2 生成量而言的肺泡通气不足，就能理解 $PaCO_2$ 增加的临床原因。由于肺泡通气量（V_A）等于每分钟通气量（V_E）减去无效腔气量（V_D）。即 $V_A = V_E - V_D$，故任何 $PaCO_2$ 增加都可以用这一公式初步解释。

一、$PaCO_2$ 增高的可能原因

（1）无效腔气量（V_D）增加而使肺泡通气量（V_A）减少：常见于严重的慢性阻塞性肺疾病（COPD），因为在 COPD 情况下，肺泡空间结构改变，虽然肺泡通气但灌注不佳或未灌注，导致生理无效腔增加。也可见于严重的限制性肺疾病（如肺纤维化），此时伴有呼吸浅快，无效腔量增加。

（2）每分钟通气量（V_E）降低：多由于中枢神经系统抑制（常因药物过量）、呼吸肌无力或麻痹（如重症肌无力），或其他限制呼吸节律或深度的情况（如过度肥胖、严重肺纤维化等）。

（3）上述（1）和（2）的合并情况：既有 COPD 基础又有肌肉疲劳综合征时，无效腔气量进一步增加，肌肉疲劳又难以保持充足的每分钟通气。

问题 5-1：潮气量（V_T）250ml，呼吸频率 32 次 / 分，CO_2 产生量 220ml/min，无效腔量 150ml。

（1）计算肺泡通气量。

（2）计算 $PaCO_2$。

（3）如果 CO_2 产生量（VCO_2）为 300ml，$PaCO_2$ 有何变化？

（4）每分钟通气量（V_E）8L/min）、潮气量（V_T）500ml、呼吸频率 16 次 / 分的状态下（二氧化碳产生量［VCO_2］不变），无效腔量（V_D）150ml 和无效腔量（V_D）250ml 时，其肺泡通气量有何不同？

分析：

（1）在每分钟通气量和无效腔量不变时，肺泡通气量（V_A）=（250 − 150）× 32 = 3200ml（3.2L/min）。

（2）该患者的 V_E = 250 × 32 = 8000ml/min（8L/min），无效腔通气量是 150 × 32 = 4800ml（4.8L/min）。按公式 $V_A = V_E − V_D$ 计算，V_A = 8 − 4.8 = 3.3L/min。按公式 $PaCO_2 = VCO_2 × 0.863/V_A$ 计算，$PaCO_2$ = 220ml/min × 0.863/3.3L/min = 57.5mmHg。

（3）应用 $PaCO_2$ 公式（$PaCO_2 = VCO_2 × 0.863/V_A$），先计算 V_E = 300 × 32 = 8000ml/min。V_A = 8 − 4.8 = 3.3L/min，$PaCO_2$ = 300 × 0.863/3.3

L/min = 78.45mmHg。说明每分钟通气量不变时，如果CO_2产生量为300ml，其肺泡通气量比CO_2产生量为220ml/min时多，且$PaCO_2$也明显上升。

（4）先计算无效腔量（V_D）150ml时的肺泡通气量。根据肺泡通气量公式（V_A）=（V_T－V_D）× 呼吸频率（f）计算其肺泡通气量（V_A），V_A=（500－150）× 16 = 5600 ml/min = 5.6 L/min。然后再计算无效腔量（V_D）250ml时的肺泡通气量。根据V_A=（V_T－V_D）×f计算其肺泡通气量（V_A），V_A=（500－250）× 16 = 4000ml/min = 4.0 L/min。说明每分钟通气量、潮气量及呼吸频率不变时，无效腔气量增加则可引起肺泡通气量降低，这种情况常出现于慢性阻塞性肺疾病（COPD）。

问题5-1的答案可以说明：①影响肺泡通气量的主要因素是生理无效腔（V_D）和潮气量（V_T）。由于无效腔的作用，浅快呼吸患者V_T减少，不利于肺换气，而适当的深慢呼吸，可使肺泡通气量（V_A）增大，有利于肺部气体交换。②每分钟通气量（V_E）与基础代谢CO_2产生量有密切关系。

二、$PaCO_2$增加引起的生理变化

（1）$PaCO_2$增加可致P_AO_2降低：由于在某一稳定的大气压下，肺泡内水蒸气和氮气压也基本保持稳定，所以当肺泡内CO_2分压升高时，可以导致肺泡内氧分压（P_AO_2）降低。按肺泡气公式，即：

$$P_AO_2 = FiO_2 × （P_B－47）－ 1.25 × PaCO_2$$

按上述公式计算，当$PaCO_2$增加1倍，即$PaCO_2$由40mmHg增至80mmHg时，可使P_AO_2从100mmHg降至50mmHg。

$$P_AO_2 = FiO_2 × （P_B－47）－ 1.25 × PaCO_2 = 150 － 1.25 × 80 = 50mmHg。$$

如此高的$PaCO_2$可能引起中度低氧血症，需要及时给予氧气治疗。

（2）随着$PaCO_2$增加，pH下降，除非HCO_3^-上升。$PaCO_2$高于正常（＞45mmHg）说明通气不足，有CO_2潴留，多引起呼吸性酸中毒。

（3）$PaCO_2$ 越高，保护患者对抗任何肺泡通气量（V_A）下降能力越低：肺泡通气量（V_A）与 $PaCO_2$ 的关系曲线呈反抛物线的特点有关。当 CO_2 产生量等于 200ml/min，在 $PaCO_2$ 比较高的水平时，其曲线较陡直，此时即使肺泡通气量减少 1L/min，也可使 $PaCO_2$ 由 60mmHg 升高至 90mmHg。这些曲线特点提示：在严重通气功能障碍的患者，轻微的通气功能损伤即可导致 $PaCO_2$ 显著增加，但 $PaCO_2$ 正常或低于正常值的患者，其曲线较为平坦，所以肺泡通气量同样减少 1L/min 时，则仅可使 $PaCO_2$ 由 29mmHg 升高至 35mmHg。这一情况说明，更应对重度高碳酸血症患者进行及时而有效的处理，另一方面也要防止可能激发肺泡通气量减少因素（包括使用抗焦虑药物或镇静药物，以及感染等）。通常 $PaCO_2$ 越高，其潜在的危险性越大。

问题 5-2：患者在海平面吸入空气状态下，检查动脉血气示 $PaCO_2$ 70mmHg。

（1）计算吸入气的氧分压（PiO_2）。

（2）计算 PaO_2。

（3）如果在珠穆朗玛峰（大气压 253mmHg），$PaCO_2$ 为 20mmHg 者的 PaO_2 有何变化？

（4）在海平面（$P_B = 760mmHg$），即使 $PaCO_2 = 100mmHg$，只要给予氧气治疗（$FiO_2 = 0.35$），是否可以将 PaO_2 维持在 100mmHg 以上？

分析：

（1）按吸入气氧分压公式计算 $[PiO_2 = (P_B - 47) \times FiO_2]$

$PiO_2 = (760 - 47) \times 0.21$

$\quad\quad = 150mmHg$。

（2）按常用的肺泡气公式简化公式 $[P_AO_2 = FiO_2 \times (P_B - 47) - 1.25 \times PaCO_2]$

计算 PaO_2 时，假设 $PaO_2 = P_AO_2$ 时，$PaO_2 = FiO_2 \times (P_B - 47) - 1.25 \times PaCO_2$

$PaO_2 = 150 - 1.25 \times 70 = 62.5mmHg$。

（3）珠穆朗玛峰的大气压为 253mmHg，高山空气中，氧气浓度实际上并不"稀薄"，只是其气压低，按吸入气氧分压 $[PiO_2 = (P_B - 47) \times FiO_2]$ 公式，$PiO_2 = (253 - 47) \times 0.21 = 43.3mmHg$。然后再按 $PaO_2 = PiO_2 - PaCO_2 \times 1.25$ 计算。

$PaO_2 = 43.3 - 20 \times 1.25 = 18.3mmHg$。可见 $PaO_2 = 18.3mmHg$ 时，对人体是非常危险的。因此，在珠穆朗玛峰，必须提高吸入气中的氧气浓度以维持机体生命的需要是重要的原则。

（4）预测方法主要有：

先计算吸入氧的氧分压，$PiO_2 = (760 - 47) \times 0.35 = 249.6mmHg$。

然后再按 $PaO_2 = PiO_2 - PaCO_2 \times 1.25$ 计算。$PaO_2 = 250 - 100 \times 1.25 = 125mmHg$。只要给予氧气治疗（$FiO_2 = 0.35$），维持 PaO_2 在 $100mmHg$ 以上也是可能的。

第二节　　呼气末 CO_2 分压的监测

呼气末 CO_2 分压（$PetCO_2$）监测具有无创、便捷、灵敏度高和在床边能长时间连续应用等特点。它不仅可以监测通气也能反映循环功能和肺血流情况，目前已成为 ICU、CCU 和手术室不可缺少的常规检测手段。$PetCO_2$ 常替代 $PaCO_2$，避免了采取动脉血样。结合呼吸气 CO_2 测定（capnometry）的数据及 CO_2 图形描记（capnography），对评估肺通气和肺血流变化及心肺复苏有效性、判断气管插管的正确位置、监测机械通气期间的呼吸及气道梗阻等方面具有重要临床意义。CO_2 图形描记法广泛应用于气管插管和机械通气患者。将 CO_2 感受器放置于插管或呼吸机管道内，$PetCO_2$ 在床边监视器上连续显示监测。CO_2 图形描记法的最主要的优势有两点：①避免反复采动脉血样；②可以连续监测和阅读 $PetCO_2$，特别是在 ICU、CCU 或手术室麻醉期间的监测有着重要意义。

通常将红外线吸收分光光度法与二氧化碳描记法一起使用。红外线分光光度法的测定原理是根据红外线吸收光谱的原理设计而成的。CO_2 可以吸收红外线，若发出一个已知光谱的红外光线穿过一个呼气末的气体样本，则被吸收的红外线的量与气体样本中 CO_2 的量成正比。即由红外线检测器测定红外线的光束量衰减程度与 CO_2 浓度成正比。再经微电脑处理和计算，并显示呼气末 CO_2 分压（$PetCO_2$）或呼气末 CO_2 浓度（$CetCO_2$），以数字显示（单位为 mmHg、kPa，或百分比）和图形描记打印（图 5-3）。

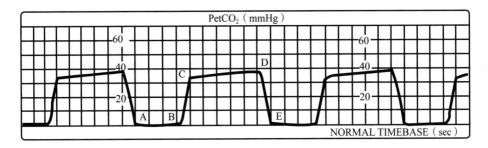

图 5-3　正常 CO_2 描记图

注：A-B：吸气基线；B-C：呼气上升支；C-D：呼气平台；D：$PetCO_2$，呼气末 CO_2 分压值（mmHg）；D-E：吸气下降支；NORMAL TIMEBASE（sec）：正常时间基线（秒）。（引自：Ward KR.）

$PetCO_2$ 的主要决定性因素是机体 CO_2 产生量、肺泡通气量和肺血流灌注量。在 CO_2 产生量和肺泡通气量未有明显改变的情况下，$PetCO_2$ 就可反映肺血流，也就是心输出量情况。因为 CO_2 的弥散能力较强，易从肺毛细血管进入肺泡内，使肺泡内和动脉血 CO_2 处于平衡，最后呼出的气体为肺泡气，所以呼气末 CO_2 可以反映肺泡动脉血 CO_2 分压。

正常人 $PetCO_2 \cong PACO_2 \cong PaCO_2$。$PetCO_2$ 的正常值为 35 ~ 40mmHg（平均 38mmHg）。

有肺部疾病和通气/灌注失衡的患者 $PetCO_2$ 并不等于或不接近肺泡或动脉血 PCO_2。这是因为通气/灌注紊乱状态使生理无效腔增大。在 COPD 患者可有 $PetCO_2$ = 50mmHg，$PaCO_2$ = 74mmHg，两者的差值可达 24mmHg，虽然差值很大，但也不能排除 $PetCO_2$ 的使用。与任何血气检测一样，检验结果必须按着临床表现来解释是一个重要原则。通常，$PetCO_2$ 增高表明 $PaCO_2$ 增高，但 $PetCO_2$ 的数值并不等于 $PaCO_2$。因而，在监测前，应测 1 ~ 2 个 $PetCO_2$ 和 $PaCO_2$，以获得两者之间的差值，当患者保持稳定时，$PetCO_2$ 就能代替 $PaCO_2$。一般 $PetCO_2$ 比 $PaCO_2$ 低 6 ~ 21mmHg。如果患者病情稳定，将这个差值与所测的 $PetCO_2$ 相加判断 $PaCO_2$ 的变化，这样可不必采动脉血而实施 $PaCO_2$ 监测。

一、$PetCO_2$ 波形及其意义

正常呼吸周期的 CO_2 波形成矩形，PCO_2 为纵坐标，时间为横坐标。正常 CO_2 波形可分为 4 个相（图 5-4）。

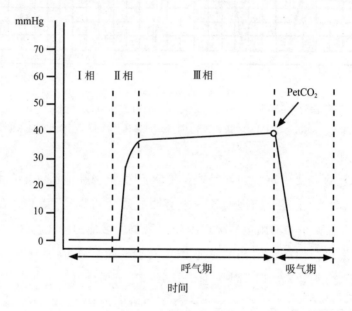

图 5-4　正常 CO_2 描记图

（引自：Kherallah M.）

1. **I 相**　吸气基线，位于基线零点，是呼气的开始部分。因为气道的解剖或机械无效腔内没有 CO_2，故 PCO_2 为零，相当于无效腔气。

2. **II 相**　呼气上升支，随着呼气波形突然陡直上升，相当于肺泡气与无效腔气的混合气段。

3. **III 相**　呼气平台，呼气曲线平稳形成水平或稍向上倾斜线，主要是由于从所有的肺泡呼气的气体形成平台，故称"肺泡平台"（"alveolar plateau"）。在健康成年人 CO_2 描记图上的肺泡平台表现为呼气过程中的一段

几乎稳定不变的 CO$_2$ 分压曲线。肺泡平台这一段之所以是平直的，主要是由于从所有的肺泡呼出的气体都具有相同的通气/血流之比。当明显的肺泡平台出现时才能进行肺泡气的采样分析。其肺泡平台的终点（其末尾最高点 [D]）的 PCO$_2$ 就是呼气末 PCO$_2$（PetCO$_2$）值。

4. IV相　吸气下降支，吸气开始时其曲线突然倾斜下降至基线零点，相当于吸气段。此外，II相与III相之间的夹角称为 α 角，正常值为 100°~110°；III相与吸气降支之间的夹角称为 β 角。

二、临床常见异常 CO$_2$ 波形图的临床意义

1. 呼气末 PCO$_2$（PetCO$_2$）值过高　其重要临床意义是肺泡通气不足或输入到肺泡的 CO$_2$ 增多（图 5-5B）。常有以下 5 种情形：①颅内压增高或中枢神经抑制药导致呼吸抑制；②机械通气时潮气量不足；③恶性高热、甲亢危象或代谢率增加、癫痫、败血症或静脉注射碳酸氢钠过多时 CO$_2$ 产生量增加；④严重通气不足或严重呼吸肌麻痹；⑤呼吸机故障或回路系统漏气等。

2. 呼气末 PCO$_2$（PetCO$_2$）值过低　主要是由于肺泡通气过度或输入肺泡的 CO$_2$ 减少（图 5-5A）。常有以下 4 种情况：①潮气量过大的机械通气；②肺灌注降低或肺梗死；③代谢性酸中毒代偿期、疼痛、低氧血症或中枢性过度通气；④低温或低血压或出血等时 CO$_2$ 产生量减少。PetCO$_2$ 对诊断肺栓塞有重要意义，其特点有两点：其一是 PetCO$_2$ 突然降低；另一个是 P（a-et）CO$_2$ 明显增大（图 5-5C）。

3. 呼气中 CO$_2$ 波形消失　常有以下 3 种情况：①心脏骤停；②呼吸暂停或大呼吸道完全梗阻；③通气环路接头脱落等。

4. 呼气末 PCO$_2$（PetCO$_2$）波形异常　在许多情况下，可出现特殊的波形。

（1）在 CO$_2$ 描记图上"肺泡平台"消失（图 5-6）或 CO$_2$ 曲线上升缓慢和平台变陡，提示许多呼吸系统疾病会影响通气/血流的匹配和呼吸气流。例如哮喘和阻塞性肺部疾病患者的 CO$_2$ 曲线上升缓慢或平台变陡或"肺泡平台"消失。

（2）呼气平台呈"骆驼样"CO$_2$ 曲线：由于两侧肺呼出气流率不同步导

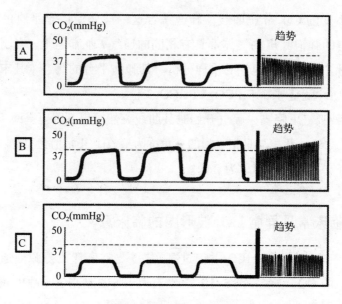

图 5-5 异常 CO_2 波形图

注：A：通气过度引起 $PetCO_2$ 降低和呼气平台压低；B：通气不足引起 $PetCO_2$ 升高和呼气平台升高；C：肺栓塞时 $PetCO_2$ 突然降低且 $P（a-et）CO_2$ 明显增大。

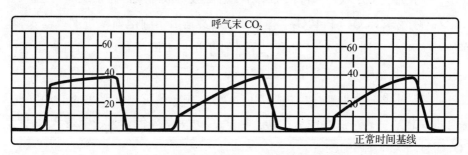

图 5-6 CO_2 描记图上 COPD 患者的"肺泡平台消失"

注：COPD 患者的 CO_2 描记图上"肺泡平台消失"。（引自：Ward KR.）

致，常见于侧卧位和气管导管插入一侧主气管时。

（3）心源性振荡样 CO_2 曲线：吸气下降支呈锯齿样波形。心脏搏动对肺产生拍击作用导致"微小呼吸"（"mini-breaths"），引起低频小潮气量，导致呼出气 PCO_2 呈快速振动波形，也称为心源性振动（cardiogenic oscillations）。

（4）呼气平台呈"沟裂"样 CO_2 曲线：表示自主呼吸恢复，肌松药作用即将消失，沟裂深度和宽度与自主呼吸的潮气量大小成正比。也可见于使用呼吸机患者的人机对抗状态（图 5-7B）。

（5）冰山样 CO_2 曲线：多见于自主呼吸恢复初期，表现为无峰相，不连贯如冰山消融状。

（6）需要注意的是有时由于气管导管扭曲或部分阻塞也可使呼气延迟，从而 CO_2 曲线上升延迟而其肺泡平台消失。有时因气管套囊漏气出现 CO_2 曲线提前下降，通常漏气越严重，其 CO_2 曲线下降越早（图 5-7A）。这种现象也可见于使用不适的面罩通气时。

影响 $PetCO_2$ 的主要因素为 $PaCO_2$ 和 $PetCO_2$ 间压差〔P（a-et）CO_2〕增加。由于〔P（a-et）CO_2〕增加而使 $PetCO_2$ 的敏感性和特异性下降。在正常成人，P（a-et）CO_2 小于 6mmHg。$PetCO_2$ 降低的主要病理生理学原因是通气/血流比值增高（$\dot{V}/\dot{Q} > 0.8$）。至于引起这种高通气/低血流的原因是肺血管床的阻塞导致肺血液灌流减少。当肺血流灌注减少时，由于运输到肺泡-毛细血管网的 CO_2 减少，使 $PetCO_2$ 降低，从而导致 P（a-et）CO_2 增大。常有以下 5 种情况：①肺栓塞；②肺血流灌注减少；③心脏骤停；④正压通气，特别是 PEEP；⑤高频率/低潮气量通气等。

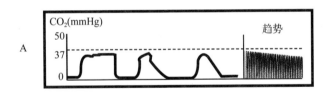

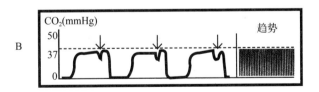

图 5-7　气管套囊漏气（A）和肌肉松弛药即将消失（B）时 CO_2 描记图波形变化

A：气管套囊漏气时可出现 CO_2 曲线提前下降，通常漏气越严重，其 CO_2 曲线下降越早。B：呼气平台呈"沟裂"样 CO_2 曲线：表示自主呼吸恢复，肌松药作用即将消失，在麻醉过程中出现这样曲线时，提示需加肌松药。

三、呼气末二氧化碳监测、临床应用范围及意义

1. 监测通气功能 在 ICU 和手术或其他重症监护中，最普遍的是对通气功能的监护。心肺功能正常者只要无无效腔增加，通气／血流比值正常时，在多数情况下，$PetCO_2$ 可以反映 $PaCO_2$ 或 P_ACO_2。所以 $PetCO_2$ 被用作 $PaCO_2$ 替代指标，和脉搏血氧机一道，监测通气。一般而言，在动脉血 CO_2 和肺泡气 CO_2 的差值很小（＜ 6mmHg）的情况下，呼出气二氧化碳监测可以较迅速而准确地反映 $PaCO_2$。也就是说，它可迅速反映患者的通气功能。但是呼吸道无效腔量（V_D/V_T）过大（$V_D/V_T = 0.1$）或肺内分流明显增加（$Qs/Qt = 0.3$）时，$PetCO_2$ 不能正确反映 $PaCO_2$。特别是患有肺不张、广泛肺实变、肺水肿或急性呼吸窘迫综合征等基础疾病时。机械通气时气道压力过高、通气频率过快等情况时均影响 $PetCO_2$ 水平。

2. 呼吸机参数调节和撤机监测 包括调节通气量，选择最佳 PEEP 值，在撤机过程中监测 $PetCO_2$ 等。安全撤机的关键是要观察患者整体表现，要评估在撤机过程中是否维持足够的通气量。通常手术后患者撤机中 $PetCO_2$ 的变化和 $PaCO_2$ 改变有一定的相关性，监测 $PetCO_2$ 和脉搏血氧仪可以减少反复采动脉血样。撤机过程中，患者有自主呼吸、$PetCO_2$ 和 SpO_2 保持正常，则可以撤除呼吸机。

3. $PetCO_2$ 监测有助于反映循环功能 $PetCO_2$ 改变可作为心输出量变化的导向。在低血压、休克和低血容量等时，随着心输出量的减少，而肺血流减少，$PetCO_2$ 逐渐降低。心脏呼吸骤停时，$PetCO_2$ 急剧降低至零。$PetCO_2$ 监测有助于判断心肺复苏的效果，随着心肺复苏术的成功，能够促进血液的正向流动，其肺的灌流也就得到恢复。也就是说，通过肺泡-毛细血管膜运输 CO_2 的能力也逐渐恢复。因此，在 CO_2 描记图上可显示出 $PetCO_2$ 的逐渐升高，正常的 $PetCO_2$ 重新恢复。对心肺复苏术患者进行 CO_2 描记并观察 $PetCO_2$ 水平，则不仅有助于判断心肺复苏的效果，而且可大大提高抢救的成功率。在 CO_2 曲线上连续出现一排（5 个以上）CO_2 呼出波时，可以确定心脏泵血，吸入气可以到达肺泡并被呼出，CO_2 监测仪工作正常。

4. 急性肺栓塞的监测 急性肺栓塞时由于栓子通过阻断一组肺泡灌注引

起额外无效腔，所以PetCO$_2$突然降低。

5. 确定气管导管的位置及通常情况　气管插管后呼吸一次即可出现CO$_2$监测波形，若显示CO$_2$浓度或分压为零，此时可能发生以下几种情况：①气管插管实际不在气管内；②没有潮气量，例如严重支气管哮喘或管道脱离；③CO$_2$监测仪或采样管故障；④可能没有肺血流，如心跳停止或大面积肺栓塞。如果气管或气管导管部分阻塞时，PetCO$_2$水平升高、压力波形高尖和平台降低。

6. 及时发现麻醉机或呼吸机故障　如呼气活瓣失灵，或钠石灰失效时，PetCO$_2$升高；误吸到气管内异物时PetCO$_2$急剧升高。

问题5-3：下列选项中哪种属于肺无效腔增加？

a. PaCO$_2$ = 41mmHg，PetCO$_2$ = 49mmHg

b. PaCO$_2$ = 32mmHg，PetCO$_2$ = 28mmHg

c. PaCO$_2$ = 45mmHg，PetCO$_2$ = 39mmHg

d. PaCO$_2$ = 39mmHg，PetCO$_2$ = 21mmHg

分析：无效腔量增加时PetCO$_2$降低。此时，PaCO$_2$和呼气末CO$_2$分压（PetCO$_2$）之间压差增大。通常压差＞6mmHg时提示肺无效腔增加。这两者之间的差异可用公式计算［P（a-et）CO$_2$ = PaCO$_2$ – PetCO$_2$］。

问题5-3中，PetCO$_2$降低的有b、d选项，其中唯有d选项的P（a-et）CO$_2$ = 39 – 21 = 18mmHg（＞6mmHg），提示肺无效腔量增加，所以正确答案应为d。

而b选项的P（a-et）CO$_2$ = 32 – 28 = 4mmHg，其P（a-et）CO$_2$是在正常范围内（＜6mmHg）。

a选项中的PetCO$_2$（49mmHg）＞PaCO$_2$（41mmHg）（负值）。通常，PaCO$_2$总是高于PetCO$_2$，这是一个规律，但是以下几种情况中，P（a-et）CO$_2$变为负值，其发生率为12%。①在正常肺功能状态下，高潮气量和低呼吸频率的通气。②功能残气量（FRC）减少，此时不仅肺泡内没有充分余气继续与肺循环血流进行气体交换，形成动静脉分流（特别是呼气时），而且各种原因引起的排空延迟肺泡数量增加，使CO_2浓度接近混合静脉血水平。FRC减少多见于肺损伤、肺水肿、肺纤维化、气胸、肺切除或胸腔积液等。

结论：正确答案为 d。

问题 5-4：在每分钟通气量（V_E）恒定（4.1L/min）时，下列哪项符合心输出量的突然降低？

a. $PetCO_2$ 由 30mmHg 降低至 10mmHg

b. $PetCO_2$ 由 30mmHg 增加至 40mmHg

c. PaO_2 降低 10mmHg

d. PCO_2 增加 10mmHg

分析：通常，在每分钟通气量、CO_2 产生量恒定的情况下，$PetCO_2$ 与心排血量有相关性。在休克、心脏骤停等时，$PetCO_2$ 的明显降低可作为心排血量突然降低的倾向。所以该题的正确答案为 a。

问题 5-5：下列各种种状态中，$P(a-et)CO_2$ 是增加、减少、正常，还是接近正常？

a. 肺栓塞

b. 严重慢性阻塞性肺疾病（COPD）

c. 心源性休克

d. 神经性（正常肺功能）的通气过度（$PaCO_2 = 28mmHg$）

e. 正常肺功能者的镇静药物过量（$PaCO_2 = 58mmHg$）

分析：

a. 肺栓塞时，由于肺血管内栓子致灌注被阻断造成额外无效腔，使肺泡气体不能参与气体交换，引起高 $\dot{V}/\dot{Q}$，$PetCO_2$ 减少而致 $P(a-et)CO_2$ 增加。

b. 严重慢性阻塞性肺疾病（COPD）患者多有呼吸困难，$PaCO_2$ 明显增加，同时因病变肺泡没有平衡地排空，潮气末样本包括相当多的无效腔气体，所以多为 $P(a-et)CO_2$ 增加。

c. 心源性休克时，由于心排血量降低而肺血流减少，通气/血流失调引起 $PetCO_2$ 降低，结果 $P(a-et)CO_2$ 增加。

　　d、e. 在肺功能正常状态下，PetCO₂ 和 PaCO₂ 之差一般小于 6mmHg。所以，尽管发生神经性（正常肺功能）的通气过度（$PaCO_2 = 28mmHg$）和正常肺功能者的镇静药物过量（$PaCO_2 = 58mmHg$），但是一般而言，其 P（a - et）CO₂ 正常或接近正常。

第六章 评估酸碱平衡

第一节 Henderson–Hasselbalch 公式在酸碱平衡中的应用

动脉血气资料评估的氧合、通气和酸碱平衡过程中，酸碱平衡状态是最复杂的，而且涉及两种或多种变量，如肺（$PaCO_2$）、肾（HCO_3^-）、血液和细胞等参与的复杂过程。

Henderson-Hasselbalch 公式（简称 H-H 公式）是非常常见的基本酸碱判读公式。该式将酸碱平衡的 pH、$PaCO_2$ 和 HCO_3^- 三个重要指标联系起来。

根据 Henderson-Hasselbalch 公式：

$$pH = lg\frac{1}{[H^+]} = lg\frac{1}{[Ka]} + lg\frac{[HCO_3^-]}{[H_2CO_3]} = pKa + lg\frac{[HCO_3^-]}{0.03 \times PaCO_2}$$

$$pH = pKa + lg([HCO_3^-]/[H_2CO_3])$$

$$pH = pKa + lg([HCO_3^-]/\alpha \cdot PaCO_2)$$

上式中，pKa 为在 37℃血浆的解离常数，碳酸的 pK 为 6.1，α 为 CO_2 气体溶解系数 [mmol（L·mmHg）]，为 0.03mmol/L/mmHg。

$$pH = 6.1 + lg([HCO_3^-]/0.03 \times PCO_2)$$

[HCO_3^-] 主要由肾来调节；$PaCO_2$ 由肺来调节。

将上式改写为：

$$pH \approx pKa + lg[肾]/[肺]$$

从上述公式可以得出以下 8 个重要结论：

（1）pH 主要取决于 [HCO_3^-] 与 $PaCO_2$ 的比值，而不是单纯取决于 [HCO_3^-] 或 $PaCO_2$ 任何一个变量的绝对值。

（2）在［HCO_3^-］和 $PaCO_2$ 中，任何一变量发生原发性变化（最初的改变），都会引起另一变量的继发性代偿变化，这样可限制了酸中毒或碱中毒的程度。

（3）pH 是随［HCO_3^-］和 $PaCO_2$ 变化而变化的变量。

（4）如果代偿性调节的方向与原发变化成同向者为单纯性酸碱紊乱（参见后述）。

（5）代偿性调节方向与原发变化成反向者必有混合性酸碱紊乱的存在（参见后述）。

（6）如果［HCO_3^-］与 $PaCO_2$ 虽然发生明显异常，但是 pH 却在正常范围内，应考虑存在混合性酸碱紊乱的可能。

（7）一般而言，原发性酸碱紊乱常决定其 pH 是偏酸还是偏碱。

（8）原发性失衡变化通常大于继发性代偿变化。

该公式表明血浆 pH 是由 PCO_2 和 HCO_3^- 的比值决定的，而不是由某个值决定的。若 PCO_2 的变化引起 HCO_3^- 的比值，二者比值不变，则其 pH 可保持不变。pH 表示氢离子浓度［H^+］的负对数。

亦可用图解法表示 Henderson-Hasselbaleh 公式中三个变量间的关系（图6-1）。

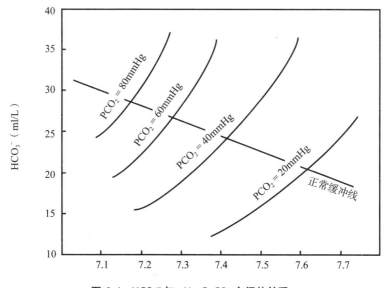

图 6-1　HCO_3^- 与 pH、$PaCO_2$ 之间的关系

问题 6-1：一份血样，$PaCO_2$ 50mmHg，HCO_3^- 为 30mmol/L。血样的 pH 和 BE 各为多少？可用计算图求之。

分析：在图 6-2 上，连结 $PaCO_2$ 50mmHg 和 HCO_3^- 30mmol/L 的直线，然后其直线和 pH 和 BE 的交点分别是 7.40 和 5.2mmol/L（Hb = 5g/100ml，相当于细胞外液 BE 值）。使用酸碱列线图，只要在 pH、$PaCO_2$ 和 HCO_3^- 个指标中已知两个，就能很方便的求得另一个。

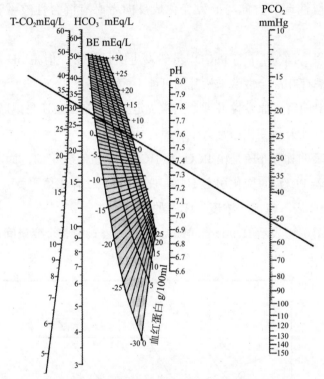

图 6-2 Siggaard-Andersen 列线图

（引自：Rooth G.）

第二节 Kassirer-Bleich 公式在酸碱平衡中的应用

在临床上，血浆 $[H^+]$、$PaCO_2$ 和 $[HCO_3^-]$ 的关系可用 Kassirer-Bleich 公式（简称 K-B 公式）表示：

$$[H^+] = 24 \times PaCO_2 / [HCO_3^-]$$

上式中，$[H^+]$ 的单位为 nmol/L，$[HCO_3^-]$ 为 mmol/L 或 mEq/L，$PaCO_2$ 为 mmHg。如果 $PaCO_2$ 为 40mmHg、$[HCO_3^-]$ 为 24mmol/L，其 $[H^+]$ 是 40nmol/L。这一公式是不用对数即可计算出 $[H^+]$、$[HCO_3^-]$ 与 $PaCO_2$ 三者中的一项，如果已知其中两项，就可以通过此公式进行计算第三个变量，所以临床上很常用。

H_2CO_3 与溶解在水中的 CO_2（$[CO_2]$ dis）的水合反应的平衡式可用下式表示：

$$[CO_2]\, dis + H_2O \rightleftharpoons H_2CO_3 \rightleftharpoons H^+ + HCO_3^-$$

上式可简化为：

$$[CO_2]\, dis + H_2O \rightleftharpoons H^+ + HCO_3^-$$

此反应步骤在体内多数细胞中在碳酸酐酶的催化下，在微秒内达到平衡状态。不过即使在没有该酶存在下，也可能在不到 1 分钟之内也能达到平衡。

根据质量作用定律：

$$Ka = [H^+][HCO_3^-] / [CO_2]\, dis\, [H_2O]$$

Ka 为解离常数。上式可以写成：

$$Ka\,[H_2O] = [H^+][HCO_3^-] / [CO_2]\, dis$$

以 K'a 表示 Ka $[H_2O]$ 时，

$$K'a = [H^+][HCO_3^-] / [CO_2]\, dis$$

$$[H^+] = K'a \times [CO_2]\, dis / [HCO_3^-]$$

如果用 $\alpha \cdot PCO_2$ 替代 $[CO_2]$ dis：

$$[H^+] = K'a \times (\alpha \cdot PCO_2 / [HCO_3^-])$$

式中 K'a（794nmol/L）和 α（0.03）相乘得 23.8。

$$[H^+] = 23.8 \times (PCO_2 / [HCO_3^-])$$

为了便于临床计算，此数近似为 24。

$$[H^+] = 24 \times (PCO_2 / [HCO_3^-])$$

上式就是 Kassirer-Bleich 公式。

由于直接检测 H_2CO_3 比较困难，与溶解的 CO_2（$[CO_2]$ dis）相比，其浓度很小，两者处于动态平衡状态，由可测的 $PaCO_2$ 通过上述 Kassirer-

Bleich 公式很容易计算出变化着的溶解的 CO_2（$[CO_2]$ dis）。

$PaCO_2$ 需乘以溶解系数 0.03（37℃时）来表示其 $[CO_2]$ dis。

CO_2 在 37℃时血浆中的溶解量（$[CO_2]$ dis）为：

$$[CO_2] \text{ dis} = 0.03 \times PaCO_2$$
$$= 0.03 \times 40 = 1.2\text{mmol/L}$$

$[H^+]$ 与 pH 的关系是随着 pH 升高而 $[H^+]$ 值降低，两者呈负相关，但 pH 为 7.20 ~ 7.55 时，pH 每升降 0.01 时，其 $[H^+]$ 则降升 1nmol/L，呈直线关系（图 6-3），也就是其 pH 的小数点后两位数加 $[H^+]$ 的值约等于 80。如果 pH 为 7.40 时，$[H^+]$ 为 40nmol/L，40 + 40 = 80；pH 为 7.45 时，$[H^+]$ 为 35nmol/L，45 + 35 = 80。

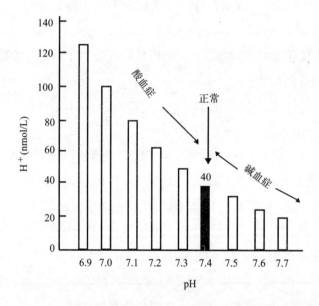

图 6-3　氢离子浓度 $[H^+]$ 和 pH 关系

注：pH 在 7.20 ~ 7.55，pH 每升降 0.01 时，其 $[H^+]$ 则降升 1nmol/L，呈直线关系，但是 pH ＜ 7.20 时，$[H^+]$ 增加的幅度远比 pH 降低明显，这显示，$[H^+]$ 改变比 pH 改变更敏感和准确。（引自：Miller RD.）

已知 pH，计算 $[H^+]$ 的简便方法（表 6-1）是：

（1）pH 每升高 0.1，$[H^+]$ 乘以 0.8。例如：pH 为 7.50 时，其 pH 比正常

值升高 0.1，故其〔H^+〕为 40 × 0.8 = 32nmol/L

（2）pH 每降低 0.1，〔H^+〕乘以 1.25。例如：pH 为 7.30 时，其 pH 比正常值降低 0.1，故其〔H^+〕为 40 × 1.25 = 50nmol/L。

表 6-1　pH 与〔H^+〕的关系

pH	〔H^+〕（nmol/L）	〔H^+〕（nmol/L）大约等于
7.00	100	≅ 79 × 1.25
7.10	79	≅ 100 × 0.8，或 ≅ 63 × 1.25
7.20	63	≅ 79 × 0.8，或 ≅ 50 × 1.25
7.30	50	≅ 63 × 0.8，或 ≅ 40 × 1.25
7.40	40	（正常参考值）
7.50	32	≅ 40 × 0.8，或 ≅ 25 × 1.25
7.60	25	≅ 32 × 0.8，或 ≅ 20 × 1.25
7.70	20	≅ 25 × 0.8

（引自：Schafer JA.）

用血中〔H^+〕来反映体内酸碱平衡状态更为确切。若仅从 pH 变化来看，似乎机体对酸或碱的耐性是相近的，但从〔H^+〕的绝对值变化来看，就可以看出机体对酸的耐受性远比对碱的耐受性强。当 pH 从 7.40 降低至 7.00 时，〔H^+〕则由 40nmol/L 上升至 100nmol/L；当 pH 从 7.40 增加至 7.80 时，〔H^+〕则由 40nmol/L 降低至 16nmol/L。可见，pH 只减少 0.4 与只增加 0.4 时，〔H^+〕改变的绝对值是 60nmol/L 与 25nmol/L 之比，〔H^+〕比 pH 更为精确，所以在评估酸碱平衡状态时，仍配合使用两者。不过目前 pH 仍然在全世界使用，而且看起来在动脉血气报告中没有让位于〔H^+〕。

问题 6-2：$PaCO_2$ 为 82mmHg，〔HCO_3^-〕为 39mmol/L。

（1）计算〔H^+〕。

（2）pH 是多少？

分析：

（1）计算［H^+］：按［H^+］$= 24 \times$（$PCO_2/$［HCO_3^-］）计算：

$$［H^+］= 24 \times（82/39）=50.4nmol/L。$$

（2）评估 pH：pH7.40 时［H^+］$= 80$，因为 pH 的小数点后两位数加［H^+］的值约等于 80。所以 $80 - 50 = 30$，故其 pH 为 7.30。

问题 6-3：计算下述每种状态时的［H^+］：

（1）pH = 7.50

（2）pH = 7.30

分析：

（1）按 pH 每升高 0.1，［H^+］40 乘以 0.8 法计算，当 pH 为 7.50 时，［H^+］$= 40 \times 0.8 = 32nmol/L$。

（2）按 pH 每降低 0.1，［H^+］40 乘以 1.25 法计算，当 pH 为 7.30 时，［H^+］$= 40 \times 1.25 = 50nmol/L$。

问题 6-4：一份血样：HCO_3^- 为 10mmol/L，［H^+］为 100nmol/L（pH= 7.0）。

血样的 $PaCO_2$ 是多少？

分析：按公式（$PaCO_2 =$［HCO_3^-］$\times$［H^+］$/24$）计算：

$$PaCO_2 = 10 \times 100/24 = 1000/24 = 42mmHg。$$

第三节　　电中和定律

体液中，带负电荷的阴离子总量必须与带正电荷的阳离子总量相等，从而保持电中性，称为电中和定律。也就是说，无论是细胞外液还是细胞内液，它们各自所含的正、负离子总浓度（mmol/L）必须相等。这是体液内电解质平衡的特点。电解质在体液中以离子状态存在，绝大多数并不是以化合物状态出现。体液是个大化学反应池（chemical reaction pool），这些阴、阳离子在池内不停地活跃忙碌着，为的是使电解质平衡，从而保持电中性，但它们多数互不结合。如血浆中阳离子为 150mmol/L（=153mEq/L），则阴离子也必须是 150mmol/L（=153mEq/L）。因而它们都能各自保持静电平衡，亦称为电中性。阴、阳两种离子在任何情况下，彼此间保持平衡。当其中某一项离子因病理情况升高或降低时，另一项离子即作相应的调整，继续保持阴阳离子的平衡。酸碱物质实质也是一种电解质，即 H^+ 带正电荷，OH^- 带负电荷，也必须遵循电中性原理。电解质平衡和酸碱平衡间的相互关系，可用 Gamble 图来说明（图 6-4），这是对血浆电中和定律的图解。血浆中主要阳离子是 Na^+（142mmol/L）、K^+、Ca^{2+}、Mg^{2+} 等，使阳离子总量达到 150mmol/L；主要阴离子是 Cl^-（104mmol/L），其次是 HCO_3^-（24mmol/L）、蛋白质，还有磷酸盐、硫酸盐和残余的有机酸（乳酸盐、丙酮酸盐等），其阴离子总量为 150mmol/L。阴阳离子经常彼此间保持平衡，其调整也遵循一定的规律。

（1）缓冲碱（BB）是碳酸氢和蛋白质的总和，即 24 + 17 = 41mmol/L。因此，缓冲碱是酸碱平衡和电解质平衡之间相连接的桥梁，根据电中和定律，阴离子总量和阳离子总量相等，如果残余阴离子的量正常，则：

$$BB（缓冲碱）= Na^+ - Cl^-$$

$$残余阴离子 = 血浆阳离子^+ - (Cl^- + BB^-)$$

$$血浆 HCO_3^- = 血浆阳离子^+ - (Cl^- + Pr^- + 残余阴离子)$$

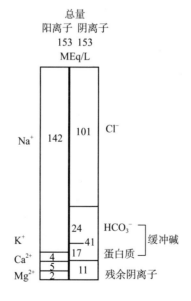

图 6-4 Gamble 图表

（引自：Rooth G.）

血浆 $K^+ + Ca^{2+} + Mg^{2+} \approx$ 残余阴离子 $\approx 10 \sim 11mmol/L$

在临床上，为了迅速判断酸碱平衡的动向，只要将测知的血浆 Na^+ 减去 Cl^-，便可初步判断非常接近的 BB（缓冲碱）数值，BB 的计算值小于 42mmol/L 时，初步提示有代谢性酸中毒存在。

（2）根据电中和定律引导出的阴离子间隙（AG）是判断代谢性酸中毒的另一重要指标之一，特别是对混合性酸碱失调的鉴别诊断具有重要价值。阳离子与阴离子以 mmol/L 表示时，其总量在血浆中相等，保持电中性。即：

$$AG = (Na^+ + K^+) - (HCO_3^- + Cl^-)$$

因 K^+ 在血浆中浓度很低，对 AG 的影响较小，故将上式改写为：

$$AG = Na^+ - (Cl^- + HCO_3^-)$$

AG = 未测定阴离子（unmeasured ation，UA）- 未测定阳离子（unmeasured cation，UC）

组成 UA 和 UC 的任何一个部分及 Na^+、HCO_3^-、Cl^- 的改变均可影响 AG 值。

阴离子间隙的诊断意义在于提示是否有代谢性酸中毒的存在，不论 pH 是正常，还是高于正常，只要 AG 大于 16mmol/L，则初步提示合并高 AG 型代谢性酸中毒，因此在临床上计算阴离子间隙具有实用意义（后述）。

（3）电中和定律可帮助判断低氯血性碱中毒和高氯性酸中毒。低氯血症时，Cl^- 的下降必然伴随阳离子（主要是 Na^+）的下降，或其他阴离子（主要是 HCO_3^-）的升高，或伴 Na^+ 减少同时 HCO_3^- 升高，因此在低氯血症，由于 Cl^- 原发性下降，可使 HCO_3^- 代偿性增加，并且两者的变化幅度几乎相同，其特点是 $[\Delta Cl^-] = [\Delta HCO_3^-]$。结果易合并低氯性碱中毒或低氯性碱中毒合并低钠血症。相反，代谢性碱中毒时，易合并低血氯，这也是根据电中性原理，Cl^- 与 HCO_3^- 为细胞外液的主要阴离子，二者互相消长，血 HCO_3^- 升高时，血 Cl^- 继发性下降。高氯血症还可引起酸中毒。

（4）阳离子 Na^+ 升高或降低时，必导致阴离子也随之升高或降低。低钠血症时，若 AG 不变，HCO_3^- 或 Cl^- 相应减少，或两者同时相应地减少，以达到阴阳离子总和相等。相反。当输入含钠溶液，血 Na^+ 即升高，此时阴离子 HCO_3^- 也相应增加，以保持阴阳离子平衡。

第四节　阴离子间隙

根据电平衡定律，带负电荷的阴离子总量必须与带正电荷的阳离子总量相等。此定律适用于所有机体各间区的阴离子和阳离子，以保持电中性。阴离子间隙（Anion Gap，AG）的计算法是常规检测的阳离子总数减去常规检测的阴离子总数，其计算公式为：

$$AG = (Na^+ + K^+) - (HCO_3^- + Cl^-)$$

因 K^+ 在血浆中浓度很低，对 AG 的影响很小，所以通常可简化为下式表示：

$$AG = Na^+ - (HCO_3^- + Cl^-)$$

此时，AG 的正常值为 $12 + 4mmol/L$（K^+ 不计算在内）。目前 AG 公式（上式）更常用。根据当地临床实验室应用的方法不同，其平均值也可能不同。AG 是血清［Na^+］和血清［Cl^-］加上血清［HCO_3^-］总和之间的差异，通常用静脉血总 CO_2 来衡量。故实际上，其阴离子间隙均以下面公式计算：

$$AG = Na^+ - (Cl^- + CO_2)$$

此时，AG 的正常值也为 $12 ± 4mmol/L$。本书中自始至终，使用上式计算。在常规的电解质检测中，阴离子间隙的经典计算法仅基于三种电解质：Na^+，Cl^- 和 HCO_3^-（或血清 CO_2）。

一、静脉血总 CO_2 值和［HCO_3^-］值的临床应用

尽管本书的重点是叙述动脉血液气体分析，但是常规的血清电解质检查，特别是用其来计算阴离子间隙的电解质时，测得的［HCO_3^-］值常不是用动脉血而是用静脉血测得的总［CO_2］值。后者是指所有游离的和结合的 CO_2，包括溶解的 CO_2、碳酸、氨基甲酸盐和［HCO_3^-］，其中［HCO_3^-］占总量的近95%，因此，用总［CO_2］值可以很好地估计血浆［HCO_3^-］，而且，在用静脉血测血电解质时，可以常规一起进行检测。化学实验室检测静脉血中的［HCO_3^-］作为血清电解质的组成。通常，静脉血［HCO_3^-］比动脉血计算［HCO_3^-］高 2～4mmol/L（表6-2）。在用静脉血进行检测的过程

中，需要注意的是，暴露在空气中标本的 CO_2 的丢失主要是由于血标本的离心延迟及检测分析开始时红细胞中的乳酸导致 HCO_3^- 分解。如果标本能够及时离心并储存在 4℃ 的环境，则基本可避免 CO_2 丢失。为了减小静脉血和动脉血的这种差别，通过将患者手或肘的采血部温暖到 45℃，并持续 10 分钟，这样能显著提高静脉血的流速，静脉血便在体内动脉化。

表 6-2　动脉血和静脉血的正常值范围

项目	单位	正常值范围	
		动脉血	静脉血
PCO_2	mmHg	35 ~ 45	41 ~ 51
HCO_3^-（或血清 CO_2）	mmol/L	22 ~ 26	23 ~ 28
BE（剩余碱）	mmol/L	−2 ~ +3	−2 ~ +3
Anion Gap（AG）	mmol/L	10 ~ 20	10 ~ 20

　　由于静脉血清电解质比动脉血气更常被检测，血清 CO_2 常常是潜在酸碱平衡紊乱的第一线索。计算出的动脉血 $[HCO_3^-]$ 可能与直接测得的静脉血 CO_2（$[HCO_3^-]$）不同的主要原因有：①动脉血和静脉血通常是在不同时间采集的，患者的酸碱平衡状态在这一时间内可能发生一些变化；②抽静脉血时放置止血带可造成短暂的乳酸酸中毒，可能使静脉血 HCO_3^- 降低；③采静脉血时，可能存放在与空气接触的敞开试管，故丢失了部分扩散掉的 CO_2 等。此外，静脉血的正常 pH 比动脉血低 0.02 ~ 0.03，即静脉血的 pH 正常值为 7.32 ~ 7.42，而动脉血的 pH 正常值为 7.35 ~ 7.45。静脉血的正常 PCO_2 值比动脉血高 5.7mmHg（即 $PvCO_2$ = 46mmHg，$PaCO_2$ = 40mmHg）。静脉血的正常 PO_2 值为 40mmHg，而动脉血为 80 ~ 100mmHg。在计算阴离子间隙时不仅可使用静脉值的 $[HCO_3^-]$（即 CO_2），而且还应该注意其检测技术，因为其 AG 的正常值是可以变化的，有的低于正常值（< 11mmol/L）。

二、阴离子间隙（AG）的临床意义

（1）确定和区分代谢性酸中毒及其类型：可以根据 AG 值，将代谢性酸中毒分为高 AG 型代谢性酸中毒和正常 AG 型（高氯血性）代谢性酸中毒。不论 pH 是否高于正常值，目前多认为 AG 值大于 16mmol/L 就可以考虑为高 AG 型代谢性酸中毒（依据实验室的不同略有差异）。阴离子间隙（anion Gap，AG）是临床判断高 AG 型代谢性酸中毒的重要指标，也可用于对伴有高 AG 型代谢性酸中毒的混合性酸碱失衡的鉴别。如果 AG 值＞30mmol/L，则 100% 被生物化学证实为有机酸酸中毒，若 AG 值为 20~30mmol/L 则提示酸中毒的可能性很大（表 6-3）。

表 6-3 AG 值水平与生物化学被证实为有机酸酸中毒（无肾衰竭）的关系

AG 值（mEq/L）	病例（数）	生物化学被证实为有机酸酸中毒	
		病例数	百分比（%）
17 ~ 19	7	2	29
20 ~ 24	20	13	65
25 ~ 29	15	12	80
30 ~ 45	9	9	100
计	51	36	71

（引自：Gabow PK.）

高 AG 型代谢性酸中毒多由乳酸酸中毒、酮症酸中毒和尿毒症酸中毒或进食某些像水杨酸、甲醇和乙烯乙二醇等代谢毒物引起。正常 AG 型代谢性酸中毒通常为碱丢失，在肾脏或胃肠道丢失大量的碱引起，而不是酸的增加（表 6-4）。

（2）AG 值对判断存在高 AG 型代谢性酸中毒的各种混合性酸碱平衡紊乱具有重要意义：有时尽管发生代谢性酸中毒，但由于某种原因血清 HCO_3^- 浓度正常，从而掩盖了其代谢性酸中毒的存在，此时，AG 是诊断高 AG 型代谢性酸中毒的唯一线索。例如，有些慢性呼吸性酸中毒合并代谢性酸中毒，前者因 $PaCO_2$ 明显升高，较易诊断，但后者可因呼吸性酸中毒代偿而

HCO_3^-高于正常或HCO_3^-在正常范围，此时，只有升高的 AG 值可作为判断代谢性酸中毒的有力佐证。AG 值对判断混合性酸碱平衡紊乱，尤其是诊断三重性酸碱失衡具有重要意义。

（3）除了代谢性阴离子增高以外，药物或化学性阴离子升高（水杨酸盐中毒、大剂量羧苄西林钠盐治疗、甲醇或乙烯乙二醇中毒等）也可引起 AG 值升高。

表 6-4　AG 值异常的主要原因

1. AG 值升高（＞ 12mmol /L）

（1）代谢性阴离子增加

　　①糖尿病酮症酸中毒

　　②酒精性酮症酸中毒

　　③乳酸性酸中毒

　　④肾功能不全（PO_4^{3-}、SO_4^{2-}）

　　⑤饥饿

　　⑥碱中毒（多因带负电荷的血浆蛋白量增加所致）

（2）药物或化学性阴离子增加

　　①水杨酸盐中毒

　　②羧苄西林钠盐治疗

　　③甲醇

　　④乙烯乙二醇

2. AG 值正常（6 ~ 12mmol/L）

（1）HCO_3^-丢失

　　①腹泻

　　②从糖尿病酮症酸中毒恢复

　　③回肠造口术（不适宜的）使胰液丢失

　　④碳酸酐酶抑制剂

（2）氯化物潴留

　　①肾小管性酸中毒

　　②回肠祥膀胱

（3）投给 HCl 等同物或 NH_4Cl

　　在胃肠外营养品中过多量投给精氨酸和赖氨酸

（续表）

---

3. AG 值降低（＜6mmol/L）

（1）低白蛋白血症

（2）血浆细胞恶变质

　　单克隆蛋白（阳离子副蛋白）

（3）溴中毒

注：AG 值的参考范围根据不同化验方法可能有些差异。（引自：Tierney LM，Jr.）

（4）严重低蛋白血症需要校正 AG 值后再判定。AG 值＜6mmol/L 时，可判定为 AG 值降低。AG 值降低的原因中，实验室误差是常见的原因，但并非唯一原因，有些潜在性疾病可引起 AG 值降低，例如低白蛋白血症、阳性免疫球蛋白增加，后者多见于多发性骨髓瘤等。因此在临床上 AG＜6mmol/L 是诊断多发性骨髓瘤的一个参考指标。低白蛋白血症是导致 AG 降低的常见原因，因为正常 AG 中 75%～90% 由白蛋白构成。有些潜在性疾病如低白蛋白血症（如肝硬化、肾病综合征）、副蛋白血症（如多发性骨髓瘤）等表现为 AG 降低，这种低 AG 有时可以掩盖高 AG 代谢性酸中毒，因此也应加以校正。血液 pH 正常时，所有的血清蛋白质电荷呈负性，参与阳离子的平衡。白蛋白是血清中最丰富的蛋白质，具有较高的电荷密度，每个分子约有 18 个负电荷，占正常 AG 的 75%。白蛋白正常值为 4.0（3.5～5.0）g/dl。当白蛋白降低时，可引起 AG 值降低，所以可用校正的阴离子间隙来判断"血清白蛋白正常"时的 AG 值。因为每降低 1g/dl 血浆白蛋白含量，可使血浆阴离子间隙（AG）降低 2.5mmol/L。故血清白蛋白降低时校正的 AG（AG corr）为：

AG corr（mEq/L）= AG 测定值 +［2.5 ×（4.0 − 测得血清白蛋白）g/dl］

上式中 4.0 为白蛋白的正常值（平均，g/dl），2.5 为每降低 1g/dl 白蛋白时的 AG 降低值 mmol/L。AG corr＞16mmol/L 时，可提示合并高 AG 代谢性酸中毒。

每增加 1g/dl 血浆白蛋白含量，可使血浆阴离子间隙（AG）升高 2.5mmol/L。故血清白蛋白增加时校正的 AG（AG corr）为：

$$AG \text{ corrmmol/L} = AG \text{ 测定值} - [2.5 \times (\text{测得血清白蛋白} - 4.0) \text{ g/dl}]$$

AG corr > 16mmol/L 时，可提示合并高 AG 代谢性酸中毒。

（5）分析与判断 AG 值时，须注意分析 Na^+、Cl^- 和 HCO_3^- 的精确测定值和相互关系：通常情况下，AG 值升高且 HCO_3^- 降低时，才能明确判定为高 AG 型代谢性酸中毒：这是因为按电中和定律，$\Delta AG \uparrow = \Delta HCO_3^- \downarrow$，故在 AG 升高时，$HCO_3^-$ 势必降低。但在混合性酸碱失衡时，虽然存在高 AG 型代谢性酸中毒，但 HCO_3^- 可能不一定降低。通常，氯离子变化不影响 AG 值：根据电中和定律，当高氯性代谢性酸中毒时，$[Cl^-] \uparrow = [HCO_3^-] \downarrow$；而在低氯性代谢性碱中毒时，$[Cl^-] \downarrow = [HCO_3^-] \uparrow$，故 $[Cl^-]$ 变化对 AG 值无影响（图 6-5）。使用 AG 值分析时，一定要排除实验室误差并结合临床进行综合评价。

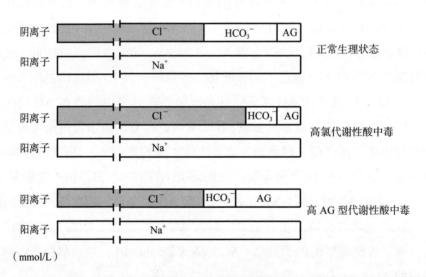

图 6-5　血浆 AG 值变化

注：在通常状态下，氯离子浓度不影响血浆 AG 值变化（编者注）。（引自：Kulpmann WR.）

问题 6-5：患者，男性，33 岁，患有抑郁症，因酗酒引起精神状态改变。电解质检查显示：Na^+ 140mmol/L，Cl^- 102mmol/L，K^+ 4mmol/L，CO_2 7mmol/L。没有动脉血气资料。

（1）计算其 AG 值。

（2）酸碱失衡是哪种类型？

分析：

计算其 AG ：按 AG = Na^+ – （HCO_3^- + Cl^-）

AG = 140 – （7 + 102）= 31mmol/L

该患者 AG 值为 31mmol/L（> 16mmol/L），表明该患者为高 AG 型代谢性酸中毒。据临床研究表明，AG 值 > 30mmol/L 时，则 100% 生物化学被证实为有机酸中毒。为了确定是否合并其他酸碱紊乱，初步先用 AG 与［HCO_3^-］相关图（图 6-6）进行分析。分析图 6-6，不仅能初步判定单纯性高 AG 型代谢性酸中毒，而且还有助于判定是否合并其他代谢性酸碱失调。该患者 AG 值 31mmol/L，与实测 CO_2（= HCO_3^- 值）7mmol/L 在图 6-6 上的相交点正好落在单纯高 AG 可信带区。所以该患者为单纯性高 AG 性代谢性酸中毒。若落于带之下区则提示高 AG 型代谢性酸中毒 + 代谢性碱中毒（Δ AG > Δ HCO_3^-）。使用这种相关图很方便，也很实用。

结论：高 AG 型代谢性酸中毒 + 代谢性碱中毒。

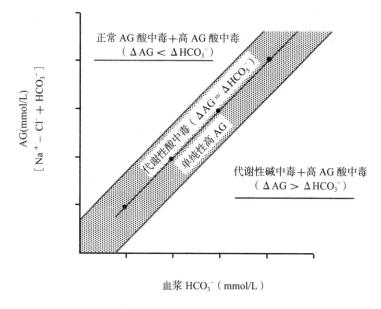

图 6-6　AG 值与血浆［HCO_3^-］相关图

注：单纯高 AG 为单纯性高 AG 型代谢性酸中毒。（引自：Goodkin DA.）

问题 6-6：男性，55 岁，患有终末期肾小球肾炎。进行血液透析，血尿素氮为 87mg/dl，血清白蛋白为 2g/dl，电解质检查显示：Na^+ 138mmol/L，Cl^- 88mmol/L，K^+ 4.5mmol/L，CO_2 值 12mmol/L。动脉血气检查示：pH 7.15，$PaCO_2$ 29mmHg，HCO_3^- 10mmol/L，PaO_2 95mmHg。

（1）计算 AG 值。

（2）血清白蛋白降低时，怎样用校正的阴离子间隙来判断？

（3）根据病史和实验室检查，评估其酸碱失衡？

分析：

（1）先计算 AG：按 $AG = Na^+ - (HCO_3^- + Cl^-)$ 计算：

$$AG = 138 - (12 + 88) = 38mmol/L$$

该患者 AG 值为 38mmol/L（> 16mmol/L），表明存在高 AG 型代谢性酸中毒。

（2）通常，阴离子间隙受血清白蛋白水平的影响，即白蛋白每变化 1g/dl，阴离子间隙可以改变 2.5mmol/L。该患者血清白蛋白为 2.0g/dl。白蛋白降低时，可引起 AG 值降低，所以可用校正的阴离子间隙来判断"血清白蛋白正常"时的 AG 值。故可按"校正的 AG"（AG corr）公式（1）计算：

$$AG\ corr\ mmol/L = AG\ 测定值 + [2.5 \times (4.0 - 测得血清白蛋白) g/dl]$$

$$AG\ corr\ mmol/L = 40 + [2.5 \times (4.0 - 2.0) g/dl] = 45mmol/L$$

该患者校正的 AG 值为 45mmol/L（> 16mmol/L），提示该患者是高 AG 型代谢性酸中毒。

（3）根据慢性肾炎尿毒症病史和计算 $PaCO_2$ 和 HCO_3^- 距正常值的距离大小来看，$PaCO_2$ 正常值与实测值的差值为 40 − 29 = 11mmHg；HCO_3^- 正常值与患者计算 HCO_3^- 值的差值为 24 − 10 = 14mmol/L，$PaCO_2$ 差值（11mmol/L）< HCO_3^- 差值（14mmol/L），提示其原发性失衡为代谢性因素。因该患者的血 pH 7.15（< 7.35），故该患者为失代偿性代谢性酸中毒。原发性因素 [HCO_3^-] 为明显降低，

引起代偿性 $PaCO_2$ 也随之降低，其代偿调节方向与原发性变化方向呈同向性，因此可判定为单纯性代谢性酸中毒。

结论：高 AG 型代谢性酸中毒（单纯性）。

第五节 碳酸氢盐间隙

一、概念

在高 AG 型代谢性酸中毒时使用碳酸氢盐间隙（bicarbonate gap，BG）来判定混合性酸碱失衡。碳酸氢盐间隙是指血浆阴离子间隙变化值（delta AG，ΔAG）和血浆 CO_2 变化值（delta CO_2）之间的差值。正常情况下，阴离子间隙（AG）的值与血浆 CO_2 降低的值之差应该是零。不论是正值还是负值，均提示存在混合性酸碱紊乱。计算碳酸氢盐间隙可用以下计算公式：

$$BG = \Delta AG - \Delta CO_2$$

上式中：

$$\Delta AG（delta\ AG）- 患者\ AG\quad 12mmol/L$$

$$\Delta CO_2 = 27mmol/L - 患者\ CO_2$$

或

$$\Delta HCO_3^-（delta\ HCO_3^-）= 25 - 患者\ HCO_3^-$$

$$BG = [AG - 12] - [27 - CO_2]$$

$$= [(Na^+ - Cl^- - CO_2) - 12] - [27 - CO_2]$$

$$BG（delta\ AG - delta\ CO_2）= Na^+ - Cl^- - 39$$

通常使用上式计算其碳酸氢盐间隙（delta – delta），此公式很实用，而且计算简便。

二、临床意义

在高 AG 型代谢性酸中毒情况下，BG 的正值越大或负值越小，下述酸碱平衡紊乱出现的可能性就越大。

（1）若 BG 小于 – 6mmol/L（负值的碳酸氢盐间隙），血清 CO_2 的减少大于阴离子间隙的改变。此时提示高 AG 型代谢性酸中毒合并高氯性（正常 AG 型）代谢性酸中毒和（或）呼吸性碱中毒时代偿性碳酸氢盐排泄。

（2）若 BG 大于 6mmol/L（正值的碳酸氢盐间隙）时，血清 CO_2 的减少小于阴离子间隙的改变。此时提示在高 AG 型代谢性酸中毒合并代谢性碱中毒和（或）呼吸性酸中毒时代偿性的碳酸氢盐潴留。

问题 6-7：患者，男性，44 岁，近几日反复发生恶心、呕吐、腹泻、口干舌燥，血压 95/60mmHg。急查静脉血，化验结果为：Na^+ 145mmol/L，Cl^- 96mmol/L，K^+ 4.0，CO_2 值 14mmol/L。

（1）计算碳酸氢盐间隙。

（2）评估该患者的酸碱平衡状态。

分析：

（1）计算碳酸氢盐间隙

①阴离子间隙（AG）= 145 –（96 + 14）= 35mmol/L。该患者阴离子间隙（AG）35mmol/L（ > 16mmol/L）。

②剩余阴离子间隙（ΔAG）= 35 – 12 = 23mmol/L。

③血清 CO_2 变化值（delta CO_2）（ΔCO_2）= 27 – 14 = 13mmol/L。

④碳酸氢盐间隙（BG）= ΔAG – ΔCO_2 = 23 – 13 = 10mmol/L。

按上述公式（4）计算碳酸氢盐间隙（简化计算法）：

$$“ΔAG – ΔCO_2” = Na^+ – Cl^- – 39$$

$$= 145 – 96 – 39 = 10mmol/L。$$

（2）评估酸碱状态：①该患者阴离子间隙（AG）35mmol/L（ > 16mmol/L）。故存在高 AG 型代谢性酸中毒，可能由于反复恶心、呕吐、腹泻而脱水和血压降低灌注不良引起。②该患者的碳酸氢盐间隙 10mmol/L（＞ 6mmol/L），提示又合并代谢性碱中毒，可能反复呕吐丢失胃酸引起低氯性碱中毒有关。计算碳酸氢盐间隙对判断是否合并代谢性碱中毒等混合性酸碱平衡紊乱有着重要意义。

结论：高 AG 型代谢性酸中毒合并低氯性代谢性碱中毒。

问题 6-8：患者，男性，46 岁，既往有肾炎病史，近来有恶心、呕吐，并有全身疲乏、下肢水肿。下面是动脉血气分析和静脉血的实验室检查资料。

动脉血：pH 7.42，$PaCO_2$ 39mmHg，HCO_3^- 25mmol/L，PaO_2 80mmHg。

静脉血：Na^+ 148mmol/L，K^+ 3.6mmol/L，Cl^- 98mmol/L，CO_2 值 26mmol/L，尿素氮 112mg/dl，肌酐 8.9mg/dl。

请评估该患者的酸碱状态。

分析：该患者其血清电解质值有些异常变化外，动脉血 pH、$PaCO_2$、HCO_3^- 和静脉血的 CO_2 均属于正常范围。乍看起来好像没有任何酸碱平衡紊乱，唯一尿素氮和肌酐值较明显升高。为了进一步评估其酸碱状态，采取以下步骤进行分析：

①首先计算阴离子间隙，AG = 148 －（98 + 26）= 24mmol/L。阴离子间隙（AG）＞ 16mmol/L，提示存在高 AG 型代谢性酸中毒，与慢性肾功能不全有关。

②计算 Δ AG 和 Δ CO_2：Δ AG = 24 － 12 = 12；Δ CO_2 = 27 － 26 = 1mmol/L。

③计算碳酸氢盐间隙：Δ AG － Δ CO_2 = 12 － 1 = 11mmol/L。

简化计算法：Na^+ － Cl^- － 39 = 148 － 98 － 39 =11mmol/L。

碳酸氢盐间隙为 11mmol/L（＞ 6mmol/L），提示合并代谢性碱中毒，可能与呕吐和服用利尿药等引起低钾低氯性碱中毒有关。

结论：高 AG 型代谢性酸中毒合并低钾低氯性代谢性碱中毒。

问题 6-9：患者，女性，32 岁，患有急性肾衰竭。实验室检查结果为：静脉血：Na^+ 141mmol/L，K^+ 4mmol/L，Cl^- 115mmol/L，CO_2 值 5mmol/L。动脉血：pH 7.13，$PaCO_2$ 14mmHg，HCO_3^- 4mmol/L。

（1）计算碳酸氢盐间隙。

（2）评估该患者的酸碱平衡状态。

分析：

（1）计算碳酸氢盐间隙

①根据 pH 7.13 < 7.35，HCO_3^- 4mmol/L（< 24mmol/L），结合病史可考虑原发性代谢性酸中毒。

②计算 AG 值，AG = 141 −（115 + 5）= 141 − 120 = 21mmol/L（> 16mmol/L），提示为高 AG 型代谢性酸中毒。

③简化计算法，按碳酸氢盐间隙公式计算 BG。BG = 141 − 115 − 39 = − 13mmol/L。

BG 为 − 13mmol/L（< − 6mmol/L），提示存在高 AG 型代谢性酸中毒合并正常 AG 型代谢性酸中毒。

（2）评估其酸碱状态

①根据 pH 7.13（< 7.35）、HCO_3^- 4mmol/L（< 24mmol/L），并结合病史可考虑原发性代谢性酸中毒。

该患者阴离子间隙（AG）21mmol/L（> 16mmol/L）。提示该患者合并高 AG 型代谢性酸中毒。这种情况是由于急性肾衰竭所致。

②碳酸氢盐间隙明显降低（= − 13mmol/L），提示又合并正常 AG 型代谢性酸中毒（高氯性代谢性酸中毒）。

结论：高 AG 型代谢性酸中毒合并正常 AG 型代谢性酸中毒（高氯性代谢性酸中毒）。

第六节　校正的碳酸氢盐

一、概念

1985 年，Gabow 提出"潜在"HCO_3^- 的概念，但是现在多数学者将其称为"校正的碳酸氢盐"（"corrected HCO_3^-"）或"计算的碳酸氢盐""计算过剩阴离子"。这是基于高 AG 型代谢性酸中毒时，由于 AG 值增加引起 HCO_3^- 值降低，按电中性原理，其 $\Delta AG \uparrow = \Delta HCO_3^- \downarrow$，所以计算其校正的 HCO_3^- 来判断"AG 值正常"时的 HCO_3^- 值，以排除并存高 AG 型代谢性酸中毒对 HCO_3^- 掩盖作用之后的 HCO_3^-。计算时采用还原法将实测 HCO_3^- 加上 AG 的变化值（ΔAG 值），即可得出不存在高 AG 型代谢性酸中毒时的 HCO_3^- 值。即校正的碳酸氢盐是指实测 HCO_3^- 加上阴离子间隙离均值（AG – 12）的差值。其计算公式为：

$$校正的 HCO_3^- = 实测 HCO_3^- + (AG - 12)$$

其校正的 HCO_3^- 正常值为 24 ± 2mmol/L。目前多以校正的 HCO_3^- 值 > 26mmol/L，作为判断合并高 AG 型代谢性酸中毒合并代谢性碱中毒的界限。

二、临床意义

计算校正的 HCO_3^- 值是判断高 AG 型代谢性酸中毒是否合并其他酸碱失衡很实用的指标。在临床上，只适用于高 AG 型代谢性酸中毒患者。校正的 HCO_3^- > 26mmol/L 时，可考虑为高 AG 型代谢性酸中毒合并代谢性碱中毒。有的学者提出其"校止 HCO_3"值 > 30mmol/L 时，判定为合并代谢性碱中毒，可以减少假阳性。若校正的 HCO_3^- < 22mmol/L，提示高 AG 代酸合并正常 AG 型代谢性酸中毒。通常，若校正的 HCO_3^- = 22 ~ 26mmol/L（24 ± 2mmol/L），则提示只有高 AG 型代谢性酸中毒（pure anion gap metabolic acidosis）。计算"校正的 HCO_3^- 值"在含有高 AG 型代谢性酸中毒的酸碱失衡判断中主要用途是：①揭示高 AG 代酸合并代谢性碱中毒；②揭示高 AG 型代酸合并正常 AG 型代谢性酸中毒；③揭示含高 AG 型代酸的三重性酸碱失衡中的代碱存在；④揭示含高 AG 型代酸的三重性酸碱失衡中的正常 AG 型代酸存在。

问题 6-10：患者，男性，50 岁，持续恶心、呕吐 3 ~ 4 天。急查动脉血气和电解质检查，结果为：pH 7.40，HCO_3^- 24mmol/L，$PaCO_2$ 42mmHg。血清 Na^+ 140mmol/L，K^+ 3.5mmol/L，Cl^- 88mmol/L，

CO_2 26mmol/L。

（1）计算阴离子间隙。

（2）计算校正的碳酸氢盐（"corrected HCO_3^-"）。

（3）评估该患者的酸碱平衡状态。

分析：动脉血 pH、$PaCO_2$ 和 HCO_3^- 和静脉血的 CO_2 均在正常范围。乍看起来无任何酸碱平衡紊乱，只是血清电解质有些改变。

（1）计算阴离子间隙：AG = 140 - （88 + 26）= 26mmol/L。AG 26mmol/L（> 16mmol/L），提示存在高 AG 型代谢性酸中毒。

（2）计算校正的碳酸氢盐值：校正 HCO_3^- = 26 + （26 - 12）= 40mmol/L。校正的 HCO_3^- 40mmol/L（> 30mmol/L），提示合并代谢性碱中毒，主要由于低钾、低氯导致。若不计算 AG 值和校正的碳酸氢盐值，可能误认为酸碱平衡正常。

（3）结论：该患者存在高 AG 型代谢性酸中毒合并低钾低氯导致的代谢性碱中毒。

问题 6-11：患者伴有高 AG 型代谢性酸中毒，其动脉血 HCO_3^- 为 15mmol/L，AG 值为 28mmol/L。

（1）计算校正的碳酸氢盐（"corrected HCO_3^-"）。

（2）评估该患者的酸碱平衡状态。

分析：此时可计算校正的 HCO_3^-，以排除是否合并代谢性碱中毒或合并正常 AG 型酸中毒。

（1）计算校正的碳酸氢盐值（校正 HCO_3^-）：按上述公式计算。

校正的碳酸氢盐 = 实测 HCO_3^- +（AG - 12）

$$= 15 +（28 - 12）= 31mmol/L。$$

（2）其校正 HCO_3^- 为 31mmol/L（> 26mmol/L）。

提示该患者存在高 AG 型代谢性酸中毒合并代谢性碱中毒。

问题 6-12：患者伴有高 AG 型代谢性酸中毒，其动脉血 HCO_3^- 为 10mmol/L，AG 值为 22mmol/L。

（1）计算校正的碳酸氢盐（"corrected HCO_3^-"）。

（2）评估该患者的酸碱平衡状态。

分析：该患者的 AG 值为 22mmol/L（＞16mmol/L），属于高 AG 型代谢性酸中毒。

校正的 HCO_3^- = 10 +（22 – 12）= 10 + 10 = 20mmol/L。其校正的 HCO_3^- 为 20mmol/L（＜22mmol/L）。

表明该患者有高 AG 型代谢性酸中毒合并正常 AG 型代谢性酸中毒。

第七节　　delta 比值

一、概念

delta 比值（delta ratio）或 "$\Delta AG / \Delta HCO_3^-$ 比值是为了揭示被高 AG 型代谢性酸中毒所掩盖的代谢性碱中毒或正常 AG 型酸中毒的常用指标。delta 比值用于鉴别混合性酸碱失衡。其计算公式为：

$$delta 比值 =（AG – 10）÷（24 – HCO_3^-）$$

delta 比值的正常值为 1.0 ~ 1.6。

影响 delta 比值的因素参见图 6-7。

二、临床意义

应用 delta 比值来评估混合性酸碱失衡时，须参考其评估准则（表 6-5）。临床意义有以下两点。

（1）在高 AG 型代谢性酸中毒前提下，若 delta 比值＜1，提示该患者有高 AG 型代谢性酸中毒合并正常 AG 型代谢性酸中毒。

（2）在高 AG 型代谢性酸中毒前提下，若 delta 比值＞2.0 时，提示该患者有高 AG 型代谢性酸中毒合并代谢性碱中毒。

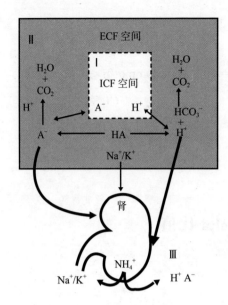

1. Delta 比值无改变
   a. H$^+$ 空间 = A$^-$ 空间（Ⅰ）
   b. 代谢为 CO$_2$ 和 H$_2$O（Ⅱ）
   c. 以 NH$_4^+$ A$^-$ 形式从肾丢失（Ⅲ）
2. Delta 比值增加
   a. H$^+$ 空间 > A 空间（Ⅰ）
   b. 由肾最低限度丢失 A$^-$（Ⅲ）
3. Delta 比值减少
   a. H$^+$ 空间 < A$^-$ 空间（Ⅰ）
   b. 从肾大量丢失 A$^-$（以 Na$^+$/K$^+$ 盐形式）（Ⅲ）

图 6-7　影响 delta 比值（△AG/△HCO$_3^-$ ratio）的因素

注：ECF 空间：细胞外液空间（间隙）；ICF 空间：细胞内液空间（间隙）。（引自：Rastegar A.）

表 6-5　应用 delta 比值来评估代谢性酸碱失衡

Delta 比值	评估准则
＜ 0.4	高氯性正常 AG 型代谢性酸中毒
0.4 ~ 0.8	考虑为高 AG 型代谢性酸中毒合并正常 AG 型代谢性酸中毒，但是如果其比值常＜ 1 时，提示伴肾衰竭的代谢性酸中毒
1 ~ 2	（1）常提示高 AG 型代谢性酸中毒（未代偿） （2）乳酸酸中毒：其 delta 比值（平均值）为 1.6 （3）糖尿病酮症酸中毒：其 delta 比值接近 1，与尿酮体丢失有关（特别是患者无脱水状态）
＞ 2	先前存在 HCO$_3^-$ 水平升高，可考虑： （1）常提示高 AG 型代谢性酸中毒同时合并代谢性碱中毒 （2）先前存在代偿性呼吸性酸中毒

（引自：Brandis K.）

问题 6-13：患者，男性，34 岁，患急性胃肠炎伴严重呕吐和腹泻，其动脉血气分析：pH 7.41，HCO_3^- 22mmol/L，$PaCO_2$ 40mmHg；静脉血实验室检查：Na^+ 140mmol/L，K^+ 3.0mmol/L，Cl^- 95mmol/L，CO_2 22mmol/L。

（1）计算 delta 比值。

（2）评估该患者的酸碱平衡状态。

分析：

（1）pH、HCO_3^-、$PaCO_2$ 均在正常范围。

AG 值 = 140 −（95 + 22）= 23mmol/L。因 AG 值为 23 mmol/L（> 16mmol/L），提示有高 AG 型代谢性酸中毒。

按上述公式计算 delta 比值：delta 比值 =（23 − 10）÷（24 − 22）= 6.5。

（2）delta 比值为 6.5，> 2.0，提示合并代谢性碱中毒。

结论：该患者有高 AG 型代谢性酸中毒合并代谢性碱中毒。

问题 6-14：患者，男性，52 岁，患有糖尿病酮症酸中毒合并严重腹泻。动脉血气分析结果：pH 7.32，$PaCO_2$ 32mmHg，HCO_3^- 13mmol/L。静脉血电解质检查：Na^+ 142mmol/L，K^+ 5.0mmol/L，Cl^- 106mmol/L，CO_2 值 14mmol/L。

（1）计算 delta 比值。

（2）评估该患者的酸碱平衡状态。

分析：

（1）该患者患有糖尿病酮症酸中毒，且 pH 7.32（< 7.40），$PaCO_2$ 32mmol/L（< 40mmHg），HCO_3^- 14mmol/L（< 24mmol/L），提示为代谢性酸中毒。

AG 值 = 142 −（106 + 14）= 22mmol/L（> 16mmol/L），提示有高 AG 型代谢性酸中毒。

按上述公式计算 delta 比值：delta 比值 =（22 − 10）÷（24 − 14）= 1.2。

（2）其 delta 比值为 1.2，在正常范围（1～2）。故判定为单纯性高 AG 型代谢性酸中毒。

结论：提示该患者只有高 AG 型代谢性酸中毒。

问题 6-15：患者，女性，61 岁，严重腹泻 2～3 天。动脉血气分析结果：pH 7.34，$PaCO_2$ 30mmHg，HCO_3^- 15mmol/L。静脉血电解质检查：Na^+ 140mmol/L，K^+ 4.0mmol/L，Cl^- 107mmol/L，CO_2 值 15mmol/L。

（1）计算 delta 比值。

（2）评估该患者的酸碱平衡状态。

分析：

（1）pH 7.34（＜ 7.40），$PaCO_2$ 30mmHg（＜ 40mmHg），HCO_3^- 15mmol/L（＜ 24mmol/L），提示为代谢性酸中毒。

AG 值 = 140 –（107 + 15）= 18mmol/L（＞ 16mmol/L），提示有高 AG 型代谢性酸中毒。

按上述公式计算 delta 比值：delta 比值 =（18 – 10）÷（24 – 15）= 0.88。

（2）delta 比值为 0.88（＜ 1），提示高 AG 型代谢性酸中毒合并正常 AG 型代谢性酸中毒。

结论：提示高 AG 型代谢性酸中毒合并正常 AG 型代谢性酸中毒。

第八节　　酸碱失衡预计代偿公式和代谢性酸碱中毒预期代偿的大拇指规则

酸碱失衡预计代偿公式（equation of compensation in acid-base disorders）是简便有效地判定单纯性和混合性酸碱失衡的一个重要方法。单纯性酸碱失衡时，其代偿变化应在适宜的范围内，若超过其代偿范围即可以考虑为混合性酸碱失衡。酸碱失衡预计代偿公式是反映酸碱失衡代偿程度的定量指标。这种判定方法很简便，其临床使用价值大。

一、四种单纯性酸碱平衡失衡的预计代偿公式

见表6-6。

表6-6 四种单纯性酸碱平衡失衡的预计代偿公式

酸碱失衡类型	预计代偿公式	代偿极限
代谢性酸中毒	$PaCO_2 = 1.5 \times HCO_3^- + 8 \pm 2$	$PaCO_2 = 10mmHg$
代谢性碱中毒	$PaCO_2 = 40 + 0.7 \times [HCO_3^- - 24] \pm 2$	$PaCO_2 = 55mmHg$
呼吸性酸中毒	急性：$HCO_3^- = [PaCO_2 - 40] \times 0.1 + 24 \pm 2$	$HCO_3^- = 30mmHg$
	慢性：$HCO_3^- = [PaCO_2 - 40] \times 0.4 + 24 \pm 2$	$HCO_3^- = 45mmHg$
呼吸性碱中毒	急性：$HCO_3^- = 24 - [40 - PaCO_2] \times 0.2 \pm 2$	$HCO_3^- = 18mmHg$
	慢性：$HCO_3^- = 24 - [40 - PaCO_2] \times 0.5 \pm 2$	$HCO_3^- = 15mmHg$

二、代谢性酸碱中毒预期代偿的大拇指规则（Rule of thumb）

（1）代谢性酸中毒的大拇指规则：在代谢性酸中毒时 pH 7 后的两位小数点就是其预期代偿值。例如：代谢性酸中毒时 pH 7.25（检测），25 就是其 PCO_2 的预计代偿值（25mmHg）。

（2）代谢性碱中毒的大拇指规则：在代谢性碱中毒时 pH 7 后的两位小数点就是其预期代偿值。例如：代谢性碱中毒 pH 7.54（检测）时，54 就是其 PCO_2 的预计代偿值（54mmHg）。

三、酸碱失衡预计代偿公式和规则的局限性

（1）这些预计代偿公式和规则也有一定的局限性。在特别严重酸碱失衡的情况下，可能没有把握其一定是准确的。以代谢性酸中毒为例，它是从血清 $[HCO_3^-]$ 值 > 6 ~ 7mmol/L 的患者中观察得出的。所以对血清 $[HCO_3^-]$ 值 < 6mmol/L 特别严重的代谢性酸中毒患者可能不能适用。

（2）另一个局限性是不能反映其代偿反应的过程。

第七章　单纯性酸碱失衡

　　单纯性酸碱失衡是指原发性异常是由于单一的呼吸成分（PCO_2）或代谢成分（血浆［HCO_3^-］）改变引起的，并伴有另一组成分的继发性改变。共四种基本的单纯性酸碱失衡，即呼吸性酸中毒、呼吸性碱中毒、代谢性酸中毒和代谢性碱中毒。关于酸血症（acidemia）或碱血症（alkalemia）的概念是仅就pH偏离了正常值（< 7.35 或 > 7.45）而言。但是酸中毒（acidosis）或碱中毒（alkalosis）是指体液被酸化或碱化的病理生理学过程，包括代偿和失代偿改变。有时因酸中毒和碱中毒混合存在血pH正常，但这时已有异常病理变化存在。

　　在图7-1中，归纳整理了四种原发性酸碱失衡及其主要代偿性改变的特点。

原发性酸碱失衡	代偿性改变

代谢性酸中毒

$$\downarrow pH = \frac{\downarrow HCO_3^-}{PaCO_2} \qquad \downarrow pH = \frac{\downarrow HCO_3^-}{\downarrow PaCO_2}$$

代谢性碱中毒

$$\uparrow pH = \frac{\uparrow HCO_3^-}{PaCO_2} \qquad \uparrow pH = \frac{\uparrow HCO_3^-}{\uparrow PaCO_2}$$

呼吸性酸中毒

$$\downarrow pH = \frac{HCO_3^-}{\uparrow PaCO_2} \qquad \downarrow pH = \frac{\uparrow HCO_3^-}{\uparrow PaCO_2}$$

呼吸性碱中毒

$$\uparrow pH = \frac{HCO_3^-}{\downarrow PaCO_2} \qquad \uparrow pH = \frac{\downarrow HCO_3^-}{\downarrow PaCO_2}$$

图7-1　四种原发性酸碱失衡及其主要代偿性改变的特点

（引自：Martin L.）

第一节　呼吸性酸中毒

凡是原发性引起肺通气、换气功能障碍致 CO_2 潴留、$PaCO_2$ 升高、动脉血 pH 下降为特征的酸碱失衡称为呼吸性酸中毒（respiratory acidosis），代偿性者动脉血 pH 可正常。呼吸性酸中毒可发生在肺的通气、换气功能障碍的任何环节，或在数个环节同时发生障碍，但是主要发生于肺通气功能障碍。

呼吸性酸中毒根据发病的急缓可分为急性呼吸性酸中毒和慢性呼吸性酸中毒。此外，根据 $PaCO_2$ 原发性改变引起其 pH 的相反方向改变程度可判定急性或慢性呼吸性酸中毒。若 $PaCO_2$ 每升高 10mmHg，pH 降低了 0.08，则表示急性呼吸性酸中毒；若 $PaCO_2$ 每升高 10mmHg，pH 只降低 0.03，则提示慢性呼吸性酸中毒，这种判定方法很实用。

急性呼吸性酸中毒的病因是常由于某种突发原因引起急性呼吸功能障碍，其中最重要的是延髓呼吸中枢麻痹或受抑制（如吗啡、巴比妥、酒精、外科麻醉药等药物过量，或脑血管意外、脑外伤、脑水肿、脑疝等）引起的呼吸障碍和急性气道阻塞（异物堵塞、喉痉挛、溺水等）及严重减少肺泡气体交换面积（急性肺水肿、急性呼吸窘迫综合征、严重哮喘、心肺骤停等）。此外，神经肌肉失调（重症肌无力危象、周期性麻痹、吉兰-巴雷综合征等）和胸部疾病（连枷胸、气胸或血胸等）也可引起急性呼吸性酸中毒。

慢性呼吸性酸中毒的主要病因是慢性阻塞性肺疾病（COPD）、支气管哮喘、严重间质性肺疾病和神经肌肉疾病（脊髓灰质炎、肌萎缩性侧索硬化、多发性硬化、黏液性水肿等）及胸部疾病（各种原因引起胸廓畸形、胸膜增厚引起的呼吸功能不全或肥胖低通气综合征等）。

急性和慢性呼吸性酸中毒时，机体通过其酸碱调节机制可分别引起动脉血 $[HCO_3^-]$ 和 $[H^+]$ 的急性代偿适应性改变（acute adaptation）和慢性代偿适应性改变（chronic adaptation），以维持其稳定状态（steady-state）（图 7-2）。

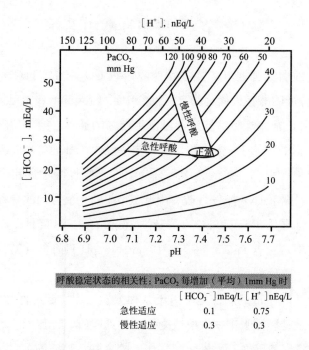

图 7-2　呼吸性酸中毒时动脉血 HCO_3^- 和 H^+ 浓度的代偿适应性定量改变

（引自：Adrogue HJ.）

急性呼吸性酸中毒与慢性呼吸性酸中毒的鉴别要点

①疾病：急性呼吸性酸中毒常由于某种突发原因引起急性呼吸功能障碍；慢性呼吸性酸中毒常由于慢性支气管 - 肺疾病引起慢性呼吸功能障碍。

②发病时间的缓急：急性者发作时间 ≤ 6 小时；慢性者发作时间 > 12 小时；病程为 6 ~ 12 小时者，可暂按急性处理。发病时间的缓急判定标准，目前仍有争议，有的学者主张发作时间 < 24 小时为急性，发作时间 > 24 小时为慢性。

③ $PaCO_2$ 每升高 10mmHg，pH 降低了 0.08，提示急性呼吸性酸中毒；$PaCO_2$ 每升高 10mmHg，pH 只降低 0.03，则提示慢性呼吸性酸中毒。

④缓冲特点：在急性呼吸性酸中毒，作为碳酸氢盐缓冲系统主要成分之一，CO_2 的急剧上升变化是通过非碳酸氢盐缓冲系统来缓冲的（如血红蛋白系统和磷酸盐系统等），约99%的缓冲发生在细胞内，但是在慢性呼吸性酸中

毒，除了非碳酸氢盐缓冲系统来缓冲，肾脏代偿起主要作用（图7-3）。

⑤机体耐受性：在急性呼吸性酸中毒，肺泡通气急速下降导致机体很难耐受酸碱状态的变化，但是在慢性呼吸性酸中毒，由于肺泡通气相对缓慢下降，通过代偿机制，患者$PaCO_2$水平可能很高，机体却能保持耐受。

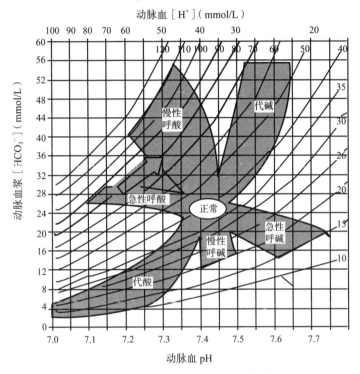

图7-3 呼吸性酸中毒时由急性向慢性可信带改变的代偿性变化（用箭头表示）

（引自：Kokko JP.）

⑥预计代偿公式（后述）：急性呼吸性酸中毒：$HCO_3^- = 24 + (0.1 \times \Delta PaCO_2)$ 2mmol/L。

慢性呼吸性酸中毒：$HCO_3^- = 24 + (0.4 \times \Delta PaCO_2)$ 2mmol/L。

一、呼吸性酸中毒的预计代偿公式

急性呼吸性酸中毒：$HCO_3^- = 24 + (0.1 \times \Delta PaCO_2)$ 2mmol/L

慢性呼吸性酸中毒：$HCO_3^- = 24 + (0.4 \times \Delta PaCO_2)$ 2mmol/L

评估：

（1）实测 HCO_3^- 值在预计代偿范围内时为单纯性呼吸性酸中毒。

（2）实测 HCO_3^- 值＜预计代偿范围的低值时为合并代谢性酸中毒。

（3）实测 HCO_3^- 值＞预计代偿范围的高值时为合并代谢性碱中毒。

急慢性呼吸性酸中毒的预计代偿值的特点见表 7-1。

表 7-1　急慢性呼吸性酸中毒的预计代偿值的特点

类型	$PaCO_2$	预计降低的 pH	预计增高的 HCO_3^-
急性呼吸性酸中毒	升高 10mmHg 时	pH 降低 0.08	HCO_3^- 增高 1mmol/L
慢性呼吸性酸中毒	升高 10mmHg 时	pH 降低 0.03	HCO_3^- 增高 3～4mmol/L

（引自：Shthi V.）

在慢性呼吸性酸中毒，如果血清［HCO_3^-］超过了 45mmol/L（代偿极限），即使在不清楚 pH 的情况下，至少可以肯定有代谢性碱中毒存在。在急性呼吸性酸中毒，其代偿极限为 30mmol/L，＞30mmol/L 则提示有代谢性碱中毒存在。

问题 7-1：患者，女性，62 岁，患有慢性支气管炎、阻塞性肺气肿合并肺源性心脏病继发感染。动脉血气分析结果：pH 7.34、$PaCO_2$ 50mmHg、HCO_3^- 26mmol/L。

评估该患者的酸碱平衡状态，是单纯性还是混合性？

分析：

（1）该患者 $PaCO_2$ 50mmHg（＞40mmHg），并且 pH 7.34（＜7.35），结合其慢性病史，初步诊断为慢性呼吸性酸中毒。

（2）按慢性呼吸性酸中毒预计代偿公式：$HCO_3^- = 24 + (0.4 × Δ PaCO_2) ± 2mmol/L$

$HCO_3^- = 24 + [0.4 × (50 - 40)] ± 2mmol/L = 28 ± 2mmol/L = 26～30mmol/L$

患者实测 HCO_3^- 26mmol/L 是处于上述预计代偿值的范围，所以可诊断为单纯性慢性呼吸性酸中毒。

二、急性和慢性呼吸性酸中毒的判断

除了原发疾病、诱发原因及发病缓急等因素外，根据 $PaCO_2$ 原发性改变引起其 pH 的相反方向改变程度可判定急性或慢性呼吸性酸中毒。$PaCO_2$ 每升高 10mmHg，pH 降低 0.08，提示急性呼吸性酸中毒；$PaCO_2$ 每升高 10mmHg，pH 只降低 0.03，则提示慢性呼吸性酸中毒，这种判定方法很实用。可用以下公式表示：

急性呼酸时预计降低的 pH = 0.08 ×（实测 $PaCO_2$ – 40）/10

慢性呼酸时预计降低的 pH = 0.03 ×（实测 $PaCO_2$ – 40）/10

问题 7-2：患者女性，因服用巴比妥过量紧急入院。急查动脉血气结果为：$PaCO_2$ 60mmHg，pH 7.26，HCO_3^- 26mmol/L。是急性还是慢性呼吸性酸中毒，如何判断？

分析：

（1）先按上述 $PaCO_2$ 每升高 10mmHg 时，pH 降低 0.08 应为急性呼吸性酸中毒的原则，该患者 $PaCO_2$ 为 60mmHg，比正常值（40mmHg）高 20mmHg，其 pH 应降低 0.16（0.08 × 2 = 0.16），即其 pH 应为 7.40 – 0.16 = 7.24，该患者实测的 pH 为 7.26，近似于 7.24，故可判断为急性呼吸性酸中毒。如果按慢性呼吸性酸中毒的原则计算，$PaCO_2$ 每升高 10mmHg，pH 应降低 0.03，故其 pH 应降低 0.06（0.03 × 2 = 0.06），即其 pH 为 7.40 – 0.06 = 7.34，才能诊断为慢性呼吸性酸中毒。但该患者实测的 pH 为 7.26，故不应判断为慢性呼吸性酸中毒。

（2）还需参考其发病时间的缓急。急性者发作时间<6 小时；慢性者发作时间>12 小时；病程为 6 ～ 12 小时者，可暂按急性处理。但根据 $PaCO_2$ 与 pH 改变来判断其急、慢性呼吸性酸中毒似更准确，而且很实用。

（3）结论：应判断为急性呼吸性酸中毒。

三、呼吸性酸中毒的诊断列线图的使用方法

根据酸碱列线图不仅能诊断出急性或慢性呼吸性酸中毒,还能判断出单纯性还是混合性酸碱紊乱。若患者的 $PaCO_2$ 与 HCO_3^- 相交点落于急性或慢性呼吸性酸中毒代偿可信带内,即可判断为急性或慢性呼吸性酸中毒。即使是单纯性代偿性呼吸性酸中毒,如果其相交点落于其可信带之上或之下,可能多合并混合性酸碱紊乱(图7-4)。但这种图表,只能作为临床参考,必须结合临床综合分析,才能得出较为正确的结论。

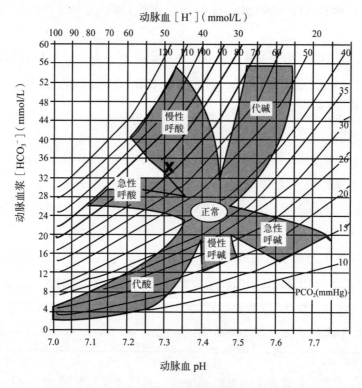

图7-4 酸碱列线图

慢性呼酸:慢性呼吸性酸中毒。代碱:代谢性碱中毒。急性呼碱:急性呼吸性碱中毒。慢性呼碱:慢性呼吸性碱中毒。急性呼酸:急性呼吸性酸中毒。慢性呼酸:慢性呼吸性酸中毒。

以 [HCO_3^-] 和 pH 为 XY 轴的图解。(引自 Cogen MG, Rector FC, Jr.)

问题7-3:患者,男性,62岁,有慢性支气管炎、阻塞性肺气肿病史,近来有呼吸困难、咳嗽加重,伴有黄痰,检查有轻度发绀,

血压 125/85mmHg，呼吸 24 次 / 分，两肺有广泛中等干、湿啰音。查动脉血：pH 7.32，$PaCO_2$ 72mmHg，HCO_3^- 34mmol/L，PaO_2 50mmHg。

如何使用酸碱列线图评估该患者的酸碱平衡状态？

分析：该患者的 $PaCO_2$ 72mmHg、HCO_3^- 34mmol/L，相交点正好落于慢性呼吸性酸中毒的可信带中（图 7-5 之 X 处），所以可诊断为单纯性慢性呼吸性酸中毒。

第二节　呼吸性碱中毒

呼吸性碱中毒（respiratory alkalosis）是指肺通气过度引起 $PaCO_2$ 原发性减少导致的 pH 升高为特征的酸碱平衡紊乱。呼吸性碱中毒比较少见，可见于高通气综合征（hyperventilation syndrome）。呼吸性碱中毒可按发病的急缓分为急性呼吸性碱中毒（发作时间 < 12 小时）和慢性呼吸性碱中毒（发作时间 > 12 小时）。根据 $PaCO_2$ 原发性改变引起其 pH 的相反方向改变程度可判定急性或慢性呼吸性碱中毒。$PaCO_2$ 每降低 10mmHg，pH 升高了 0.08，则提示急性呼吸性碱中毒；$PaCO_2$ 每降低 10mmHg，pH 只升高 0.03，则提示慢性呼吸性碱中毒。

任何引起肺泡通气增加的因素均可导致呼吸性碱中毒，常见于低氧血症、呼吸系统疾病（急性呼吸窘迫综合征、哮喘等）及机械通气等（表 7-2）。

表 7-2　呼吸性碱中毒的病因

低氧血症

1. 呼吸系统疾病：肺炎、肺间质纤维化、肺栓塞、肺水肿

2. 充血性心力衰竭

3. 低血压或严重贫血

4. 高海拔处居住

呼吸中枢直接受刺激

1. 精神性或随意性过度通气

2. 肝硬化

（续表）

呼吸中枢直接受刺激

3. 革兰氏阴性杆菌败血症

4. 水杨酸中毒

5. 代谢性酸中毒校正后

6. 妊娠和月经周期的黄体期（由于黄体酮作用）

7. 中枢神经系统疾病：脑血管意外，脑桥肿瘤

机械通气

（引自：Rose BD.）

肺泡通气过度必然引起低碳酸血症，所以低碳酸血症是呼吸性碱中毒的主要特征。在稳定状态下，$PaCO_2$ 主要取决于每分钟肺泡通气量（alveolar ventilation，V_A）与全身每分钟产生的二氧化碳量（carbon dioxide production，V_{CO_2}）。可用下式表示：

$$PaCO_2 = 0.863 \times CO_2 \text{ 产生量}（V_{CO_2}）/ \text{肺泡通气量}（V_A）$$

此处，V_{CO_2} 的单位是 ml/min，V_A 的单位是 L/min，常数 0.863 的单位是 mmHg。

CO_2 产生量减少或肺泡通气量（V_A）过大均能导致低碳酸血症。通常，CO_2 产生量减少是呼吸性碱中毒的罕见原因。因而，低碳酸血症和呼吸性碱中毒通常是肺泡通气量过大的结果。

急性呼吸性碱中毒是由于呼吸运动过快、过强，一定时间内体内 CO_2 丧失的量多于 CO_2 的产生，$[HCO_3^-]$ 不能相应地减少，而 HCO_3^-/H_2CO_3 之比不能保持正常，导致 pH 增高。当动脉血 CO_2 迅速降低时，血浆 $[HCO_3^-]$ 相对增高，在 5 ~ 10 分钟内这种适应反应基于下列平衡式：

$$H^+ + HCO_3^- \rightleftharpoons H_2CO_3 \rightleftharpoons H_2O + CO_2$$

在 $PaCO_2$ 降低时，体内发生下述反应：

$$H^+ + HCO_3^- \rightarrow H_2CO_3 \rightarrow CO_2 + H_2O$$

通过上述代偿调节作用，急性呼吸性碱中毒时，$PaCO_2$ 每下降 10mmHg（1.33kPa），血浆 HCO_3^- 浓度降低 2mmol/L。代偿极限为 HCO_3^- 降低到 18mmol/L。

其预计代偿公式为：

$$\Delta \left[HCO_3^- \right] = -0.2 \times \Delta PaCO_2$$

急性和慢性呼吸性碱中毒时，机体通过酸碱调节机制可分别引起动脉血 $\left[HCO_3^- \right]$ 和 $\left[H^+ \right]$ 的急性代偿适应性改变和慢性代偿适应性改变，以维持其稳定状态（图 7-5）。

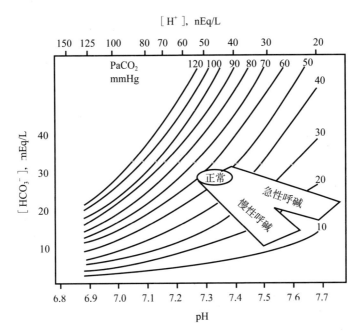

呼碱稳定状态的相关性：$PaCO_2$ 每降低（平均）1mm Hg 时

	$\left[HCO_3^- \right]$ mEq/L	$\left[H^+ \right]$ nEq/L
急性适应	0.2	0.75
慢性适应	0.4	0.4

图 7-5　呼吸性碱中毒时动脉血 HCO_3^- 和 H^+ 浓度的代偿适应性定量改变

（引自：Adrogue HJ.）

常发生于通气过度的病例。主要由于肺部 CO_2 的排出超过体内的生成，导致血 $PaCO_2$ 降低，血 $\left[HCO_3^- \right]$ 也代偿性降低，通常 $PaCO_2$ 下降水平大于 $\left[HCO_3^- \right]$ 的减少程度，而血 pH 升高。

$$pH = pK + lg \left[HCO_3^- \right] / \alpha \times PaCO_2$$

$$pH \uparrow = pK + lg \left[HCO_3^- \right] \downarrow / \alpha \times PaCO_2 \downarrow \downarrow$$

呼吸性碱中毒的预计代偿公式

常用的代偿公式为：

急性呼吸性碱中毒：$[HCO_3^-] = 24 - [(40 - PaCO_2)/5] \pm 2mmol/L$

慢性呼吸性碱中毒：$[HCO_3^-] = 24 - [(40 - PaCO_2)/2] \pm 2mmol/L$

可评估：

（1）实测 HCO_3^- 值在预计代偿范围内时为单纯性呼吸性碱中毒。

（2）实测 HCO_3^- 值 <预计代偿范围的低值时提示合并代谢性酸中毒。

（3）实测 HCO_3^- 值 > 预计代偿范围的高值时提示合并代谢性碱中毒。

在呼吸性碱中毒时，如果血清 HCO_3^- 值< 10mmol/L（代偿极限），则不论血 pH 是多少都肯定存在代谢性酸中毒。

问题 7-4：患者，男性，60 岁，肝性昏迷 3 天。查动脉血气，显示：pH 7.72，$PaCO_2$ 28mmHg，HCO_3^- 28mmol/L。静脉血实验室检查结果：Na^+ 140mmol/L，K^+ 4.5mmol/L，Cl^- 88mmol/L，CO_2 值 29mmol/L。

（1）该患者处于何种酸碱平衡紊乱状态？

（2）计算其酸碱平衡紊乱的预计代偿值。

（3）是单纯性还是混合性酸碱失衡？

分析：

（1）pH 7.72（> 7.45），$PaCO_2$ 28mmHg（< 40mmHg），故提示为呼吸性碱中毒。根据 $PaCO_2$ 和 pH 相应变化原理（即 $PaCO_2$ 每降低 10mmHg，pH 升高 0.08，则表示急性呼吸性碱中毒；若 $PaCO_2$ 每降低 10mmHg，pH 只升高 0.03，则提示慢性呼吸性碱中毒）来评估其急慢性。该患者 $PaCO_2$ 改变 12mmHg（40 − 28 =12），其 pH 改变了 0.32（7.72 − 7.40 = 0.32）。显然，其 pH 变化值 0.32 > 0.08，所以应诊断为急性呼吸性碱中毒为宜。

（2）计算急性呼吸性碱中毒的预计代偿值，按其公式（$[HCO_3^-]$ = 24 − [（40 − $PaCO_2$）/5] $\pm$ 2mmol/L）计算。即 $[HCO_3^-]$ =24 − [（40 − 28）/ 5] $\pm$ 2mmol/L = 24 − 2.4 $\pm$ 2mmol/L = 21.6 $\pm$ 2mmol/L = 19.6 −

23.6mmol/L。实测［HCO_3^-］为 28mmol/L（＞23.6mmol/L），提示可能合并代谢性碱中毒。

（3）代偿调节呈反向改变，即［HCO_3^-］升高，而 $PaCO_2$ 降低是呼吸性碱中毒合并代谢性碱中毒的特点。为了进一步核实有无其他酸碱失衡，需计算阴离子间隙（AG）和计算碳酸氢盐间隙。

①首先计算阴离子间隙（AG）。AG ＝ 140 －（88 ＋ 29）＝ 23mmol/L。阴离子间隙（AG）为 23mmol/L（＞20mmol/L），提示有高 AG 型代谢性酸中毒。

②计算碳酸氢盐间隙。简化计算法：Na^+ － Cl^- － 39 ＝ 140 － 88 － 39 ＝13mmol/L。

碳酸氢盐间隙为 13mmol/L（＞6mmol/L），又提示合并代谢性碱中毒，可能与恶心、呕吐及服用利尿药引起低氯性代谢性碱中毒有关。

结论：急性呼吸性碱中毒合并高 AG 型代谢性酸中毒 ＋ 低氯性代谢性碱中毒。

第三节　代谢性酸中毒

代谢性酸中毒是最常见的酸碱平衡紊乱，是由于体内氢离子（H^+）浓度增加或碳酸氢根（HCO_3^-）水平原发性下降引起的。

根据阴离子间隙（anion gap，AG）值的变化，代谢性酸中毒可分为两类：高 AG 型代谢性酸中毒和正常 AG 型代谢性酸中毒。

一、高 AG 型代谢性酸中毒原因

其特点是 AG 值增高、血浆 HCO_3^- 降低、血氯正常，故称高 AG 型代谢性酸中毒。阴离子间隙（AG）增大，常表示血浆［HCO_3^-］水平降低，但血氯浓度正常，这是高 AG 型代谢性酸中毒的特点。常由于除了含氯以外的任何固定酸在血浆中浓度增大导致。临床上常见于乳酸酸中毒、糖尿病酮症酸中毒、尿毒症酸中毒和水杨酸中毒等。固定酸的酸根包括乳酸根、β - 羟丁酸根、乙酰乙酸根、$H_2PO_4^-$、SO_4^{2-}、水杨酸根等，均属于未测定的阴离子，所以 AG 值增大。高 AG 型代谢性酸中毒的发生原因见表 7-3。

表 7-3　高 AG 型代谢性酸中毒的病因

1. 乳酸酸中毒：乳酸盐，D- 乳酸盐[*]

2. 酮症酸中毒：β - 羟丁酸盐

3. 肾衰竭：硫酸盐，磷酸盐，尿酸盐，马尿酸盐

4. 摄入

（1）水杨酸盐：酮，乳酸盐，水杨酸盐乙烯糖苷（ethylene glycol）

（2）甲醇或甲醛：甲酸盐

（3）乙烯糖苷：羟乙酸盐，草酸盐

（4）三聚乙醛：有机阴离子

（5）甲苯：马尿酸盐（通常伴正常 AG 型）

（6）硫（黄）：SO_4^{2-}

5. 大量横纹肌溶解

注：* D- 乳酸盐：主要指 D- 乳酸酸中毒，可能的病因是短肠综合征（切除小肠达 75% 以上时易发生），由于碳水化合物吸收障碍而在结肠中堆积，经结肠菌群酵解产生的丙酮酸转变为 D- 乳酸并回收入血引起中毒（编者注）。（引自：Rose BD.）

高 AG 型代谢性酸中毒的病因，可用"DRMAPLES"一词来帮助记忆。由每种疾病英文名称的首字母拼凑而成。

D（Diabetic ketoacidosis）= 酮症酸中毒

R（Renal failure）= 肾衰竭

M（Methanol）= 甲醇

A（Alcoholic ketoacidosis）= 酒精性酮症酸中毒

P（Paraldehyde）= 三聚乙醛

L（Lactic acidosis）= 乳酸酸中毒

E（Ethylene glycol）= 乙烯乙二醇

S（Salicylate intoxication）= 水杨酸盐中毒

二、正常 AG 型代谢性酸中毒原因

其特点是 AG 正常、血浆 HCO_3^- 降低。伴血氯增加的代谢性酸中毒又称高血氯性正常 AG 型代谢性酸中毒。常见于严重腹泻、肠瘘、胆汁引流等引起 HCO_3^- 丢失的疾病；肾小管性酸中毒重吸收 HCO_3^- 减少或泌 H^+ 障碍；轻度或中度肾衰竭（泌 H^+ 减少）；使用碳酸酐酶抑制剂或含氯酸性盐摄入过多等。正常 AG 型代谢性酸中毒发生机制通常是碱丢失，而不是酸增加。其原因在表 7-4 中进行了总结。

表 7-4　正常 AG 型代谢性酸中毒的病因

1. 肾性原因
（1）丢碱过多
①近端肾小管性酸中毒（tape Ⅱ RTA）
②稀释性酸中毒
③碳酸酐酶抑制剂
④原发性甲状旁腺功能亢进
（2）HCO_3^- 再生功能衰竭
①远端肾小管性酸中毒（tape Ⅰ RTA）
②远端肾小管性酸中毒（tape Ⅳ RTA）
③利尿药：阿米洛利，螺内酯，氨苯蝶啶
2. 胃肠原因
（1）腹泻状态
（2）小肠瘘
（3）输尿管肠吻合术
3. 酸化性药物摄入（或输入）
（1）氯化铵
（2）盐酸赖氨酸
（3）盐酸精氨酸
（4）胃肠外营养过度

（引自：Kokko JP.）

为了便于记忆，正常 AG 型代谢性酸中毒的病因可用"HARDUP"一词

总结，由每种疾病英文名称的首字母拼凑而成。

H（Hyperalimentation）= 营养过度

A（Administration of acidifying salts）= 酸或成酸性盐摄入或输入过多

R（Renal tubular acidosis）= 肾小管性酸中毒

D（Diarrhea）= 腹泻

U（Ureterosigmoidostomy）= 输尿管乙状结肠肠吻合术

P（Pancreatic drainage）= 胰管引流

须记住腹泻（尤其是儿童腹泻）和肾小管性酸中毒（尤其发生于成年人）是导致正常 AG 型代谢性酸中毒的两个最常见的病因。

在代谢性酸中毒，机体通过其酸碱调节机制可引起动脉血 $PaCO_2$ 代偿性改变，即 HCO_3^- 每降低 1mmol/L 时 $PaCO_2$ 大约降低 1.2mmHg，以维持其稳定状态（图 7-6）。

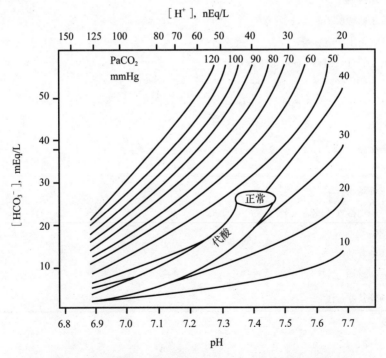

图 7-6　代谢性酸中毒时动脉血 $PaCO_2$ 的代偿适应性定量改变

（引自 Adrogue HJ.）

总之，在代谢性酸中毒，由于血浆碳酸氢盐浓度原发性减少或原发性固定酸增多致动脉血缓冲碱（BB）降低。BB（实测缓冲碱）– NBB（正常缓冲碱）= BE 负值增大。

三、动脉血气与 AG 特点

（1）HCO_3^- 原发性降低，$HCO_3^- < 22mmol/L$。

（2）$PaCO_2$ 代偿性降低，$PaCO_2 < 40mmHg$。肺的代偿在几分钟内就开始进行，但是整体的代偿反应充分发挥需要 12 ~ 24 小时。

其预计代偿公式为：$PaCO_2 = 1.5 \times HCO_3^- + 8 \pm 2$；代偿极限为 $PaCO_2$ 10 ~ 18mmHg。

（3）$pH < 7.35$（失代偿），$pH = $ 正常（代偿）。

（4）AB 与 SB 均降低，在早期 AB 值可大于 SB 值，但是随着机体代偿，也就是 $PaCO_2$ 的下降，SB 值又大于 AB 值。

（5）BE：代偿性代谢性酸中毒时负值的绝对值增大，失代偿性者负值的绝对值显著增大。

（6）阴离子间隙（AG）的改变：阴离子间隙是评估酸碱平衡紊乱的重要指标，即 $AG = Na^+ - (Cl^- + HCO_3^-)$。其 AG 正常值为 8 ~ 12mmol/L，通常大于 16 提示存在高 AG 型代谢性酸中毒。

* pH、$PaCO_2$ 和 BE 的关系：可用下述反应式概括：

$$pH\ 0.1 \rightleftharpoons PaCO_2\ 12mmHg \rightleftharpoons BE\ 6mmol/L$$

根据这个关系，如果 pH 改变 0.1，则 $PaCO_2$ 一定会变化 12mmHg，或者 BE 变化 6mmol/L。

问题 7-5：患者，女性，60 岁，患有慢性肾炎。查动脉血气示：pH 7.4，$PaCO_2$ 40mmHg，BE 0mmol/L。肾功能不全发作时，急查动脉血气示：$PaCO_2$ 40mmHg，BE – 6mmol/L。

（1）预估患者的血 pH。

（2）该患者存在哪种酸碱紊乱？

分析：

（1）预估 pH 时，应以上述 pH、$PaCO_2$ 和 BE 的关系反应式（pH 0.1 $\rightleftharpoons$ $PaCO_2$ 12mmHg $\rightleftharpoons$ BE6mmol/L）为前提。该患者发作前的动脉血气为 $PaCO_2$ 40mmHg，pH 7.4，BE 0mmol/L。肾功能不全发作后 BE 降低至 – 6mmol/L 而 $PaCO_2$ 仍为 40mmHg，BE 的下降可引起 pH 下降 0.1，所以新的 pH 降为 7.3（即预估 pH）。

（2）该患者 BE – 6mmol/L，pH 为 7.3（＜7.35），故可判定为代谢性酸中毒。

四、代谢性酸中毒的预计代偿公式

代谢性酸中毒的预计代偿公式见表 7-5。

表 7-5　代谢性酸中毒的预计代偿公式

预计代偿公式	代偿极限
公式（1）$PaCO_2 = 1.5 \times [HCO_3^-] + 8 \pm 2$	$PaCO_2 = 10mmHg$
公式*（2）$PaCO_2 = 40 - (1.2 \times \Delta[HCO_3^-]) \pm 4$	$PaCO_2 = 18mmHg$
公式*（3）$[H^+](nmol/L) = 40 + (1.5 \times \Delta[HCO_3^-]) \pm 4$	$[H^+] = 80nmol/L$

（引自：DuBose TD, Jr. * Concept by Howard A.Baker III.）

问题 7-6：患者，男性，66 岁，肾功能不全，同时有呕吐，查动脉血气和电解质，发现：pH 7.40，HCO_3^- 25 mmol/L，$PaCO_2$ 40mmHg，Na^+ 140 mmol/L，K^+ 3.5 mmol/L，Cl^- 95 mmol/L，CO_2 值 25 mmol/L，BUN 120mg/dl。该患者是否存在酸碱平衡紊乱？如果存在酸碱平衡紊乱，是哪种类型？是单纯性还是混合性？

分析：

a. 根据动脉血气资料，该患者 pH、HCO_3^-、$PaCO_2$ 等都在正常范围。乍看起来，似乎没有酸碱失衡，可是该患者有明显异常的 BUN。通过计算其阴离子间隙就可以发现，AG = 140 –（95 + 25）= 20，AG 值 20mmol/L（＞16mmol/L），提示高 AG 型代谢性酸中毒。

b. 计算校正的 $HCO_3^- = 25 + (20 - 12) = 33mmol/L$。校正的 HCO_3^- 33mmol/L（$> 26mmol/L$），提示合并有代谢性碱中毒，主要由于呕吐和使用利尿药引起低钾低氯导致的代谢性碱中毒。若不计算 AG 值和校正的碳酸氢盐值，可能误认为酸碱平衡正常。

c. 结论：高 AG 型代谢性酸中毒合并低钾低氯性代谢性碱中毒。

问题 7-7：患者，女性，61 岁。严重腹泻合并休克，查动脉血气，结果显示，pH 7.29，$PaCO_2$ 29mmHg，HCO_3^- 13mmol/L。静脉血实验室检查结果为：Na^+ 140mmol/L，K^+ 4.0mmol/L，Cl^- 112mmol/L，CO_2 值 15mmol/L。

（1）患者存在哪种酸碱失衡？

（2）计算酸碱平衡紊乱的预计代偿值。

（3）患者为单纯性还是混合性酸碱失衡？

分析：

（1）动脉血 pH < 7.35，肯定为酸中毒，且 HCO_3^- 为 13mmol/L（$< 24mmol/L$），初步考虑为代谢性酸中毒。AG 值 $= 140 - (112 + 15) = 13mmol/L$。AG 值属于正常范围。

（2）按代谢性酸中毒的预计代偿公式计算（$PaCO_2 = 1.5 \times HCO_3^- + 8 \pm 2$），$PaCO_2 = 1.5 \times 13 + 8 \pm 2 = 25.5 \sim 29.5mmHg$，该患者 $PaCO_2$ 为 29mmHg，处在其预计代偿范围内。初步考虑为单纯性酸碱失衡。

（3）计算计算碳酸氢盐间隙：按简化计算法：$BG = Na^+ - Cl^- - 39 = 140 - 112 - 39 = -11mmol/L$。

碳酸氢盐间隙为 $-11mmol/L$（小于 $-6mmol/L$，负值 6 的碳酸氢盐间隙）时，血清 CO_2 的减少大于阴离子间隙的改变。此时提示合并正常 AG 型代谢性酸中毒。由于高氯血症引起正常 AG 型代谢性酸中毒。

结论：单纯性高氯性（正常 AG 型）代谢性酸中毒。

（一）计算代谢性酸中毒代偿预计值公式的治疗用途

计算代谢性酸中毒代偿预计值公式（Winter's 公式）不仅能评估其代谢性酸中毒的代偿预计值，而且还可用于评估投给碳酸氢钠的生理性参考指标。据 Fujii 和 Phillips 等研究，如果实测 $PaCO_2$ 高于计算的代偿预计值时，机体对 CO_2 的处理能力不佳，从而细胞外投给碳酸氢钠（HCO_3^-）不能进到细胞周围或细胞内进行缓冲（图 7-7）。

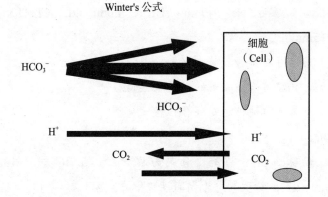

Winter's 公式

图 7-7　根据 Winter's 公式评估投给碳酸氢钠

（引自：Fujii TK，Phillips BJ.）

问题 7-8：患者，男性，60 岁。被诊断为脓毒性休克。脉搏 116 次 / 分，血压 96/42mmHg，动脉血 pH 7.15，PaO_2 80mmHg，$PaCO_2$ 30mmHg，HCO_3^- 16mmol/L。

（1）计算其酸碱紊乱的预计代偿值。

（2）是否应该给予碳酸氢钠治疗？

分析：

（1）先按 Winter's 公式计算代谢性酸中毒的预计代偿值：

$$CO_2 + H_2O \rightleftharpoons H_2CO_3 \rightleftharpoons H^+ + HCO_3^-$$

在正常酸碱平衡情况下，上述公式反应向左及右进行速度相等，但其反应方向取决于其含量。根据 Winte's 公式，即预计代偿值为：

$$PaCO_2 = HCO_3^- \times 1.5 + 8 \pm 2$$

$$PaCO_2 = 16 \times 1.5 + 8 \pm 2 = 24 + 8 \pm 2 = 32 \pm 2 = 30 \sim 34mmHg$$

患者实测的 $PaCO_2$ 为 30mmHg，正处于其预计代偿值范围，说明机体对 CO_2 的缓冲能力尚好，故从生理学角度考虑，给予碳酸氢钠是适宜的。

（2）按 Winter's 公式计算代谢性酸中毒的预计代偿值，所以投给碳酸氢钠是适宜的。

问题 7-9：患者，女姓，66 岁。冠状动脉搭桥手术进行 2 小时。脉搏 98 次/分，血压 98/56mmHg，动脉血 pH 7.18，PaO_2 74mmHg，$PaCO_2$ 31mmHg，HCO_3^- 10mmol/L。

（1）根据预计代偿公式（Winter's 公式），计算代谢性酸中毒的预计代偿值。

（2）是否应该给予碳酸氢钠治疗？

（3）有哪些合适的治疗措施？

分析：

（1）按 Winter's 公式，计算预计代偿值：

$$PaCO_2 = 10 \times 1.5 + 8 \pm 2 = 15 + 8 \pm 2 = 23 \pm 2 = 21 \sim 25（mmHg）$$

患者实测的 $PaCO_2$ 为 31mmHg，实测 $PaCO_2$ 31mmHg，大于其预计代偿值的高限值（25mmHg），说明机体对 CO_2 的缓冲能力差，故从生理学角度考虑，立即给予碳酸氢钠是不适宜的。

（2）该患者实测 $PaCO_2$ 31mmHg，大于预计代偿值的高值25mmHg，考虑合并有呼吸性酸中毒。故建议应加强对 CO_2 的缓冲功能的其他通气功能等综合性治疗措施为先，所以给予碳酸氢钠治疗从生理学角度考虑是不适宜的。

（二）代谢性酸中毒的95% 代偿可信带诊断列线图的使用方法

代谢性酸中毒的95% 代偿可信带图（图 7-8）最初由 Winters、Albert 和 Dell 等于 1967 年研究制成，后来由 Narins 将此图稍加修改，这些图不仅能诊断出单纯性代谢性酸中毒，而且还有助于判定是否存在代谢性酸中毒合并混合性酸碱紊乱。如果患者的 HCO_3^- 与 $PaCO_2$ 相交点落于代谢性酸中毒95% 代偿可信带内，即是单纯性代谢性酸中毒，如果其相交点落于可信带之上或之下，可能为代谢性酸中毒合并混合性酸碱紊乱。

问题 7-10：举例说明代谢性酸中毒的 95% 代偿可信带的诊断图的使用方法。

患者，女性，52 岁，患有糖尿病酮症酸中毒。动脉血气分析结果为：pH 7.34，HCO_3^- 13mmol/L，$PaCO_2$ 26mmHg。请使用 Winter's 图（图 7-8）评估该患者的酸碱平衡状态。

分析：在代谢性酸中毒的 95% 代偿可信图上（图 7-8），患者 HCO_3^- 13mmol/L 与 $PaCO_2$ 26mmHg 相交点落在代谢性酸中毒的可信带内，即提示该患者存在单纯性代谢性酸中毒，很方便，也很实用，但需要结合病史和电解质检查进行全面分析。

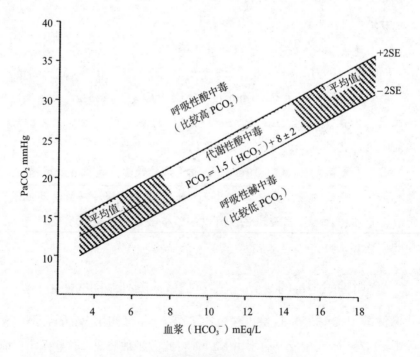

图 7-8　代谢性酸中毒的预计代偿公式图

（引自：Narins RG.）

（三）AG 与血浆 HCO_3^- 相关图的使用方法

使用 AG 值与 $[HCO_3^-]$ 相关图（图 7-9），不仅能诊断出单纯性高 AG 型代谢性酸中毒（$\triangle AG = \triangle HCO_3^-$），而且还有助于判定是否存在高 AG 型代谢性酸中毒合并正常 AG 型代谢性酸中毒（$\triangle AG < \triangle HCO_3^-$）或高 AG 型代谢性酸中毒合并代谢性碱中毒（$\triangle AG > \triangle HCO_3^-$）。若测得的血浆 $[HCO_3^-]$ 和 AG 值的交点落在其带内，则提示为单纯性高 AG 型代谢性酸中毒（$\triangle AG = \triangle HCO_3^-$），而落于带之上区则提示高 AG 型代谢性酸中毒 + 正常 AG 型代谢性酸中毒（$\triangle AG < \triangle HCO_3^-$）；若落于带之下区则提示高 AG 型代谢性酸中毒 + 代谢性碱中毒（$\triangle AG > \triangle HCO_3^-$）。

问题 7-11：举例说明 AG 值与 $[HCO_3^-]$ 相关图的使用方法：

患者，男性，43 岁。动脉血气分析显示：pH 7.20，$PaCO_2$ 18mmHg，HCO_3^- 9mmol/L。电解质检查示：Na^+ 140mmol/L，Cl^- 110mmol/L，K^+ 4.5mmol/L，CO_2 值 10mmol/L。

使用 AG 值与 $[HCO_3^-]$ 相关图（图 7-9）评估该患者的酸碱平

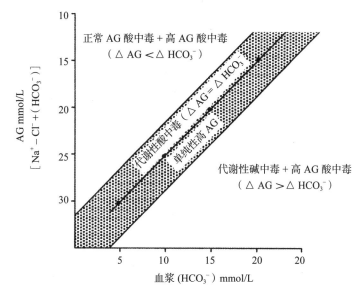

图 7-9　AG 值与血浆 $[HCO_3^-]$ 相关图

注：单纯高 AG 为单纯性高 AG 型代谢性酸中毒。（引自：Goodkin DA.）

衡状态。

分析：先计算 AG 值 = 140 −（110 + 10）= 20mmol/L（> 16mmol/L），提示高 AG 型代谢性酸中毒；其 Δ AG =20 − 12= 8mmol/L ；计算 Δ [HCO_3^-] = 27 − 10 = 17mmol/L。其 Δ AG 8mmol/L < Δ HCO_3^- 17mmol/L。计算的 AG 值 20mmol/L 和测得 [HCO_3^-] 值 10mmol/L 的交点落在图 7-9 的带之上区，相当于高 AG 酸中毒 + 正常 AG 酸中毒区，提示为高 AG 型代谢性酸中毒 + 正常 AG 型代谢性酸中毒（Δ AG < Δ HCO_3^-）。

（四）尿 AG 值对评估正常 AG 型代谢性酸中毒的意义

尿 AG 值对评估正常 AG 型代谢性酸中毒具有一定意义，尿阴离子间隙（UAG）是尿液中氯离子浓度与尿液钠离子和钾离子浓度总和之差值。可用以下公式表示：

尿阴离子间隙（UAG）= U [Na^+]+ U [K^+]− U [Cl^-]=（Na^+ + K^+）− Cl^-

通常，尿阴离子间隙（UAG）的正常值范围为 − 10 ~ +10mmol/L。

NH_4^+ 是尿液中最主要的未测定阳离子，尿 AG 显著降低表示 NH_4^+ 从尿中排出增加。存在代谢性酸中毒时，如果肾的酸化机制未受损，NH_4^+ 的排出增加同时，为维持电离子中性，尿氯离子的排出也增加，因而尿氯离子比尿的阳离子（K^+、Na^+）多，尿 AG 变成负值（− 50 ~ − 10mmol/L）。在血清正常 AG 型代谢性酸中毒的环境下，尿 AG 与尿液排泄 NH_4^+ 相关，提示正常泌尿系统酸化尿液以对抗肾外碳酸氢盐丢失或盐酸盐使用的反应。如果尿液 AG 值变为正值则提示泌尿系统酸化作用受损。若 I 型肾小管性酸中毒、肾衰竭时，H^+ 及 NH_4^+ 的排出功能降低。因此尿 AG 值变为正值。

尿阴离子间隙（UAG）的临床意义有：①评估正常 AG 型代谢性酸中毒；②鉴别其原因，肾性或非肾性。

尿阴离子间隙（UAG）明显正值（> +10mmol/L）提示肾性原因所致的正常 AG 型代谢性酸中毒（远端肾小管性酸中毒）。

尿阴离子间隙（UAG）明显负值（< − 10mmol/L）提示非肾性（腹泻患

者的胃肠道丢失 HCO_3^-）原因所致的正常 AG 型代谢性酸中毒。

但在以下两种情况不能用尿 AG 值评估酸碱紊乱状态：

（1）低血容量：此时近曲小管对 Na^+ 的重吸收增加，且尿的酸化作用受到障碍，Cl^- 的重吸收同时伴有 Na^+ 的重吸收，妨碍了 NaCl 的排出，使得尿阴离子间隙仍保持正值。

（2）酮症酸中毒：酮酸的排泄中和阳离子 NH_4^+ 排出增加，从而减少了尿阴离子间隙的负值。

第四节　代谢性碱中毒

代谢性碱中毒（metabolic alkalosis）是由于细胞外液碱过多或酸过多丢失而引起血浆 HCO_3^- 原发性增多的临床情况。$PaCO_2$ 取决于肺代偿情况，可以正常或轻度升高，应与呼吸性酸中毒的高碳酸血症经肾脏代偿后引起的 HCO_3^- 浓度升高相区别。

一、代谢性碱中毒的原因和分类

通常，根据对氯化物的反应分为三类：①盐水反应型代谢性碱中毒，又称为氯化物反应型代谢性碱中毒；②盐水拮抗型代谢性碱中毒，又称为氯化物无反应型代谢性碱中毒、盐水无反应型代谢性碱中毒；③未分类的代谢性碱中毒。这是在临床上很常用的分类法。

代谢性碱中毒的分类及主要病因见表 7-6。

表 7-6　代谢性碱中毒的主要病因

氯化物反应性代谢性碱中毒

1. 呕吐

2. 胃引流

3. 绒毛状腺瘤

4. 失氯性腹泻

5. 髓袢及噻嗪类利尿药治疗

（续表）

氯化物反应性代谢性碱中毒

5. 高碳酸血症后碱中毒

6. 囊性纤维化

7. 饥饿后再进食

氯化物拮抗性代谢性碱中毒

1. 原发性醛固酮增多症（腺瘤、两侧增生、癌）

2. 库欣综合征

3. 继发性醛固酮增多症（Bartter 综合征、假性 Bartter 综合征）

4. Gitelman 综合征 *

5. 甘草滥用（liquorice abuse）

6. 严重钾缺失

未分类的代谢性碱中毒

1. 碱摄入或输入过多

2. 乳碱综合征（milk-alkali syndrome）

3. 输入血制品

4. 非甲状旁腺功能亢进性高钙血症

5. 大剂量青霉素类抗生素

---

　　* Gitelman 综合征是一种常染色体隐性遗传性肾小管疾病，是 Bartter 综合征的变异型，主要特点是低血容量、低血钾、低血氯、低血镁和代谢性碱中毒。

　　（引自：Robert WS. 编者稍加修正。）

二、代谢性碱中毒的病理生理特点

　　代谢性碱中毒时，由于原发性 HCO_3^- 增加或 H^+ 丢失过多引起一系列的病理生理过程。代谢性碱中毒的病理生理特点：①代谢性碱中毒是与低钾、低氯互为因果的酸碱失衡之一：低钾血症时，通过细胞内外离子交换，细胞内 K^+ 移至细胞外，细胞外 H^+ 移入细胞内，导致细胞外 pH 升高；同时肾小管上皮细胞 $K^+ - Na^+$ 交换减弱而 $H^+ - Na^+$ 交换加强，肾脏泌 H^+ 增加，使 $NaHCO_3$ 进入血液增加，故导致尿液呈酸性的代谢性碱中毒；另一方面，当代谢性碱中毒时，细胞内 H^+ 逸出，而细胞外 K^+ 进入细胞内，导致血钾降低；同时由于肾小管上皮细胞 $H^+ - Na^+$ 交换减弱，泌 H^+ 减少，而 $K^+ - Na^+$ 交换增强，导致排泌 K⁺ 增加，血钾降低。根据电中和定律，体液 Cl⁻ 原发性下降，可使 HCO_3^- 代偿性增加，并且两者的变化幅度几乎相同，其特点是 [Δ Cl⁻ ↓]=[Δ HCO_3^- ↑]。这提示，低氯血症易引起代谢性碱中毒。相反，代谢性碱中毒时，又易合并低氯血症，Cl⁻ 与 HCO_3^- 为细胞外液主要阴离子，二者互相消长，血 HCO_3^- 升高时，血 Cl⁻ 继发性下降。②代谢性碱中毒发病因素和维持因素在其病理生理和治疗中的特殊意义在于前者（发病因素）是由于体液中 H⁺ 净丢失、碱负荷增加，导致未中和的 HCO_3^- 分子积累，因为其肾小管对碳酸氢盐重吸收的最大值仍是正常的，所以导致额外的 HCO_3^- 很快排泌入尿液，此时用盐水治疗效果好，故属于盐水反应性代谢性碱中毒；但是后者（维持因素）是由于一或多个维持因素（容量不足、低氯、低钾等）存在以升高最大值，并维持较高的血清 HCO_3^- 浓度而持续保持代谢性碱中毒，此时如果不纠正其维持因素，仅用盐水治疗则无效，故属于盐水抵抗性代谢性碱中毒。机体对酸的缓冲能力大，而对碱的缓冲能力较小，故其体液缓冲系统对代谢性碱中毒的缓冲作用较小，且较有限，再加上有时不容易纠正其维持因素，常导致代谢性碱中毒的治疗困难和恢复拖延。

机体发生代谢性碱中毒后，动脉血 [HCO_3^-] 可因酸碱调节机制发生代偿适应性改变，即：HCO_3^- 每升高 1mmol/L，其 $PaCO_2$ 约升高 0.7mmHg，以维持机体的稳定状态（图 7-10）。

机体对碱中毒的耐受能力比酸中毒低。据临床研究报道，在严重的碱中毒患者，动脉血 pH > 7.55 时，病死率可达 45%，pH > 7.65 时则高达 80%。代谢性碱中毒导致机体最严重的危害是碱中毒性癫痫发作、昏迷、恶性室性心律失常、低氧血症和严重组织缺氧等。危重代谢性碱中毒患者引起死亡和死亡率增加的主要原因如下。

1. 心肌收缩力降低：轻度或中度代谢性碱中毒时，心收缩力增加，但重度代碱时，心收缩力降低。

2. 心律失常，特别是当动脉血 pH > 7.6 时，可发生恶性室性心律失常，甚至心室纤颤。

3. 脑血流降低，当动脉血 pH > 7.55 时可引起脑血管收缩。

4. 神经肌肉应激性增高，多与血清钙降低有关。可发生手足搐搦、艰难

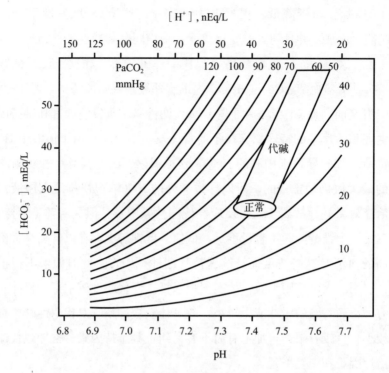

图 7-10　代谢性碱中毒时动脉血 PaCO₂ 的代偿适应性定量改变

（引自：Adrogue HJ.）

性严重通气障碍等。

5. 组织缺氧加重，主要由于氧解离曲线左移，氧与 Hb 亲和力增加而不易释放出氧，机体组织严重缺氧。

6. 精神错乱，癫痫或昏迷。

7. 低氧血症：代谢性碱中毒时，肺参与其代偿致低通气，甚至继发肺膨胀不全，导致通气/血流不匹配，引起低氧血症。

三、动脉血气特点与电解质改变

1. 动脉血气特点

（1）HCO₃⁻ 原发性升高（> 27mmol/L）；PaCO₂ 代偿性升高（> 40mmHg）。通常 [HCO₃⁻] 每增加 10mmol/L，则 PaCO₂ 增高 6 ~ 7mmHg；其代偿极限

为 $PaCO_2$ 55mmHg。

（2）pH > 7.45（失代偿），pH 正常（代偿）。

（3）BE：正值增大。

2. 代谢性碱中毒的预计代偿公式 见表 7-7。

表 7-7 代谢性碱中毒的预计代偿公式

预计代偿公式	代偿极限
* 公式（1）：$PaCO_2$（mmHg）= 40 + 0.6 × （ [HCO_3^-] – 24 ）	$PaCO_2$ = 55mmHg
** 公式（2）：$PaCO_2$（mmHg）= 0.95 × [HCO_3^-] + 15	$PaCO_2$ = 55mmHg
*** 公式（3）：$PaCO_2$（mmHg）= 40 +（ 0.7 × Δ [HCO_3^-] ）± 2	$PaCO_2$ = 55mmHg

（引自：*DuBose TD.**Kulpmann W.-R. *** Baker Ⅲ HA）

3. 电解质改变 代谢性碱中毒典型的电解质改变有低钾血症、低氯血症和低钙血症。有时可有低镁血症等其他改变。

（1）血钾改变：代谢性碱中毒时，往往伴有血钾降低。血 pH 每上升 0.1，血钾可降低 0.6mmol/L。

（2）血氯改变：代谢性碱中毒时，由于原发性 HCO_3^- 浓度增加而血氯离子势必降低。据电中和定律，阴离子与阳离子数应相等。

（3）血钙改变：血 pH 升高可促进钙离子与血浆蛋白在碱性环境中生成结合钙，而使游离钙离子减少。通常，血 pH 每升高 0.1，血清钙离子浓度则下降 0.05mmol/L。

四、诊断要点

诊断代谢性碱中毒时，应根据原发疾病与临床表现及血气特点和代偿预计值特点进行。只要有原发性 HCO_3^- 升高，高于 27mmol/L，血 pH 增高，高于 7.45（或 H^+ < 35nmol/L）即可诊断为代谢性碱中毒（失代偿性）。如果完全代偿，血 pH 可以正常。代谢性碱中毒时，HCO_3^- 每上升 10mmol/L，则可使 $PaCO_2$ 上升 6 ～ 9mmHg。呼吸代偿时 $PaCO_2$ 最高限值为 55mmHg，$PaCO_2$ 超过 60mmHg 时则提示代谢性碱中毒合并呼吸性酸中毒。在诊断过程中，根

据 $PaCO_2$ 的升高或降低，不仅可判断是否伴有呼吸代偿充分或未充分，而且对判断是否合并其他酸碱紊乱也具有重要意义。如果患者实测 $PaCO_2$ 在预计代偿值范围内为单纯性代谢性酸中毒；若其实测 $PaCO_2$ 大于预计代偿值的高值，则应考虑合并有呼吸性酸中毒；相反，若实测 $PaCO_2$ 小于预计代偿值的低值，则应考虑合并呼吸性碱中毒。

问题 7-12：患者，男性，42 岁。患有慢性胃病，近期有恶心、呕吐。查动脉血气和电解质检查，发现：pH 7.46，HCO_3^- 32 mmol/L，$PaCO_2$ 46mmHg，Na^+ 140 mmol/L，K^+ 3.4 mmol/L，Cl^- 96 mmol/L，CO_2 值 34 mmol/L。

（1）该患者存在哪种酸碱失衡？

（2）是单纯性还是混合性酸碱失衡？

分析：

（1）动脉血 pH 7.46（> 7.45），HCO_3^- 32mmol/L（> 27mmol/L），应考虑代谢性碱中毒。pH 改变与 HCO_3^-、$PaCO_2$ 呈同向性升高改变，提示其原发性改变为代谢性碱中毒。

（2）计算代谢性碱中毒预计代偿值：按代谢性碱中毒预计代偿公式计算 $[PaCO_2 = 40 + 0.7 \times (HCO_3^- - 24) \pm 2]$，$PaCO_2 = 40 + 0.7 \times (32 - 24) \pm 2 = 45.6 \pm 2 = 43.6 \sim 47.6mmHg$。该患者的 $PaCO_2$ 为 46mmHg，正处在其代偿范围内，故应判定为单纯性代谢性碱中毒。可能由于恶心、呕吐引起低钾低氯性代谢性碱中毒。

（一）使用酸碱列线图的诊断

如果患者的 HCO_3^- 与 $PaCO_2$ 相交点落于酸碱列线图（图 7-11）的代谢性碱中毒代偿带内，即是代谢性碱中毒。如果其相交点落于其可信带之上或之下，可能为代谢性碱中毒合并其他酸碱失衡。

问题 7-13：患者，男性，32 岁，因幽门梗阻引起严重恶心呕吐紧急入院。急查动脉血气，示：血 pH 7.52，$PaCO_2$ 48mmHg，HCO_3^-

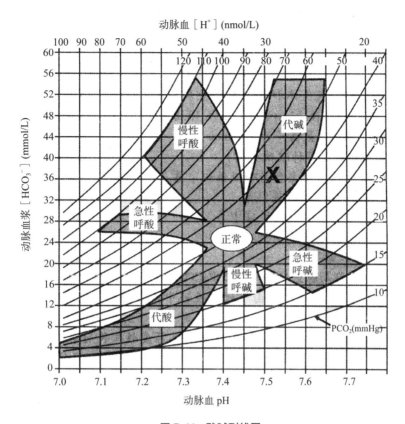

动脉血［H⁺］(nmol/L)

动脉血浆［HCO₃⁻］(mmol/L)

慢性
呼酸

代碱

X

急性
呼酸

正常

急性
呼碱

慢性
呼碱

代酸

PCO₂(mmHg)

动脉血 pH

图 7-11 酸碱列线图

以［HCO₃⁻］和 pH 为 X、Y 轴的图解。（引自：Cogen MG，Rector FC，Jr.）

37mmol/L。使用酸碱列线图（图 7-11）分析该患者处于哪种酸碱平
衡紊乱状态？

　　分析：患者 HCO₃⁻ 37mmol/L 与 PaCO₂ 48mmHg 相交点正好位于
代谢性碱中毒带内（图 7-11 之代碱带中 X 处），故提示该患者为单纯
性代谢性碱中毒。

（二）盐水反应性代谢性碱中毒与盐水抵抗性代谢性碱中毒的主要鉴别要点

　　尿液氯离子测定对代谢性碱中毒的病因诊断具有十分重要的意义。尿液
氯离子测定对鉴别盐水反应性代谢性碱中毒与盐水抵抗性代谢性碱中毒方面相

当重要。后者主要特点之一就是尿液氯离子浓度大于 20mmol/L，前者为尿液氯离子浓度很低，常小于 10mmol/L。其鉴别要点概括于表 7-8。

表 7-8　盐水反应性代谢性碱中毒与盐水抵抗性代谢性碱中毒的主要鉴别要点

	盐水反应性代谢性碱中毒	盐水抵抗性代谢性碱中毒
1. 细胞外液量	减少	增加
2. 尿氯离子浓度	低（＜ 10mmol/L）	高或正常（＞ 20mmol/L）
3. 输入氯化钠溶液	能纠正	不能纠正

问题 7-14：患者，女性，32 岁，患有原发性醛固酮增多症（增生）。查动脉血气和电解质，发现：pH 7.48，HCO_3^- 30 mmol/L，$PaCO_2$ 47mmHg，Na^+ 140 mmol/L，K^+ 3.8 mmol/L，Cl^- 90 mmol/L，CO_2 32 mmol/L。尿氯离子为 28mmol/L。

该患者存在下列哪种类型的酸碱平衡紊乱？

a. 代谢性碱中毒合并呼吸性酸中毒

b. 代偿性呼吸性酸中毒

c. 盐水反应性代谢性碱中毒

d. 盐水抵抗性代谢性碱中毒

分析：答案是 d。

（1）根据动脉血气 pH 7.48、$PaCO_2$ 45mmHg、HCO_3^- 30mmol/L 和血清 CO_2 32mmol/L 可以判断是由于代谢性碱中毒或呼吸性酸中毒代偿引起的，也可以是两者共同引起的。此时用以下方式先初步判定何者是原发性：①该患者 pH 7.47（＞ 7.45），其原发性失衡可能为碱中毒；②比较 $[HCO_3^-]$ 和 $PaCO_2 \times 0.6$ 值的大小，若 $[HCO_3^-]$ ＞ $PaCO_2 \times 0.6$，提示代谢因素是原发性改变；相反，若 $[HCO_3^-]$ ＜ $PaCO_2 \times 0.6$，提示呼吸因素是原发性改变，根据这一原理，该患者 $[HCO_3^-]$ 为 30mmol/L（＞ 45 × 0.6 ＝ 27mmol/L），故提示代谢性碱中毒为原发性改变。

（2）根据代偿调节的方向与原发性变化的方向呈同向性变化者通

常为单纯性酸碱失衡的原理，该患者的原发性因素 $[HCO_3^-]$ 上升而引起代偿性的 $PaCO_2$ 也随之增加，两者的改变方向呈同向性，因此，可初步判断为单纯性代谢性碱中毒。

（3）计算代谢性碱中毒的预计代偿值，按公式 $[PaCO_2 = 40 + 0.7 \times (HCO_3^- - 24) \pm 2]$ 计算，$PaCO_2 = 40 + 0.7 \times (30 - 24) \pm 2 = 44.2 \pm 2 = 42.2 \sim 46.2 mmHg$。该患者的 $PaCO_2$ 为 45mmHg，正处在代偿范围内，故应判断为单纯性代谢性碱中毒。可能与恶心呕吐引起低氯低钾性代谢性碱中毒有关。

（4）尿液氯离子测定对鉴别盐水代谢性碱中毒是反应性的还是抵抗性的有相当重要的作用。后者主要特点之一就是尿液氯离子浓度大于 20mmol/L。该患者的尿氯离子为 28mmol/L（> 20mmol/L），故可以诊断为盐水抵抗性代谢性碱中毒。可能与患有原发性醛固酮增多症有关。

结论：单纯性代谢性碱中毒（盐水抵抗性代谢性碱中毒）。

第八章 混合性酸碱平衡紊乱

第一节 混合性酸碱失衡的类型

混合性酸碱平衡紊乱（mixed acid-base disorders）指同一患者有两种或三种单纯型酸碱平衡紊乱同时存在。其中，双重酸碱失衡（double acid-base disorders，DABD）的情况主要有5种：①呼吸性酸中毒＋代谢性酸中毒；②呼吸性酸中毒＋代谢性碱中毒；③呼吸性碱中毒＋代谢性碱中毒；④呼吸性碱中毒＋代谢性酸中毒；⑤代谢性酸中毒＋代谢性碱中毒。

另外，三种酸碱紊乱并存的情况又称三重酸碱失衡（triple acid-base disorders，TABD），共有两种：①呼吸性酸中毒＋代谢性酸中毒＋代谢性碱中毒；②呼吸性碱中毒＋代谢性酸中毒＋代谢性碱中毒。混合性酸碱平衡紊乱的常见类型及特点见表8-1。

表 8-1 混合性酸碱平衡紊乱的主要类型及化学改变

混合性酸碱紊乱	化学改变
双重酸碱失衡	
1. 相加性联合或相加性酸碱失衡	
呼吸性酸中毒＋代谢性酸中毒	严重酸血症，HCO_3^-↓，PCO_2↑
呼吸性碱中毒＋代谢性碱中毒	严重碱血症，HCO_3^-↑，PCO_2↓
2. 相消性联合或相消性酸碱紊乱	
呼吸性酸中毒＋代谢性碱中毒	可变性酸度，HCO_3^-↑，PCO_2↑
呼吸性碱中毒＋代谢性酸中毒	可变性酸度，HCO_3^-↓，PCO_2↓
代谢性酸中毒＋代谢性碱中毒	可变性酸度，可变性 HCO_3^- 与 PCO_2，AG升高数大于 HCO_3^- 下降数

（续表）

混合性酸碱紊乱	化学改变
三重酸碱失衡	
呼吸性碱中毒+代酸+代碱	可变性 HCO_3^- 和 PCO_2，最终 pH 取决于三种失衡中
代谢性酸中毒+代酸+代碱	相对占优势者

（引自：Emmett M，Narins RG.）

很多学者认为，除了上述 5 种混合性酸碱失衡，有些患者存在高 AG 型代谢性酸中毒+正常 AG 型代谢性酸中毒，也应包括在混合性酸碱失衡的范畴内。所以双重性酸碱失衡实际上共有 6 种。

除了双重和三重酸碱失衡，还可能存在四重酸碱失衡。

综合临床资料、血气和电解质，对酸碱平衡紊乱作出准确而迅速的判断往往是治疗成功的关键。为了熟悉每种混合性酸碱失衡的诊断方法，下面举例加以说明。

第二节　判断混合性酸碱失衡的基本原则和关键因素

一、代偿调节的反向性

也就是说，代偿调节的方向与原发性变化的方向呈反向性变化者通常为混合性酸碱失衡。有以下 3 种情况：① HCO_3^- 下降同时伴 $PaCO_2$ 上升，这是代谢性酸中毒合并呼吸性酸中毒的特点。② $PaCO_2$ 升高同时伴 HCO_3^- 下降，这是呼吸性酸中毒合并代谢性酸中毒的特点。③ HCO_3^- 升高同时伴 $PaCO_2$ 下降，这是代谢性碱中毒合并呼吸性碱中毒的特点等。

问题 8-1：在这里仅举第 2 种情况的实例。患者，男，68 岁，患有肺源性心脏病合并心力衰竭，检查动脉血液气体分析结果，$PaCO_2$ 60mmHg（8.0kPa）、HCO_3^- 19mmol/L、pH 7.12。

（1）该患者为何种原发性酸碱平衡紊乱?

（2）是单纯性还是混合性酸碱失衡？

分析：

（1）pH 7.12（< 7.35），$PaCO_2$ 60mmHg（> 45mmHg），结合病史应考虑呼吸性酸中毒。根据 $PaCO_2$ 和［HCO_3^-］两者中，距正常值的距离越大者，往往提示为原发性酸碱改变，该患者 $PaCO_2$ 与正常值的差值（$PaCO_2$ – 40 = 60 – 40 = 20）比［HCO_3^-］与正常值的差值（24 –［HCO_3^-］= 24 – 19 = 5）大，所以提示呼吸因素是原发性酸碱失衡，故应考虑为呼吸性酸中毒。

（2）该患者酸碱简化成分数为 HCO_3^- ↓↓／$PaCO_2$ ↑↑，pH 7.12（< 7.35）。其代偿调节（HCO_3^-）与原发性（$PaCO_2$）方向呈反向，提示为混合性酸碱失衡。这是由于慢性肺通气功能障碍使 $PaCO_2$ 原发性升高，又因肺源性心脏病合并心力衰竭而加重缺氧乳酸堆积和肾脏排出酸性代谢产物的功能严重受到损伤，使 HCO_3^- 明显减少引起代谢性酸中毒，即为混合性酸碱紊乱，故此患者为呼吸性酸中毒合并代谢性酸中毒。

结论：呼吸性酸中毒合并代谢性酸中毒。

二、代偿调节的同向性与酸碱紊乱

代偿调节的方向与原发性变化方向虽然呈同向性变化，但 pH 无显著变化（或正常范围）时可能是混合性酸碱紊乱。

患者 $PaCO_2$ 和 HCO_3^- 两者多为同向性明显异常，但是 pH 无显著变化时可能提示为混合性酸碱紊乱。这种情况下，单靠 $PaCO_2$ 与 HCO_3^- 的变化方向已难以区别是单纯性酸碱平衡紊乱还是混合性酸碱紊乱，需要进一步从代偿预计值和代偿限度来分析判断。

问题 8-2：患者，女性，70 岁，患有慢性肺源性心脏病合并充血性心力衰竭，曾长期使用利尿药，常有食欲缺乏，近几天有恶心呕吐。检查动脉血 $PaCO_2$ 67mmHg（8.93 kPa），HCO_3^- 40mmol/L，pH

7.40。实验室检查结果: Na^+ 140mmol/L, K^+ 3.5mmol/L, Cl^- 90mmol/L, CO_2 值 41mmol/L。

（1）患者为哪种原发性酸碱平衡紊乱?

（2）是单纯性还是混合性酸碱失衡?

分析:

（1）尽管 HCO_3^- ↑↑/$PaCO_2$ ↑↑ 呈同向性变化, 即 $PaCO_2$ 与 HCO_3^- 均明显改变, 但是 pH 无显著变化的特点, 这提示可能为混合性酸碱紊乱。$PaCO_2$ 67mmHg（8.93 kPa）明显超过正常范围（40mmHg）; HCO_3^- 40mmol/L 明显超过正常范围（24mmol/L）, 两者均为同向性明显改变, 但 pH（7.4）在正常范围内。可能为混合性酸碱失衡, 结合病史, 很可能为呼吸性酸中毒合并代谢性碱中毒。

（2）为了进一步确诊, 可用预计代偿公式核实。因患有慢性肺心病可按慢性呼吸性酸中毒的预计代偿公式计算, 即 HCO_3^- = 24 + [（$PaCO_2$ – 40）/3] ± 2, HCO_3^- = 24 + [（67 – 40）/3] ± 2 = 33 ± 2 = 31 ~ 35mmol/L。实测 HCO_3^- 为 40mmol/L 高于预计代偿值的上限值（35mmol/L）, 故提示呼吸性酸中毒合并代谢性碱中毒。

（3）再通过其离子分析, 血钾和血氯均偏低, 故考虑合并有低钾低氯性代谢性碱中毒。

结论: 呼吸性酸中毒合并低钾低氯性代谢性碱中毒。

三、超过酸碱度失衡预计代偿值范围和代偿极限

区别单纯性或混合性酸碱紊乱的很有价值的方法之一就是利用代偿预计公式和代偿限度的预测进行判定。将公式计算所得结果与实测 $PaCO_2$ 或 HCO_3^- 相比较, 凡落在预计代偿范围内时, 可判定为单纯性酸碱失衡; 如超过其代偿预计值范围和超过最大代偿极限即为混合性酸碱失调。正确地判断混合性酸碱失衡的关键是正确地应用酸碱失衡预计代偿公式和代偿极限, 这种方法使用起来比较方便, 也比较实用。

1. 判定两种混合性酸碱失衡

（1）代酸＋呼酸：pH < 7.35，HCO_3^- 下降（< 22mmol/L），伴 $PaCO_2$ 升高（> 40mmHg）可提示代酸＋呼酸。若 HCO_3^- 下降伴 $PaCO_2$ 也下降，但符合 $PaCO_2 > 1.5 \times HCO_3^- + 8 + 2$（代酸代偿上限），提示代酸合并呼酸。若 $PaCO_2$ 升高伴 HCO_3^- 增加，但符合 $HCO_3^- < 24 + [(PaCO_2 - 40)/3] - 2$（慢性呼酸代偿下限），可能提示慢性呼酸合并代酸。

（2）呼酸＋代碱：慢性呼酸为主时，$PaCO_2$ 升高伴 HCO_3^- 增加，并符合 $HCO_3^- > 24 + [(PaCO_2 - 40)/3] + 2$（慢性呼酸代偿上限），或代碱为主时，$HCO_3^-$ 上升伴 $PaCO_2$ 升高，且符合 $PaCO_2 > 40 + 0.7 \times [HCO_3^-] + 21 + 2$（代碱代偿上限），或 $PaCO_2 > 55mmHg$ 时均提示呼酸合并代碱。

（3）代酸＋呼碱：若急性呼碱为主，$PaCO_2$ 明显降低，并符合 $HCO_3^- < 24 - [(40–PaCO_2)/5] - 2$（急性呼碱代偿下限），或 $HCO_3^- < 18mmHg/L$ 时，均提示呼碱合并代酸。若慢性呼碱为主时，符合 $HCO_3^- < 24 - [(40 - PaCO_2)/2] - 2$（慢性呼碱代偿下限），或等于或低于 HCO_3^- 15mmol/L 时均提示呼碱合并代酸。代酸为主时，符合 $PaCO_2 < 1.5 \times HCO_3^- + 8 - 2$（代酸代偿下限），或 $PaCO_2 < 10mmHg$ 时，均提示代酸合并呼碱。

（4）呼碱＋代碱：pH > 7.45，急性呼碱为主时，$PaCO_2 < 35mmHg$，并符合 $HCO_3^- > 24 - [(40 - PaCO_2)/5] + 2$（急性呼碱代偿上限），或慢性呼碱为主时，应符合 $HCO_3^- > 24 - [(40 - PaCO_2)/2] + 2$（慢性呼碱代偿上限），均提示呼碱合并代碱。若以代碱为主时，符合 $PaCO_2 < 0.7 \times [HCO_3^-] + 21 - 2$（代碱代偿下限）时，可提示代碱合并呼碱。

（5）代酸＋代碱：必须牢记：高 AG 型代谢性酸中毒合并代谢性碱中毒，或合并正常 AG 型代谢性酸中毒的存在时，可使用以下几种方法中的一种：计算校正的 HCO_3^-、计算碳酸氢盐间隙 [BG] 或计算 delta 比值等，来揭示被高 AG 型代谢性酸中毒所掩盖的代谢性碱中毒或正常 AG 型代谢性酸中毒的存在（后述）。

2. 判定三重酸碱失衡（TABD）

见后述。

问题 8-3：患者，男性，59 岁，患慢性肾炎、尿毒症，定期进行血液透析，动脉血气显示：血 pH 7.31、$PaCO_2$ 14mmHg（1.87kPa）、HCO_3^- 12mmol/L。

（1）患者为哪种类型的原发性酸碱失衡？

（2）患者为单纯性酸碱失衡还是混合性酸碱失衡？

分析：

（1）血 pH 7.31（< 7.35）肯定为酸中毒。pH 降低的原发因素可以是 $PaCO_2$ 升高或 HCO_3^- 浓度降低。该患者患有慢性肾炎、尿毒症，并且 HCO_3^- 浓度明显低于正常，故可以判断为代谢性酸中毒（失代偿）。但是 $PaCO_2$ 降低可能由于代谢性酸中毒的呼吸代偿，也可能由于代谢性酸中毒合并呼吸性碱中毒。按代偿反应方向判断，此例代偿反应与原发性变化方向呈同向性，初步考虑似乎是单纯性代谢性酸中毒。是否存在混合性酸碱失衡，应按代谢性酸中毒的预计代偿公式计算来诊断。

（2）代谢性酸中毒 $PaCO_2$ 的代偿预计值是按公式（$PaCO_2 = 1.5 \times [HCO_3^-] + 8 \pm 2$）计算。

$PaCO_2 = 1.5 \times 12 + 8 \pm 2 = 18 + 8 \pm 2 = 26 \pm 2 = 24 \sim 28$mmHg。

实际测得的 $PaCO_2$ 为 14mmHg，低于代谢性酸中毒代偿预计值的低值（24mmHg），故提示代谢性酸中毒合并呼吸性碱中毒。

结论：代谢性酸中毒合并呼吸性碱中毒。

四、根据酸碱诊断列线图分析，测得的两个参数相交点落在代偿带外

目前使用较广泛的是 Cogen MG 和 Rector FC Jr. 修正的酸碱列线图（图 8-1）。所测得的 HCO_3^- 与 $PaCO_2$ 分别于图 8-1 的纵坐标（HCO_3^-）与斜线（$PaCO_2$）相交点落在其相应的带内，多表示单纯性酸碱紊乱，如两个线的相交点落在任何带之上方或下方多提示混合性酸碱失衡。

需要注意的是有的混合性酸碱失衡的 HCO_3^- 与 $PaCO_2$ 相交点也可能落在代偿带内。如慢性高碳酸血症患者合并代谢性碱中毒，$PaCO_2$ 与 HCO_3^- 相交点有时也可能落在慢性呼吸性酸中毒的代偿带内；又如慢性高碳酸血症患者，合

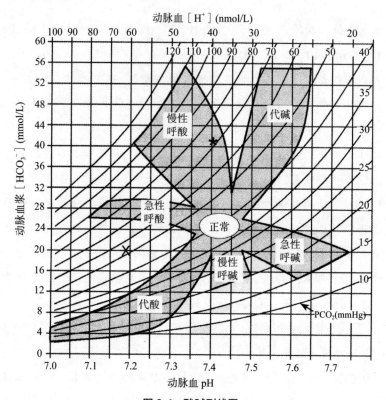

图 8-1 酸碱列线图

（引自：Cogen MG，Rector FC Jr.）

并代谢性酸中毒时，$PaCO_2$ 与 HCO_3^- 相交点有时也可能落在慢性或急性呼吸性酸中毒的代偿带内。因此这种酸碱图只能作为临床参考，必须结合临床、其他化验检查或预计代偿公式等资料来综合分析，方能得出较为正确的诊断。

问题 8-4：患者，女性，58 岁，患有慢性支气管炎、阻塞性肺气肿、肺源性心脏病、心力衰竭。动脉血气分析表明：pH 7.19，$PaCO_2$ 53mmHg，HCO_3^- 20mmol/L。

（1）患者为哪种原发性酸碱平衡紊乱？

（2）是单纯性还是混合性酸碱失衡？

分析：通过酸碱列线图（图 8-1）分析，患者 $PaCO_2$ 53mmHg 与 HCO_3^- 20mmol/L 相交点落在急性呼吸性酸中毒代偿可信带与代谢性酸中毒代偿可信带之间（图 8-1 的 X 处），说明该患者是混合性酸碱紊乱，患者 $PaCO_2$ 53mmHg［＞40mmHg（5.33 kPa）］，pH 7.19，提示原发性呼吸性酸中毒；HCO_3^- 20mmol/L（＜24mmol/L），又提示合并有代谢性酸中毒；由于原发性 $PaCO_2$ 升高与继发性代偿改变 HCO_3^- 降低呈反向性改变，提示该患者存在混合性酸碱失衡；pH 7.19 明显低于正常，提示失代偿性酸碱失衡。

结论：呼吸性酸中毒合并代谢性酸中毒。

问题 8-5：患者，男性，70 岁，患有肺源性心脏病合并心力衰竭，在使用强心药和利尿药治疗的过程中，检查动脉血气，结果显示，pH 7.40，$PaCO_2$ 71mmHg，HCO_3^- 41mmol/L。

（1）患者为哪种类型的原发性酸碱平衡紊乱？

（2）是单纯性还是混合性酸碱失衡？

分析：

（1）通过酸碱列线图（图 8-1）分析，患者 $PaCO_2$ 71mmHg 与 HCO_3^- 41mmol/L 相交点落在慢性呼吸性酸中毒代偿带内（图 8-1 的 * 处），提示该患者为呼吸性酸中毒；可是该患者原发性 $PaCO_2$ 改变与继发代偿性 HCO_3^- 变化呈较明显的同向性改变，但 pH 改变相对较小，即基本正常范围（pH 7.40），此时应怀疑是否合并混合性酸碱失衡。

（2）需要计算预计代偿值，可按慢性呼吸性酸中毒的预计代偿公式计算：

$$HCO_3^- = 24 + [（PaCO_2 - 40）/3] \pm 2$$
$$= 24 + [（71 - 40）/3] \pm 2 = 34 \pm 2 = 32 \sim 36mmol/L。$$

该患者实际测得的 HCO_3^- 为 41mmol/L，大于预计代偿值的上限值（36mmol/L），故提示呼吸性酸中毒合并代谢性碱中毒。

结论：呼吸性酸中毒＋代谢性碱中毒。

在临床上，还有学者推荐使用另外一种酸碱列线图，以 pH（H^+ 浓度）和 $PaCO_2$ 为 X、Y 轴的诊断图（图 8-2）。不管使用何种列线图，其原理及其判断结果基本是一致的。

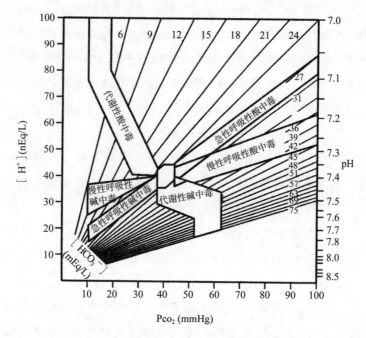

图 8-2　酸碱列线图（以 pH 和 PaCO₂ 为 XY 轴的图解）

引自：Cogan MG, Rector FC Jr., and Seldon DW.

问题 8-6：患者，女性，59 岁，患有慢性支气管炎、阻塞性肺气肿、慢性肺源性心脏病。检查动脉血气：pH 7.37（$[H^+]$ 43nmol/L），$PaCO_2$ 60mmHg，HCO_3^- 31mmol/L。

（1）患者为哪种原发性酸碱平衡紊乱？

（2）是单纯性还是混合性酸碱失衡？

分析：通过酸碱列线图（图 8-2）分析，$PaCO_2$ 60mmHg 与 HCO_3^- 31mmol/L 相交点落于慢性呼吸性酸中毒区内。

结论：慢性呼吸性酸中毒。

五、根据 AG 值和 AG – HCO_3^- 相关图来判断代谢性酸中毒的类型及混合性酸碱紊乱

AG 值不仅可用来判断代谢性酸中毒的类型，而且可用来判断是单纯性还

208

是混合性酸碱紊乱。AG 值对高 AG 型代谢性酸中毒最有诊断价值，不论 pH 是正常，还是高于正常，只要 AG 值大于 16mmol/L 就可以判断为高 AG 型代谢性酸中毒。若 AG > 20mmol/L 时，提示高 AG 代谢性酸中毒的可能性很大。若 AG > 30mmol/L 时，可以肯定存在酸中毒。根据 AG 值是否增加，可将代谢性酸中毒分为两类，即高 AG 型代谢性酸中毒和正常 AG 型代谢性酸中毒。AG 与 HCO_3^- 相关图（图 8-3）可帮助判断。

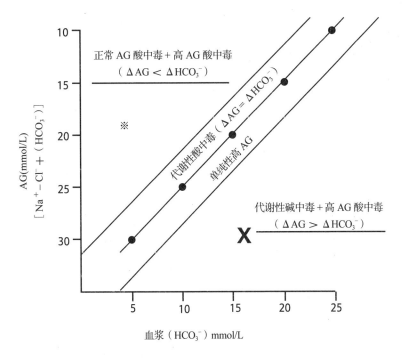

图 8-3 AG 值与血浆 [HCO_3^-] 相关图
注：X 为例 1；* 为例 2。（引自：Goodkin DA.）

在高 AG 代谢性酸中毒的前提下，利用这一相关图可以判断单纯高 AG 代谢性酸中毒，也可以判断高 AG 代谢性酸中毒合并正常 AG 代谢性酸中毒或高 AG 代谢性酸中毒合并代谢性碱中毒。当测得的血浆 HCO_3^- 浓度和 AG 值相交点落在单纯代谢性酸中毒的 95% 可信带内，则提示为单纯性高 AG 代谢性酸中毒（$\Delta AG = \Delta HCO_3^-$），而落于带之上区，则提示高 AG 代谢性酸中毒合并正常 AG 代谢性酸中毒（$\Delta AG < \Delta HCO_3^-$）；若落于其带之下区，则提示高

AG 代谢性酸中毒合并代谢性碱中毒（$\Delta AG > \Delta HCO_3^-$）。使用该相关图来判定较方便，也很实用。

问题 8-7：患者，女性，62 岁，患有糖尿病酮症酸中毒，近来反复呕吐。动脉血气分析示：pH 7.31，HCO_3^- 16mmol/L，$PaCO_2$ 40mmHg（5.33kPa）。静脉血实验室检查示：Na^+ 140mmol/L，K^+ 3.5mmol/L，Cl^- 95mmol/L，CO_2 17mmol/L。

（1）患者可能为哪种原发性酸碱平衡紊乱？

（2）是单纯性还是混合性酸碱失衡？

分析：

（1）pH 7.31（＜ 7.35），HCO_3^- 16mmol/L（＜正常值，4mmol/L），初步考虑为失代偿性代谢性酸中毒。

（2）计算 AG 值：根据 AG 公式，即 $AG = Na^+ - (Cl^- + HCO_3^-)$，$AG = 140 - (95 + 17) = 28mmol/L$。AG 值 28mmol/L（＞ 16mmol/L）提示有高 AG 代谢性酸中毒。

（3）通过 AG 与 HCO_3^- 相关图（图 8-3）判定，该患者 CO_2（HCO_3^-）17mmol/L 和 AG 值 28mmol/L 的相交点落在其可信带之下区 X 处（相当于高 AG 代谢性酸中毒合并代谢性碱中毒区）。

$$\because \Delta AG = 28 - 12 = 16$$

$$\Delta HCO_3^- = 24 - 17 = 7$$

$$\therefore \Delta AG（16）> \Delta HCO_3^-（7）$$

血 K^+、Cl^- 均低于正常，由于反复呕吐引起丢钾丢氯离子有关。

结论：高 AG 代谢性酸中毒合并低钾、低氯性代谢性碱中毒。

六、揭示高 AG 代谢性酸中毒所掩盖其他代谢性酸碱失衡的方法

在临床上，患者有高 AG 型代谢性酸中毒（AG 值＞ 16mmol/L）时，计算下列几种指标中的任意一种，可揭示被高 AG 型代谢性酸中毒所掩盖的代谢

性碱中毒或正常 AG 型代谢性酸中毒的存在。

1. "校正的碳酸氢盐"（"corrected HCO₃⁻"） 是揭示被高 AG 型代谢性酸中毒所掩盖的代谢性碱中毒和正常 AG 型酸中毒的常用指标。其计算公式为：校正的 HCO_3^- = 实测 HCO_3^- + （AG – 12）。校正的 HCO_3^- > 26mmol/L 时，可提示合并代谢性碱中毒；校正 HCO_3^- < 22 时，可提示合并正常 AG 代谢性酸中毒。

2. 碳酸氢盐间隙（bicarbonate gap，BG） 按碳酸氢盐间隙（BG）公式计算，［$BG = \Delta AG - \Delta HCO_3^- = AG - 12) - (24 - HCO_3^-$］。或按碳酸氢盐间隙简便公式计算（$\Delta AG - \Delta CO_2 = Na - Cl - 39$）。

若碳酸氢盐间隙值（BG）< – 6mmol/L，提示高 AG 型代谢性酸中毒合并正常 AG 型（高氯性）代谢性酸中毒；若其值 > 6mmol/L，则提示高 AG 型代谢性酸中毒合并代谢性碱中毒。

3. delta 比值（delta ratio） delta 比值也是为了揭示被高 AG 型代谢性酸中毒所掩盖的代谢性碱中毒或正常 AG 型酸中毒的常用指标。delta 比值的计算公式为：delta 比值 = （AG – 10）÷（24 – HCO_3^-）。在高 AG 型代谢性酸中毒前提下，若 delta 比值 > 2.0，提示该患者有高 AG 型代谢性酸中毒合并代谢性碱中毒。若 delta 比值（delta ratio）< 1，提示存在高 AG 型代谢性酸中毒合并正常 AG 型代谢性酸中毒。

问题 8-8：患者，男性，72 岁，患有慢性支气管炎、阻塞性肺气肿合并肺源性心脏病、心力衰竭。动脉血气体示：pH 7.18，$PaCO_2$ 51mmHg，HCO_3^- 14mmol/L。静脉血实验室检查显示：Na^+ 140mmol/L，K^+ 5mmol/L，Cl^- 102mmol/L，CO_2 14mmol/L。

（1）患者为哪种原发性酸碱平衡紊乱？

（2）是单纯性还是混合性酸碱失衡？

分析：

（1）该患者 $PaCO_2$ 51mmHg >正常值（40mmHg），pH 7.18（< 7.35），结合病史可以判断为呼吸性酸中毒，这是原发性酸碱失衡改变。

（2）按 $AG = Na^+ - (Cl^- + HCO_3^-)$ 的公式计算：AG = 140 –（102

+ 14）= 24，AG 24mmol/L（＞ 16mmol/L），提示合并高 AG 型代谢性酸中毒。

（3）通过慢性呼吸性酸中毒的预计代偿公式计算，$HCO_3^- = 24+$ $[（PaCO_2 - 40）\times 0.4] \pm 2$。故其 HCO_3^- 浓度的预计代偿值为 24 + $[（51 - 40）\times 0.4] \pm 2 = 28.4 \pm 2 = 26.4 \sim 30.4mmol/L$。该患者实测 $HCO_3^-（CO_2）$ 为 14mmol/L，提示合并代谢性酸中毒。

（4）再按校正的 HCO_3^- 公式计算，其校正的 $HCO_3^- = 14 +（24 - 12）= 26$。其校正的 HCO_3^- 26mmol/L 等于其正常值（26mmol/L）。

（5）如果计算碳酸氢盐间隙（BG），按公式：碳酸氢盐间隙（BG）$= Na^+ - Cl^- - 39$ 计算，BG = 140 - 102 - 39 = - 1（mmol/L），也提示未合并正常 AG 型代酸或代谢性碱中毒。

（6）如果计算 delta 比值，按 delta 比值的计算公式 =（AG - 10）（24 - HCO_3^-）。delta 比值 =（24 - 10）÷（24 - 14）= 14 ÷ 10 = 1.4，也提示未合并正 AG 型代酸或代谢性碱中毒。

结论：呼吸性酸中毒合并高 AG 型代谢性酸中毒。

患者存在高 AG 型代谢性酸中毒时，计算（4），（5），（6）中的一种指标，结合患者的病情，可揭示是否存在被高 AG 型代谢性酸中毒所掩盖的代谢性碱中毒和正常 AG 型代谢性酸中毒。

七、三重性酸碱失衡（TABD）的判断方法

目前临床上所指的三重性酸碱失衡有两型，即呼酸型 TABD（呼酸＋代碱＋代酸）和呼碱型 TABD（呼碱＋代碱＋代酸）。判断 TABD 时，常联合使用预计代偿公式，必须计算 AG 值和校正 HCO_3^- 值、碳酸氢盐间隙（BG）或 delta 比值等，以揭示被高 AG 型代谢性酸中毒所掩盖的代谢性碱中毒或正常 AG 型酸中毒。

呼酸型 TABD（呼酸＋代碱＋代酸）的血气特点：pH ＜ 7.35 或正常，很少升高，$PaCO_2$ ＞ 45mmHg，提示为呼酸；AG ＞ 16mmol/L，提示为合并高 AG 代酸。此外还合并代碱。

呼碱型 TABD（呼碱 + 代碱 + 代酸）的血气特点：pH > 7.45，或正常，很少下降，$PaCO_2 < 35mmHg$，提示为呼碱，AG > 16mmol/L，提示为合并高 AG 代酸。此外还合并代碱。

故判断 TABD 的关键问题是高 AG 型代酸与代碱（或正常 AG 型代酸）共存时的鉴别。

判断步骤为：

（1）确定原发性呼吸性酸碱失衡的类型，并选用呼酸抑或呼碱预计代偿公式，计算 HCO_3^- 的代偿范围。

（2）计算 AG 值，若 AG 值 > 16mmol/L，可考虑为高 AG 型代谢型酸中毒。

（3）在高 AG 型代谢型酸中毒的前提下，常计算下列三种方法中任选一种，可以揭示是否存在被高 AG 型代谢性酸中毒所掩盖的代谢性碱中毒或正常 AG 型代谢性酸中毒。

①校正的 HCO_3^-：> 26mmol/L 则提示高 AG 型代酸合并代谢性碱中毒。若校正的 HCO_3^- < 22mmol/L 则提示高 AG 型代谢性酸中毒合并正常 AG 型代谢性酸中毒。

②碳酸氢盐间隙（BG）：按公式，BG = $\Delta AG - \Delta HCO_3^-$ =（AG – 12）–（24 – [HCO_3^-]），或 BG = $Na^+ - Cl^-$ – 39 计算，若碳酸氢盐间隙值（BG）< –6mmol/L 时，则提示高 AG 型代谢性酸中毒合并正常 AG 型代谢性酸中毒；若其值 > 6mmol/L，则提示高 AG 型代谢性酸中毒合并代谢性碱中毒。

③ delta 比值，也是为了揭示被高 AG 型代谢性酸中毒所掩盖的代谢性碱中毒或正常 AG 型酸中毒的常用指标。delta 比值的计算公式为：delta 比值 =（AG – 10）÷（24 – HCO_3^-）。在高 AG 型代谢性酸中毒前提下，若 delta 比值（delta ratio）> 2.0，则提示有高 AG 型代谢性酸中毒合并代谢性碱中毒。若 delta 比值（delta ratio）< 1，提示有高 AG 型代谢性酸中毒合并正常 AG 型代谢性酸中毒。

问题 8-9：患者，46 岁，男性，肝硬化合并肝昏迷已三天，检查动脉血气分析结果为：pH 7.58，$PaCO_2$ 27mmHg，HCO_3^- 28mmol/L；

静脉血实验室检查示：K^+ 3.6mmol/L、Na^+ 140mmol/L、Cl^- 88mmol/L，CO_2 29mmol/L。

（1）该患者为哪种原发性酸碱平衡紊乱？

（2）是单纯性还是混合性酸碱失衡？

分析：

（1）先观察 $PaCO_2$ 和 HCO_3^- 与其正常值相差的数值。$PaCO_2$ 实测值与其正常值的差值为 40 – 27 = 13mmHg；HCO_3^- 实测值与其正常值的差值为 28 – 24 = 4mmol/L；$PaCO_2$ 差值 13mmol/L ＞ HCO_3^- 差值 4mmol/L，提示其原发性变化为呼吸性酸碱失衡。

（2）该患者 pH 7.58（＞ 7.40），所以该患者为呼吸性碱中毒。

（3）按慢性呼吸性碱中毒预计代偿公式（[HCO_3^-] = 24 – [（40 – $PaCO_2$）/2] ± 2）计算其预计代偿值为：[HCO_3^-] = 24 – [（40 – 27）/2] ± 2 = 17.5 ± 2 = = 15.5 ～ 19.5mmol/L。该患者实测 HCO_3^- 28mmol/L，大于其预计代偿值的上限 19.5mmol/L，提示合并代谢性碱中毒。

（4）计算 AG 值结果表明，AG = 140 –（29 + 88）= 23mmol/L（＞ 16mmol/L），提示合并高 AG 代谢性酸中毒。

（5）计算校正的 HCO_3^-：按校正的 HCO_3^- = 实测 HCO_3^- +（AG – 12）公式，其校正的 HCO_3^- = 29 +（23 – 12）= 40mmol/L（＞ 26mmol/L），提示合并有代谢性碱中毒。

（6）如果计算碳酸氢盐间隙（BG），按公式，碳酸氢盐间隙（BG）= Na – Cl – 39 计算，BG = 140 – 88 – 39 = 13mmol/L。该值＞ 6mmol/L，也提示为高 AG 型代谢性酸中毒合并代谢性碱中毒。

由此可见，在三重性酸碱平衡紊乱的诊断过程中，AG 值是识别此型失衡中是否合并高 AG 代谢性酸中毒的重要线索。另外，计算校正的 HCO_3^- 或碳酸氢盐间隙（BG），更能明确是否合并代谢性酸碱失衡。在临床上，对高 AG 代谢性酸中毒患者常规地计算 AG 值、校正的 HCO_3^-、碳酸氢盐间隙（BG）或 delta 比值（delta ratio）往往可避免造成双重性或三重性酸碱失衡判断上的失误。

问题 8-10：患者，女性，62 岁，患慢性阻塞性肺疾病、肺源性心脏病，并合并心力衰竭和功能性肾衰竭，近几天发生腹泻。查动脉血气结果为：pH 7.20，$PaCO_2$ 52mmHg，HCO_3^- 13mmol/L。静脉血实验室检查：电解质 Na^+ 141mmol/L，K^+ 3.5mmol/L，Cl^- 109mmol/L，CO_2 13mmol/L。

（1）该患者为哪种原发性酸碱平衡紊乱？

（2）是单纯性还是混合性酸碱失衡？

分析：

（1）患者有慢性呼吸道疾病史且 $PaCO_2$ 52mmHg 高于正常，pH 7.20 低于 7.35，故其原发性酸碱失衡为呼吸性酸中毒。

（2）AG 值 = 141 −（109 + 13）= 141 − 122 = 19mmol/L（> 16mmol/L），提示合并高 AG 型代谢性酸中毒。

（3）按慢性呼吸性酸中毒的代偿预计公式计算（预计 HCO_3^- = 24+[（$PaCO_2$ − 40）/3] ± 2），故其 HCO_3^- 浓度的预计代偿值为 24+[（52 − 40）/3] ± 2 = 28 ± 2 = 26 ~ 30mmol/L；该患者实测的 HCO_3^-（13mmol/L）小于其预计代偿值的下限值（26mmol/L），提示合并代谢性酸中毒。

（4）再按校正的 HCO_3^- 公式计算，其校正的 HCO_3^- = 13 +（19 − 12）= 20mmol/L（< 22mmol/L），提示该患者又合并正常 AG 型代谢性酸中毒。

（5）如果计算碳酸氢盐间隙（BG），按碳酸氢盐间隙（BG）公式，BG = Na^+ − Cl^- − 39 = 141 − 109 − 39 = −7mmol/L，若碳酸氢盐间隙值（BG）为 − 7mmol/L（< −6mmol/L）时，则提示高 AG 型代谢性酸中毒合并正常 AG 型代谢性酸中毒。

（6）如果计算 delta 比值（delta ratio），按 delta 比值的计算公式 =（AG − 10）÷（24 − HCO_3^-）。delta 比值 =（19 − 10）÷（24 − 13）= 9 ÷ 11 = 0.8，若 delta 比值（delta ratio）< 1 时，提示有高 AG 型代谢性酸中毒合并正常 AG 型代谢性酸中毒。

结论：呼吸性酸中毒 + 高 AG 代谢性酸中毒 + 正常 AG 型代谢性酸中毒。

第九章 动脉血气分析的步骤和三重性酸碱失衡的判断方法

第一节 动脉血气分析的八个步骤

第一步：评估氧合（图 9-1）

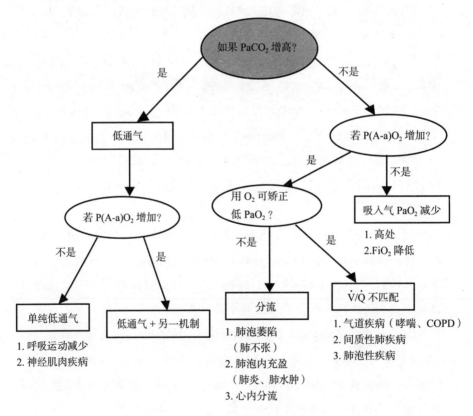

图 9-1 低氧血症（$PaO_2 < 80mmHg$）的诊断示意图

注：P（A-a）O_2：肺泡 - 动脉血氧分压差；$\dot{V}/\dot{Q}$：通气 / 血流；$PaCO_2$：动脉血 CO_2 分压；FiO_2：吸入气 O_2 浓度；COPD：慢性阻塞性肺疾病。（引自：Harrison RA.）

（1）是否有低氧血症：在海平面吸入室内空气下，判定低氧血症的主要指标有：① PaO_2 ；② SaO_2 。若 $PaO_2 < 80mmHg$ 或 $SaO_2 < 94\%$ 可判定为低氧血症。即使在健康的成年人，PaO_2 也会随着年龄的增加而逐渐下降。对年龄 > 40 岁者，可用以下公式估计其氧分压：PO_2（mmHg）= 104 –（年龄 × 0.27）。

（2）是否合并高碳酸血症：此时主要看两个指标，一是 PaO_2（< 80mmHg）或 SaO_2（< 94%）；另一个是 $PaCO_2 > 45mmHg$，这些明确提示低通气（hypoventilation）的存在。

（3）如果 $PaO_2 < 80mmHg$，而无 $PaCO_2$ 增加时，计算肺泡氧分压（P_AO_2）和肺泡气 - 动脉血氧分压差 [P（A-a）O_2] 评估其换气功能。因为 P（A-a）O_2 上升比单独的 PaO_2 下降更敏感。按公式计算：P（A-a）O_2 = [（P_B – 47）× FiO_2] – $PaCO_2$ × 1.25 – PaO_2。正常年轻人 P（A-a）O_2 为 10 ~ 15mmHg，并随年龄的增长而增加，但一般不超过 30mmHg。为了排除年龄对 P（A-a）O_2 的影响，常规计算：年龄预计值 [P（A-a）O_2 = 年龄 /4 +4]。实际计算的 P（A-a）O_2 值应低于其年龄预计值，为其正常值。如果 P（A-a）O_2 大于正常，提示：①通气 / 血流比例异常；②弥散功能障碍；③分流等。

（4）若 P（A-a）O_2 与 $PaCO_2$ 同时增加，则表明肺泡通气障碍与肺泡水平气体交换障碍两者都存在。

（5）计算氧合指数（PaO_2/FiO_2）来评估：PaO_2/FiO_2 正常值为 400~500mmHg。

第二步：评估酸碱度：是酸血症还是碱血症？

（1）pH 是判定酸碱失衡最重要的指标。正常 pH 为 7.35 ~ 7.45。先根据血 pH，低于 7.35 为酸血症，高于 7.45 为碱血症。

（2）需要注意的是，若 pH 在正常范围内，可能无酸碱失衡；也可能为几乎完全代偿的单纯性酸碱失衡或酸碱相互抵消的混合性酸碱失衡。

第三步：评估原发与继发（代偿）：方法很多，可用以下方法中的 1 ~ 2 种进行判断

（1）比较 $PaCO_2$ 和 HCO_3^- 与正常值的差距：观察 $PaCO_2$ 和 HCO_3^- 两者中，看何者与正常值差距较大。与正常值差距较大的指标，往往提示为原发性改变。例如，某一患者动脉血 pH 7.48，$PaCO_2$ 55mmHg，HCO_3^- 44mmol/L。分析：$PaCO_2$ 正常值平均为 40mmHg，$PaCO_2$ 实测值与正常值的差值为 55 － 40 = 15mmHg，HCO_3^- 正常值平均为 24mmol/L，HCO_3^- 实测值与正常值的差值为 44 － 24 = 20mmol/L。$PaCO_2$ 差值 15mmHg ＜ HCO_3^- 差值 20mmHg。提示其原发性失衡为代谢性碱中毒。

（2）比较〔HCO_3^-〕和 $PaCO_2$ × 0.6、$PaCO_2$ 和 HCO_3^- 与正常值的差距（变化幅度）：$PaCO_2$ 与 HCO_3^- 不仅是判定呼吸性和代谢性酸碱失衡的最关键的两把钥匙，而且是分清原发与继发变化的重要依据尺度。根据 $PaCO_2$ 与 HCO_3^- 值的变化判断原发与继发代偿性改变。若〔HCO_3^-〕与 $PaCO_2$ × 0.6 按比例同时上升或降低，血 pH 就不会有改变。假如 HCO_3^- ＜ $PaCO_2$ × 0.6 时，其原发改变为 $PaCO_2$，提示呼吸因素为原发性改变，而 HCO_3^- 改变为继发性代偿变化；相反，HCO_3^- ＞ $PaCO_2$ × 0.6 时，其原发改变为 HCO_3^-，提示代谢因素为原发性改变，而 $PaCO_2$ 改变为继发性代偿改变。例如某一患者动脉血 pH 7.33，$PaCO_2$ 63mmHg，HCO_3^- 33mmol/L。按上式计算可见，HCO_3^- 33mmol/L（＜ $PaCO_2$ 37.8mmHg）（63 × 0.6），提示 $PaCO_2$ 是原发性改变而 HCO_3^- 变化是继发性代偿性改变，即呼吸性酸中毒为原发性改变。又如某一患者的动脉血 pH 7.46，$PaCO_2$ 49mmHg，HCO_3^- 34mmol/L。分析：$PaCO_2$ × 0.6 = 49 × 0.6 = 29.4mmHg，HCO_3^- 34mmol/L（＞ $PaCO_2$ 29.4mmHg），说明 HCO_3^- 是原发性改变，提示代谢性酸中毒为原发性改变。

（3）看 pH 和 $PaCO_2$（或 HCO_3^-）改变的方向：如果两者呈同向性改变（$PaCO_2$ 或 HCO_3^- 增加，pH 也增加）多为原发性代谢性改变，反之，反向性改变多为原发性呼吸性改变。

（4）判断原发与继发性改变可参考其基础疾病。

第四步：只用于呼吸性酸碱失衡，是判断急性与慢性呼吸性酸碱失衡的简便方法

（1）$PaCO_2$ 与 pH 改变程度：如果原发因素是呼吸性酸碱失衡，常用 $PaCO_2$ 和 pH 的变化关系来确定急性或慢性：若 $PaCO_2$ 每改变 10mmHg，pH 改变 0.08，则表示急性呼吸性酸中毒或碱中毒。若 $PaCO_2$ 每改变 10mmHg，pH 只改变 0.03，则提示慢性呼吸性酸中毒或碱中毒，这种判断方法很实用。

（2）参考发作时间的缓急：急性者 6 小时；慢性者＞ 12 小时；6 ~ 12 小时者可暂按急性处理。但按 $PaCO_2$ 与 pH 改变来分类似乎更准确、实用。

第五步：评估单纯性与混合性：方法很多，可用下列中的任何一种或联合使用

根据代偿调节的方向性、代偿调节的变化数值（预计代偿值和代偿限值）或联合使用预计代偿公式等，来判别单纯性或混合性酸碱失衡时：

（1）根据代偿调节的方向性：一般来说，代偿调节的方向与原发性变化方向呈同向改变者，考虑为单纯性酸碱紊乱；相反，代偿调节与原发性变化方向呈反向改变者为混合性酸碱失衡。

（2）有时，尽管其代偿调节的方向与原发性变化呈同向性改变，若 $PaCO_2$ 和 HCO_3^- 均有大幅度的明显改变，但其 pH 在正常范围者，可能合并有混合性酸碱紊乱。

（3）根据其预计代偿值：单纯性酸碱失衡是其相应的实测数值在预计代偿范围内，若超出或低于其预计代偿值幅度则为混合性酸碱失衡。根据其预计代偿公式计算出原发性酸碱失衡的 HCO_3^- 或 $PaCO_2$ 代偿范围；然后比较实测的 HCO_3^- 或 $PaCO_2$，与预计代偿值的 $PaCO_2$ 或 HCO_3^-，若实测 HCO_3^- 或 $PaCO_2$ 大于或小于预计代偿值的上限或下限，可能提示合并混合性酸碱失衡。

（4）比较实测的 $[HCO_3^-]$ 或 $PaCO_2$ 与其代偿极限值：若患者实测的 $[HCO_3^-]$ 或 $PaCO_2$ 超过其代偿极限时，则提示合并有混合性酸碱失衡。

（5）根据酸碱诊断图分析：在临床上，推荐使用的酸碱列线图除了上述的图 8-1、图 8-2 以外，还有另外一种酸碱诊断图（图 9-2）。患者的 $PaCO_2$ 与 HCO_3^- 相交点落于酸碱失衡的可信带区内为单纯性酸碱失衡，若其相交点在可信带区以外，则可能为混合性酸碱失衡。

第六步：计算血 AG 值

计算 AG 值并不局限于原发性代谢性酸中毒患者，而是对所有患者均应进行 AG 值的计算。

按阴离子间隙（AG）公式 $[AG = Na^+ - (Cl^- + HCO_3^-)]$ 计算，若 AG 值＞ 16mmol/L 时，考虑为高 AG 型代谢性酸中毒，但在临床上，AG 值＞ 20mmol/L 时，其真正高 AG 型酸中毒的可能性明显增加。若 AG 值＜ 16 时，

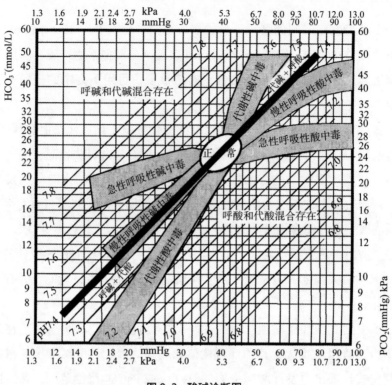

图 9-2　酸碱诊断图

（引自：Kulpmann WR.）

考虑无异常或可能正常 AG 型代谢性酸中毒。

第七步：**揭示混合性酸碱紊乱（代谢性）的常用方法**

在临床上，计算下列方法中任选一种，可以揭示被高 AG 型代谢性酸中毒所掩盖的代谢性碱中毒或正常 AG 型代谢性酸中毒的存在。

（1）"校正的碳酸氢盐"：是揭示被高 AG 型代谢性酸中毒所掩盖的代谢性碱中毒或正常 AG 型酸中毒的常用指标。校正的 HCO_3^- > 26mmol/L 则提示高 AG 型代酸合并代谢性碱中毒。若校正的 HCO_3^- < 22mmol/L 则提示高 AG 型代谢性酸中毒合并正常 AG 型代谢性酸中毒。

（2）计算碳酸氢盐间隙：在高 AG 性代谢性酸中毒时，可按碳酸氢盐间隙公式计算碳酸氢盐间隙（BG）= Δ AG － Δ HCO_3^- 或按其简便公式（＝ Na^+ － Cl^- － 39）计算。若碳酸氢盐间隙值＜ － 6mmol/L 时，则提示高 AG 型代酸合并正常 AG 型代谢性酸中毒；若其值＞ 6mmol/L 时，则提示高 AG 型代酸合并代谢性碱中毒。

（3）计算 delta 比值：这一步也只用于高 AG 型代谢性酸中毒。在高 AG 型代谢性酸中毒前提下，若 delta 比值（delta ratio）> 2.0，提示患有高 AG 型代谢性酸中毒合并代谢性碱中毒；若 delta 比值（delta ratio）< 1，提示患有高 AG 型代谢性酸中毒合并正常 AG 型代谢性酸中毒。

（4）根据 AG 与 HCO_3^- 相关图（图 9-3）也有助于判断单纯高 AG 代谢性酸中毒、正常 AG 型代谢性酸中毒合并高 AG 型代谢性酸中毒或高 AG 型代谢性酸中毒合并代谢性碱中毒等混合性酸碱失衡。

第八步：综合判定

原则上，结合临床表现与实验室检查结果综合分析判断，必要时进行动

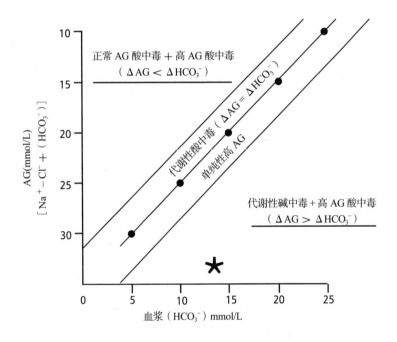

图 9-3　AG 值与血浆［HCO_3^-］相关图

（引自：Goodkin DA.）

态观察。

第二节　　三重性酸碱失衡的判断方法

判断三重性酸碱失衡（TABD）时，常联合使用预计代偿公式和计算必要的参数。

（1）先根据 $PaCO_2$ 确定呼吸性酸碱失衡类型，因为 $PaCO_2$ 是判断呼吸性酸碱失衡的最关键而唯一的线索；凡是三重性酸碱失衡必存在原发性呼吸性酸碱紊乱（呼吸性酸中毒或呼吸性碱中毒）。$PaCO_2$ 高于 45mmHg 为呼吸性酸中毒，低于 35mmHg 为呼吸性碱中毒。

（2）通常选用呼吸性酸中毒或呼吸性碱中毒的预计代偿公式计算 HCO_3^- 的代偿范围；但是，有时若以代谢性酸中毒或代谢性碱中毒为主时，也可选用代谢性酸中毒或代谢性碱中毒的预计代偿公式计算 $PaCO_2$ 的代偿范围。必要时联合使用预计代偿公式。

（3）计算 AG 值来判定在三重性酸碱失衡中是否存在高 AG 型代谢性酸中毒或正常 AG 型代谢性酸中毒。AG 值很容易计算，并且数据明确而易于判定，通常 AG 值> 16mmol/L 时，提示存在高 AG 型代谢性酸中毒的可能。特别需要注意的是在 AG 值升高的原因中代谢性酸中毒是最常见的。

（4）在三重性酸碱失衡的诊断中，最核心的问题是判断是否存在被高 AG 型代谢性酸中毒掩盖的其他代谢性酸碱失衡。在临床上，下列四种方法任选一种：①计算校正 HCO_3^-（= 实测 HCO_3^- + Δ AG）；②计算碳酸氢盐间隙（Δ gap）；③计算 delta 比值（delta ratio）；④使用 AG 值与血浆［HCO_3^-］相关图（图 9-3）等方法判断是否存在被高 AG 型代谢性酸中毒所掩盖的代谢性碱中毒或正常 AG 型代谢性酸中毒。

问题9-1：男，52 岁，临床诊断水杨酸中毒，呼吸频率 18 次/分。动脉血液气体分析结果为：pH 7.41，$PaCO_2$ 27mmHg，HCO_3^- 14mmol/L，PaO_2 77mmHg，SaO_2 95.2%。电解质检查结果为：Na^+ 150mmol/L，K^+

3.8mmol/L，Cl⁻103mmol/L，CO_2值14mmol/L。

（1）该患者为哪种原发性酸碱平衡紊乱？

（2）是单纯性还是混合性酸碱失衡？

分析：

（1）第一步：评估氧合。

①该患者在吸入室内空气的条件下，PaO_2 77mmHg（＜80mmHg），可判断为低氧血症。对年龄＞40岁者，可用以下公式预计其氧分压值：PO_2（mmHg）＝104－（年龄×0.27）。PO_2＝104－（52×0.27）＝89.96＝90mmHg。所以可判定为低氧血症。

②该患者 PaO_2 77mmHg（＜80mmHg），而无 $PaCO_2$ 值增加，可计算肺泡氧分压（P_AO_2）和肺泡气－动脉血氧分压差［P（A-a）O_2］来评估其换气功能，按 P（A-a）O_2 公式计算：P（A-a）O_2＝［（P_B－47）×FiO_2］－$PaCO_2$×1.25－PaO_2，或 P（A-a）O_2＝P_IO_2－$PaCO_2$×1.25－PaO_2。该患者的 P（A-a）O_2＝0.21×（760－47）－27×1.25－77＝38.8mmHg。为了排除年龄对 P（A-a）O_2 的影响，可计算年龄预计值［P（A-a）O_2＝年龄/4＋4］。计算52岁时 P（A-a）O_2 的预计值＝52/4＋4＝17mmHg，所以，该患者的实际计算的 P（A-a）O_2 值38.8mmHg大于其年龄预计值（该患者的正常值）（17mmHg），提示该患者可能有通气/血流比例异常，肺泡毛细血管通气和血流不平衡，也可能有部分血流经肺但没有充分的氧合。

③计算氧合指数（PaO_2/FiO_2）来评估：PaO_2/FiO_2＝77/0.21＝366.6。PaO_2/FiO_2 正常值为400～500mmHg。

（2）第二步：评估酸碱度。根据动脉血 pH 7.40，此时不能确定酸血症或碱血症。若 pH 在正常范围内，可能为无酸碱失衡；也可能为几乎完全代偿的单纯性酸碱失衡或酸碱相互抵消的混合性酸碱失衡。

（3）第三步：根据 $PaCO_2$ 与 HCO_3^- 值的变化判断原发与继发代偿性改变，比较 HCO_3^- 离均值（24－14=10）与 $PaCO_2$ 离均值（40－27=13）。前者＜后者提示呼吸因素是原发性改变。

（4）第四步：如果原发因素是呼吸性酸碱失衡，常用 $PaCO_2$ 和

pH 的变化关系来确定是急性还是慢性：$PaCO_2$ 每改变 10mmHg 时，pH 改变 0.08，提示急性呼吸性酸碱失衡；若 $PaCO_2$ 每改变 10mmHg 时，pH 只改变 0.03，则提示慢性呼吸性酸碱失衡。

该患者 $PaCO_2$ 改变幅度是 13mmHg（40 − 27 = 13），但 pH 基本未改变，提示可能合并有混合性酸碱失衡，再根据病史（水杨酸中毒多属于急症），故应考虑为急性呼吸性酸碱失衡。

（5）第五步：评估是单纯性还是混合性酸碱失衡：方法很多。

其中最重要的是计算预计代偿值，该患者的原发性改变为呼吸性因素，并且 $PaCO_2$ 27mmHg 低于正常值（40mmHg），按急性呼吸性碱中毒的预计代偿公式计算 $\{HCO_3^- = 24 - [(40 - PaCO_2)/5] \pm 2\}$，预计 $HCO_3^- = 24 - [(40 - 27)/5] \pm 2 = 24 - 2.6 \pm 2 = 21.4 \pm 2 = 19.4 \sim 23.4$；实测 HCO_3^- 14mmol/L ＜代偿预计值的低值（= 19.4mmol/L），提示为呼吸性碱中毒合并代谢性酸中毒。

根据酸碱诊断图（图9-2），患者的 $PaCO_2$ 27mmHg 与 $[HCO_3^-]$ 14mmol/L 相交点落于酸碱失衡的可信带区以外，相当于慢性呼碱＋代酸区，提示为混合性酸碱失衡。

（6）第六步：计算阴离子间隙（AG）：$AG = Na^+ - (Cl^- + HCO_3^-) = 150 - (103 + 14) = 33mmol/L$，AG 33mmol/L（＞16mmol/L），提示患有高 AG 型代谢性酸中毒。

（7）第七步：在高 AG 型代谢性情况下，为了判断是否存在被高 AG 型代谢性酸中毒所掩盖的代谢性碱中毒或正常 AG 型代谢性酸中毒，可任选下列方法中的一种：

①计算"校正的 HCO_3^-"，按公式 ["校正的 HCO_3^-" = 实测 HCO_3^- + (AG − 12)] 计算，其校正的 $HCO_3^- = 14 + (33 - 12) = 35mmol/L$，校正的 HCO_3^- 为 35mmol/L（＞26mmol/L），提示合并代谢性碱中毒。

②计算碳酸氢盐间隙（BG），按碳酸氢盐间隙公式（$BG = \Delta AG - \Delta HCO_3^-$）计算碳酸氢盐间隙。即碳酸氢盐间隙 = (AG − 12) − (24 − HCO_3^-) = (33 − 12) − (24 − 14) = 11mmol/L，其 BG 11mmol/L（＞

6mmol/L），也提示合并代谢性碱中毒。

③计算 delta 比值，按公式［delta 比值 =（AG – 10）÷（24 – HCO_3^-）］计算。其 delta 比值 =（33 – 10）÷（24 – 14）= 23 ÷ 10 = 2.3，> 2.0，也提示合并代谢性碱中毒。

④根据 AG 值与血浆［HCO_3^-］相关图（图 9-3），不仅能诊断出单纯性高 AG 型代谢性酸中毒，而且还有助于判断是否有高 AG 型代谢性酸中毒合并其他代谢性酸碱失调。该患者 AG 值 33mmol/L 与实测 HCO_3^- 值 14mmol/L 相交点正好落在单纯高 AG 可信带之下区（图 9-3 之 * 处）（相当于高 AG 型酸中毒 + 代谢性碱中毒区）。

结论：呼吸性碱中毒合并高 AG 型代谢性酸中毒 + 代谢性碱中毒。

（8）第八步：综合判断。结合临床表现与实验室检查结果综合分析判断，必要时进行动态观察。

分析动脉血气和电解质虽然对酸碱失衡的判断甚为重要，但是单凭血气分析和电解质报告单作出肯定的诊断，有时可能发生错误。必须结合病史、临床表现、各种实验室检查结果等进行综合分析。在酸碱失衡时，机体代偿调节有一定的规律性，包括以下三个方面：①其代偿调节有一定的方向性；②有一定的代偿范围（代偿预计值）和代偿的速率；③代偿的最大限度。凡是符合规律者一般为单纯性酸碱平衡紊乱，相反，不符合规律者为混合性酸碱失衡。必要时进行动态观察，始能得出较为正确的诊断（图 9-4）。

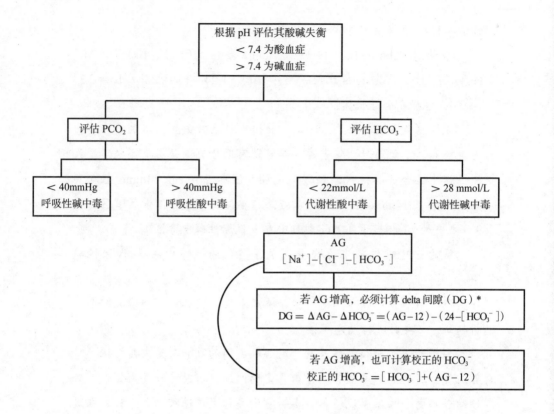

图 9-4 评估酸碱失衡的步骤

注：* 根据 Wrenn K 提出的 delta（delta gap，DG，Δ Gap）间隙（又称碳酸氢盐间隙，BG）= Δ AG $-\Delta$ HCO$_3^-$ =（AG $-$ 12）$-$（24 $-$[HCO$_3^-$]，Δ Gap > 6 时，提示高 AG 型代谢性酸中毒合并代谢性碱中毒；Δ Gap < $-$6 时，提示高 AG 型代谢性酸中毒合并正常 AG 型代谢性酸中毒。AG 增高时，计算校正的 HCO$_3^-$，如果其值 > 26 则提示合并代谢性碱中毒，> 30 更有诊断意义；若其值 < 22，提示合并正常 AG 型代谢性酸中毒。（引自：Wargo KA.）

第十章　临床案例分析

本章的临床案例均附有动脉血气和电解质检查资料，并列出多向选择题和答案，希望读者们通过对这些临床实例的讨论和学习，能增强理解本书所阐明的基本原则并提高临床技能水平。

病例 1（慢性阻塞性肺疾病）：患者，男性，62 岁。有重度慢性阻塞性肺疾病（COPD）病史。近来因感冒导致咳嗽、咯痰和呼吸困难加重来诊。体温正常，血压 140/90mmHg，呼吸频率 20 次/分，有杵状指、发绀和下肢可凹性水肿。心电图示肺性 P 波和右心室肥厚。胸部 X 线检查示肺透过度均匀性增强、膈顶低平、右肺下动脉扩张、右心室增大。在呼吸室内空气的条件下，动脉血气和电解质检查结果如下。

动　脉　血：pH 7.34，$PaCO_2$ 60mmHg，PaO_2 40mmHg，$[HCO_3^-]$ 41mmol/L。

静脉血：Na^+ 140mmol/L，K^+ 3.5mmol/L，Cl^- 91mmol/L，CO_2 42mmol/L，Hb 16.5g/dl。

（1）在本病例中，有关低氧血症最可能的解释是：

a. 低通气，通气/血流失调，高碳酸血症

b. 右向左分流

c. 通气/血流失调

d. 低通气和通气/血流失调

（2）患者处于哪种酸碱平衡紊乱状态？

a. 慢性呼吸性酸中毒 + 代谢性酸中毒

b. 慢性呼吸性酸中毒 + 代谢性碱中毒

c. 急性呼吸性酸中毒 + 代谢性酸中毒

d. 慢性呼吸性酸中毒 + 代谢性酸中毒 + 代谢性碱中毒

（3）经过治疗后，患者自觉症状很好。在吸入室内空气条件下，患者临床状态最佳时的动脉血气最可能是：

a. PaO_2 82mmHg，SaO_2 95%，pH 7.34，$PaCO_2$ 62mmHg

b. PaO_2 73mmHg，SaO_2 94%，pH 7.33，$PaCO_2$ 29mmHg

c. PaO_2 65mmHg，SaO_2 91%，pH 7.34，$PaCO_2$ 50mmHg

d. PaO_2 39mmHg，SaO_2 80%，pH 7.39，$PaCO_2$ 68mmHg

分析：

（1）正确答案是 a。在不吸氧的条件下，PaO_2 降低，$PaCO_2$ 增加是通气不足的表现。在 760mmHg 大气压，吸入室内空气的情况下，计算肺泡气 – 动脉血氧分压差 $[P(A\text{-}a)O_2]$ 来评估其低氧血症的原因。计算 $P(A\text{-}a)O_2$ 是按其公式计算，即 $P(A\text{-}a)O_2 = [(P_B - 47) \times FiO_2] - PaCO_2 \times 1.25 - PaO_2$，应该是 $P(A\text{-}a)O_2 = [(760 - 47) \times 0.21] - 60 \times 1.25 - 40 = 35$mmHg，为了排除年龄对 $P(A\text{-}a)O_2$ 的影响，可计算其年龄预计值 $[P(A\text{-}a)O_2 = 年龄/4 + 4]$。计算 62 岁时 $P(A\text{-}a)O_2$ 的预计值（$62/4 + 4 = 19.5$mmHg）。该患者实际计算的 $P(A\text{-}a)O_2$ 值 35mmHg 大于其年龄预计值（该患者的正常值）（19.5mmHg），提示该患者可能有通气/血流比例异常。这一情况与 COPD 病理生理机制基本一致。

（2）正确答案是 b。

①该患者动脉血 pH 为 7.34，$PaCO_2$ 为 60mmHg，HCO_3^- 为 41mmol/L。该患者 $PaCO_2$ 为 60mmHg，大于正常值（40mmHg），可能是呼吸性酸中毒或代谢性碱中毒引起的继发性呼吸代偿致 $PaCO_2$ 升高。HCO_3^- 41mmol/L 大于正常值（24mmol/L），可能由于代谢性碱中毒或呼吸性酸中毒引起的肾脏代偿所致，但因患者血 pH（7.34）低于正常值（7.40），偏酸性，所以其原发性失衡应该是呼吸性酸中毒。

②该患者存在呼吸性酸中毒，可用以下方式确定为急性还是慢性：$PaCO_2$ 改变 10mmHg 时，pH 改变 0.08，则表示急性呼吸性酸碱中毒；若 $PaCO_2$ 每改变 10mmHg 时，pH 只改变 0.03，则提示慢性呼吸性酸碱中毒。该患者 $PaCO_2$ 每改变 10mmHg，但其 pH 的改变是 0.03，所以应判定为慢性呼吸性酸中毒。

③按慢性呼吸性酸中毒预计代偿公式计算（$HCO_3^- = 24 + (0.4 \times \Delta PaCO_2) \pm 2mmol/L$）

$HCO_3^- = 24 + [0.4 \times (60 - 40)] \pm 2mmol/L = 32 \pm 2mmol/L = 30 \sim 34mmol/L$。

患者实测 HCO_3^- 为 41mmol/L，大于上述预计代偿值范围的高限值（34mmol/L），提示为慢性呼吸性酸中毒合并代谢性碱中毒。

④通过计算其阴离子间隙，即 $AG = 140 - (91 + 42) = 7$。AG 值属于正常。

结论：慢性呼吸性酸中毒合并代谢性碱中毒，可能由于低钾低氯性代谢性碱中毒。

（3）正确答案是 c。答案 a 不正确。因为：$P(A\text{-}a)O_2 = [(P_B - 47) \times 0.21] - PaCO_2 \times 1.25 - PaO_2 = [(760 - 47) \times 0.21] - 62 \times 1.25 - 82 = 150 - 77.5 - 82 = -9.5mmHg$。$P(A\text{-}a)O_2$ 为负值。答案 b 是 pH 和 $PaCO_2$ 均呈同向性降低，属于有代谢性酸中毒伴有代偿性通气过度的血气特点，而该患者目前无相应的临床表现。答案 d 不符合实际的 PaO_2 与 SaO_2 改变，因为当 PaO_2 39mmHg 时，其相应的 SaO_2 应该是 74%，而不是 80%。综上所述，正确答案是 c。

病例 2（部分结肠切除术后，行气管插管通气和鼻胃管胃肠减压治疗）：患者，男性，75岁，因患结肠癌进行部分结肠切除手术，术后在重症监护治疗室行气管插管通气、鼻胃管胃肠减压和静脉输液支持治疗。术后第二天进行动脉血气和静脉血实验室检查，结果如下。

动 脉 血：pH 7.55，$PaCO_2$ 33mmHg，PaO_2 100mmHg，$[HCO_3^-]$ 37mmol/L。

静脉血：Na^+ 140mmol/L，K^+ 3.4mmol/L，Cl^- 86mmol/L，CO_2 37mmol/L，

Hb 15.5g/dl。

（1）该患者处于哪种酸碱平衡紊乱状态？

（2）是单纯性还是混合性酸碱失衡？

（3）还需要做哪些补充检查？

（4）导致该病例酸碱失衡的原因可能有哪些？

（5）应该给予何种治疗？

分析：

（1）判断原发性或继发性酸碱失衡：该患者 pH 7.55，是碱中毒。这种碱中毒也可能是呼吸性碱中毒［因为 $PaCO_2$ 33mmHg（＜40mmHg）］，还可能合并代谢性碱中毒。此时，比较 $\Delta PaCO_2$（$PaCO_2$ 离均值）和 ΔHCO_3^-（HCO_3^- 离均值）大小判定其原发性失衡。若 $\Delta PaCO_2$ ＞ΔHCO_3^- 时，提示其原发性改变为呼吸因素；相反，若 $\Delta PaCO_2$ ＜ΔHCO_3^- 时，提示其原发性改变为代谢因素。该患者的 $\Delta PaCO_2$ = 40 – 33 = 7mmHg，ΔHCO_3^- = 37 – 24 = 13mmol/L。很显然，$\Delta PaCO_2$（7mmHg）＜ΔHCO_3^-（13mmol/L），所以提示其原发性因素是代谢性碱中毒。

（2）代谢性碱中毒时，血清 HCO_3^- 每升高 10mmol/L，可使 $PaCO_2$ 升高 7mmHg。而本例中，$PaCO_2$ 根本没有升高，反而降低了 7mmHg。因此提示存在两种独立类型的酸碱失衡，即代谢性碱中毒和呼吸性碱中毒。

（3）计算阴离子间隙：AG = 140 –（86 + 37）= 17mmol/L。虽然该患者 AG 稍高（17mmol/L，＞16mmol/L），但结合病史，不太可能同时存在代谢性酸中毒。在该患者，阴离子间隙有些增加的可能原因有：阴离子间隙常受血清白蛋白水平的影响，阴离子间隙是血清中的未测定的阴离子，其中 50% 是来自带负电荷的白蛋白，这些负电荷的值是 pH 依赖性的，随着 pH 升高而增加，该患者的碱性 pH 可以很大程度上解释阴离子间隙的增高。此外，该患者是严重低氯性代谢性碱中毒并伴有细胞外液量不足和血液浓缩，白蛋白浓度升高，从而引起阴离子间隙增加。通常，血清白蛋白自 4g/dl 始，每变化 1g/dl，阴离子间隙可以改变 2.5mmol/L。不过该患者的状态是结肠癌手术后，血清白蛋白水平可能降低，故需要补充检查血清白蛋白浓度。

（4）代谢性碱中毒的主要原因可能是：鼻胃管持续性胃肠减压引起 HCl 和 K^+ 丢失过多引起低氯低钾性代谢性碱中毒。机械通气参数可能被不恰当的设定过高而并发呼吸性碱中毒，这是医源性引起的。

（5）主要治疗措施有：①静脉滴注生理盐水溶液治疗，既补充细胞外 Cl^-，以减少细胞外 HCO_3^-，又补充 Na^+ 而进入细胞内，同时带进 HCO_3^- 进入细胞内，并纠正其低血容量状态；所以补充生理氯化钠溶液是治疗代谢性碱中毒的主要措施。②静脉滴注氯化钾溶液，以补充 Cl^- 和 K^+，纠正低氯低钾性代谢性碱中毒。补充氯化钾时应先注意患者的肾功能。每日尿量超过 500ml 时，可将 1～1.5g 氯化钾稀释于 500ml 生理氯化钠溶液中，缓慢静脉滴注。③必要时也可用盐酸精氨酸治疗：它含有盐酸，可补充 H^+ 和 Cl^-，可有效地纠正低氯性代谢性碱中毒。其特点是作用迅速，不含钠，不会加重水肿。④重新设定呼吸机参数来调控 $PaCO_2$ 水平，以纠正其呼吸性碱中毒。

病例 3（药物中毒性昏迷）：患者，男性，39 岁，服用大量三环类抗抑郁药后昏迷。紧急送入 ICU，给予洗胃、投给活性炭、气管插管、呼吸机等治疗。查体发现：患者意识障碍，只对疼痛刺激有反应，血压 110/80mmHg，其他未见明显异常。急诊处理后，查动脉血气和静脉血。结果如下（$FiO_2 = 1.0$，吸入时间 > 20 分钟）。

动脉血：pH 7.22，$PaCO_2$ 44mmHg，PaO_2 367mmHg，HCO_3^- 16mmol/L，BE^- 9mmol/L。

静脉血：Na^+ 143mmol/L，K^+ 4mmol/L，Cl^- 103mmol/L，CO_2 20mmol/L，Hb 14.5g/dl。

（1）该患者处于哪种酸碱平衡紊乱状态？

（2）是单纯性还是混合性酸碱失衡？

（3）评估该患者的氧合状态。

分析：

（1）动脉血气资料中 pH 为 7.22（< 7.35），故应是酸中毒。

$PaCO_2 \uparrow$，$HCO_3^- \downarrow$，呈反向性变化，提示代谢性酸中毒合并呼吸性酸中毒。此外，BE 负值明显增大（$-9mmol/L$）也提示有代谢性酸中毒。

（2）比较 $\Delta PaCO_2$（$PaCO_2$ 离均值）和 ΔHCO_3^-（HCO_3^- 离均值）大小判定其失衡的原发因素。若 $\Delta PaCO_2 > \Delta HCO_3^-$，提示其原发性改变为呼吸因素；相反，若 $\Delta PaCO_2 < \Delta HCO_3^-$，提示其原发性改变为代谢因素。该患者的 $\Delta PaCO_2 = 46 - 40 = 6mmHg$，$\Delta HCO_3^- = 24 - 16 = 8mmol/L$。很显然，$\Delta PaCO_2 < \Delta HCO_3^-$。所以，可认为原发性因素是代谢性酸中毒。

（3）按代谢性酸中毒预计代偿公式计算：$PaCO_2 = 1.5 \times HCO_3^- + 8 \pm 2mmHg = 1.5 \times 16 + 8 \pm 2 = 30 \sim 34mmHg$。该患者的实测 $PaCO_2$（$46mmHg$）大于预计代偿值的高限值，提示代谢性酸中毒合并呼吸性酸中毒。

（4）$AG = 143 - (103 + 20) = 20mmol/L$。AG $20mmol/L$（$>16mmol/L$），提示合并高 AG 型代谢性酸中毒。

（5）在高 AG 型代谢性情况下，为了判断是否存在被高 AG 型代谢性酸中毒所掩盖的代谢性碱中毒或正常 AG 型代谢性酸中毒，可计算碳酸氢盐间隙（BG），按碳酸氢盐间隙公式（$BG = Na^+ - Cl^- - 39$）计算，$BG = 143 - 103 - 39 = 1$，所以提示未合并代谢性碱中毒，且无正常 AG 型代谢性酸中毒。

（6）评估氧合状态：计算肺泡气–动脉血氧分压差 $[P(A\text{-}a)O_2]$ 来评估其低氧血症的原因。计算 $P(A\text{-}a)O_2$ 是按其公式计算，即 $P(A\text{-}a)O_2 = [(P_B - 47) \times FiO_2] - PaCO_2 \times 1.25 - PaO_2$。该患者已吸入 100% 氧气超过 20 分钟，患者所吸入的氮气已完全从肺排出，而在肺内存在的是 O_2、CO_2 和水蒸气，所以患者吸入的气体中的氧分压和 $PaCO_2$ 两者之差就等于 P_AO_2。并且，在理论上，吸入 100% O_2 患者的 P_AO_2（假定为 $PaCO_2 = 40mmHg$）为 $673mmHg$。在 $FiO_2 = 1.0$ 时，$P_AO_2 = $ 吸入气 $PO_2 - PaCO_2 = (760 - 47) - PaCO_2$。$FiO_2 = 1.0$ 时，$[P(A\text{-}a)O_2]$ 的正常值是 $100mmHg$ 以下。

①计算该患者 P_AO_2。$P_AO_2 = (760 - 47) - 44 = 669mmHg$，其 $P(A-a)O_2 = 669 - 367 = 302mmHg$。该患者的 $[P(A-a)O_2]$ 为 $302mmHg$，远比在 $FiO_2 = 1$ 时所允许的 $100mmHg$ 高得多，这提示可能存在通气/血流比例异常，肺泡毛细血管通气和血流不平衡，也可能存在部分血流分流。通常，吸入 100% O_2 后，$[P(A-a)O_2] > 300mmHg$ 可提示生理分流/心排血量 > 20%。所以，$[P(A-a)O_2]$ 值增大可能由于其生理分流所致。

②通常，吸 100% O_2 时（$FiO_2 = 1.0$），计算预计分流率（Qs/Qt）（%）的简便公式为：$Qs/Qt = [P(A-a)O_2]/20$。这是基于分流率每增加 1% 时，$[P(A-a)O_2]$ 可增加大约 $20mmHg$。该患者的预计分流率（Qs/Qt）= $302/20 = 15.1$。一般而言，其分流率在 5% 以下为正常，如果 > 15% 则属于重症。也可用另一个肺内分流率（Qs/Qt）公式来计算，即肺内分流率（Qs/Qt）= $0.003 \times [P(A-a)O_2]/0.003 \times [P(A-a)O_2] + 5$，该患者的肺内分流率（Qs/Qt）= $0.003 \times 302/0.003 \times 302 + 5 = 15.3\%$，其结果和上述简便公式基本相同。

另外，通常，吸入 100% O_2（FiO_2 1.0）15 ~ 20 分钟后，正常人 PaO_2 可达 $550mmHg$，如果达不到 $350mmHg$，则提示肺内分流可能增加。该患者曾吸入 100% O_2 超过 20 分钟，而 PaO_2 只是 $367mmHg$，也提示可能存在肺内分流增加。

③计算氧合指数（PaO_2/FiO_2）：其正常值为 400 ~ $500mmHg$。该患者的氧合指数（PaO_2/FiO_2）= $367/1.0 = 367mmHg$，主要由于可能存在肺内分流所致。

④计算呼吸指数（respiratory index，RI）：该公式中患者不用特意吸入 100% O_2，也可评估其氧合功能。按公式（RI）= $A-aDO_2/PaO_2$ 计算，正常值为 0.1 ~ 0.37，如果 RI > 1，提示其氧合功能明显降低，若 RI > 2 常需要机械通气治疗。该患者 RI = $302/367 = 0.82$。其 RI 为 0.82，> 正常值的高限值，说明有一定的肺氧合功能损伤。

病例 4（甲醇中毒）：患者，男性，45 岁，既往有酗酒史。主因大量饮酒后意识障碍由其家属送来医院。查体发现患者处于昏迷状态，醉酒样面貌，言语模糊，瞳孔固定、散大，呼吸变深而快，呼吸20次/分，血压130/85mmHg，心率105次/分，两肺无干、湿啰音。疑为甲醇中毒。进行动脉血和静脉血实验室检查，结果如下。

动脉血：pH 7.28，PaO_2 100mmHg，$PaCO_2$ 29mmHg，HCO_3^- 13mmol/L，BE –12mmol/L。

静脉血：Na^+ 147mmol/L，K^+ 4.3mmol/L，Cl^- 100mmol/L，CO_2 15mmol/L，Hb 14.0g/dl，渗透压385mmol/L，血糖108mg/dl，酮体（阴性），尿素氮21mg/dl，肌酐1.1mg/dl。

（1）判断该患者的酸碱平衡紊乱状态。

（2）是单纯性还是混合性酸碱失衡？

（3）渗透压间隙的意义有哪些？

（4）酸碱失衡的原因可能有哪些？

分析：

（1）在酸碱失衡时，机体的代偿调节有一定的规律，代偿调节有一定的方向性。也就是说，代偿调节的方向与原发性变化的方向呈同向变化者，通常为单纯性酸碱失衡。若代偿调节呈反向变化者为混合性酸碱失衡。该患者pH 7.28 < 7.35，BE –12mmol/L，HCO_3^- 13mmol/L，$PaCO_2$ 29mmHg，结合其代偿调节的方向与原发性变化的方向呈同向变化，支持单纯性代谢性酸中毒。

（2）按代谢性酸中毒预计代偿公式计算（$PaCO_2 = 1.5 \times HCO_3^- + 8 \pm 2$mmHg），$PaCO_2 = 1.5 \times 13 + 8 \pm 2$ mmHg = 27.5 ± 2mmHg = 25.5～29.5mmHg。该患者实测$PaCO_2$为29mmHg，处于预计代偿值的范围内，也提示单纯性代谢性酸中毒。

（3）计算AG = 147 –（100 + 15）= 32mmol/L。AG 32mmol/L（> 16mmol/L），提示合并高AG型代谢性酸中毒。

（4）在高AG型代谢性情况下，为了明确是否存在被高AG型代谢性酸中毒掩盖的代谢性碱中毒或正常AG型代谢性酸中毒，可计算碳酸氢盐间隙（bicarbonate gap，BG），BG = ΔAG – ΔHCO_3^- =（AG – 12）–（24 – [HCO_3^-]）=（32 – 12）–（24 – 15）= 20 – 9 = 11mmol/L。

数值＞6mmol/L 时，提示为高 AG 型代谢性酸中毒合并代谢性碱中毒。

（5）该患者有高阴离子间隙（＝32mmol/L）型代谢性酸中毒，应与肾功能不全、糖尿病、酒精性酮症酸中毒或乳酸酸中毒等疾病相鉴别，该患者无肾脏疾病、糖尿病和酮血症，也无明显可以引起乳酸酸中毒的基础疾病和实验室检查所见。该患者曾有酗酒史，查体发现瞳孔固定、散大，很可能与甲醇中毒引起视盘水肿和视力障碍有关。因此，考虑是否服用甲醇等小分子毒物。该患者渗透压较高，为385mmol/L。

（6）计算渗透压间隙：渗透压间隙是实际测得的渗透压（mmol/L）与正常情况下估测计算的渗透压（mmol/L）之间的差距。计算渗透压的常用公式为：

渗透压（mmol/L）＝[2 × Na$^+$（mmol/L）]＋[葡萄糖（mg/dl）/18]＋[BUN（mg/dl）/2.8]

渗透压间隙（mmol/L）＝实测渗透压 −[2 × 147（mmol/L）]＋[108（mg/dl）/18]＋[21（mg/dl）/2.8]＝307.5

该患者的渗透压间隙（mmol/L）＝385 −[294＋6＋7.5]＝77.5mmol/L

通常，计算的正常渗透压为 285 ± 5mmol/L。而渗透压间隙的正常值＜10mmol/L。若渗透压间隙为 77.5mmol/L（＞10mmol/L）为异常。多因甲醇或乙二醇等小分子毒性物质可使渗透压间隙增加所致。后来证实该患者的血中甲醇水平很高，这可以解释渗透压间隙为何如此之高。

病例 5（水杨酸中毒）：患者，女性，42 岁，因服用过量水杨酸制剂后严重呕吐并伴有精神状态改变，由其家属送来急诊。既往有过自杀倾向。查体发现轻度意识障碍，行为怪异，呼吸急促，呼吸频率 25 次/分，血压 110/65mmHg。皮肤潮湿，似有大量出汗。在重症监护治疗室行附贮袋面罩（reservoir bag）吸入 80% 氧气 30 分钟后，进行动脉血气和静脉血实验室检查，结果如下。

动脉血：pH 7.45，PaCO$_2$ 23mmHg，PaO$_2$ 260mmHg，[HCO$_3^-$] 14mmol/L。

静脉血：Na^+ 150mmol/L，K^+ 3.3mmol/L，Cl^- 103mmol/L，CO_2 14mmol/L，Hb 14.5g/dl。

（1）吸入80%氧气状态下，怎样评估其氧合状态？

（2）判断该患者的酸碱平衡紊乱状态。

（3）该患者为单纯性还是混合性酸碱失衡？

（4）该患者酸碱失衡的原因可能有哪些？

分析：

（1）吸氧状态下，评估其氧合状态的常用方法有以下几种：

①计算 PaO_2 预计水平，然后比较 PaO_2 预计值和实测的 PaO_2 值来判定肺的氧合功能。其 PaO_2 预计水平的计算公式：

$$PaO_2 = P_AO_2 - P(A\text{-}a)O_2 = (760-47) \times FiO_2 - PaCO_2/0.8 - P(A\text{-}a)O_2$$

或

$$PaO_2 = [(P_B - 47) \times FiO_2] - PaCO_2 \times 1.25 - P(A\text{-}a)O_2$$

$P(A\text{-}a)O_2$ 的年龄预计公式：

$$P(A\text{-}a)O_2 = 年龄/4 + 4$$

随 FiO_2 上升，由于氮气从机体中清除，其倍增系数（1.25）将会降低，如果肺泡和血完全去氮合（通过吸入100% O_2，并持续超过20分钟），其倍增系数1.25变成1.0。在临床实践中，在 $FiO_2 < 0.6$ 时可使用系为1.25，而在 $FiO_2 \geq 0.6$ 时，使用1.0即可。所以该患者 $FiO_2 = 0.8$，故应使用的系数为1.0。此时（$FiO_2 = 0.8$）：

$$PaO_2 = [(P_B - 47) \times 1.0] - PaCO_2 \times 1.0 - P(A\text{-}a)O_2$$

该患者42岁，其 $P(A\text{-}a)O_2$ 的年龄预计值 $= 42/4 + 4 = 14.5$mmHg。

按上述公式计算其 PaO_2，$PaO_2 = (760 - 47) \times 1.0 - 23 \times 1.0 - 14.5 = 675.5$mmHg，但是该患者的实测的 PaO_2 为260mmHg，远低于预计值675.5mmHg，提示有氧合障碍。

②计算 $[P(A\text{-}a)O_2]$ 来评估其低氧血症的原因。按公式计算，即 $P(A\text{-}a)O_2 = [(P_B - 47) \times FiO_2] - PaCO_2 \times 1.25 - PaO_2$，但该患者 $FiO_2 = 0.8$，故应使用的系数为1.0。

该患者的 $P(A\text{-}a)O_2 = [(760 - 47) \times 1.0] - 23 - 260 = 430$mmHg，

通常 $FiO_2 = 1.0$ 时，$[P(A\text{-}a)O_2]$ 的正常值低于 100mmHg。所以，该患者的实际计算的 $P(A\text{-}a)O_2$ 值 430mmHg 远大于 100mmHg，所以考虑存在通气/血流比值异常、肺内分流和呼吸膜弥散障碍等，但是投予 100% 氧时，其通气/血流比值异常情况被消失，另外该患者无明显肺水肿或肺纤维化的临床表现，所以肺泡气-动脉血氧分压差明显增加的最大可能原因是"肺内分流"，此时尽管 PaO_2 很高，但肺不能正常运输氧气，提示该患者有明显的氧合功能障碍。

③计算分流率的简便方法：通常在 $FiO_2 = 1.0$ 时，每增加 1% 的分流时，其 $[P(A\text{-}a)O_2]$ 则增高 20mmHg，所以可按以下公式计算其分流率（在 $FiO_2 = 1.0$ 条件下）$(Qs/Qt)(\%) = [P(A\text{-}a)O_2]/20$。假设该患者吸入 $FiO_2 = 1.0$ 时，$PaO_2 = 260$mmHg，$PaCO_2 = 23$mmHg，其 $P_AO_2 = (760 - 47) - 23 = 690$mmHg，$[P(A\text{-}a)O_2] = 690 - 260 = 430$mmHg，按上述公式计算其肺内分流率 $= 430/20 = 21.5\%$。

④计算氧合指数（PaO_2/FiO_2）：该患者的氧合指数（PaO_2/FiO_2）$= 260/1.0 = 260$mmHg，提示有急性肺损伤，主要由于存在肺内分流所致。

⑤计算呼吸指数（RI）：$RI = A\text{-}aDO_2/PaO_2 = 430/260 = 1.65$。其 RI 值 $1.65 > 1$，说明有肺氧合功能损伤。

（2）该患者 pH 正常范围（7.45），但显著不正常的 $PaCO_2$（23mmHg）和 $[HCO_3^-]$（14mmol/L），这说明两种或更多原发性酸碱失衡的特征，不过，比较 $PaCO_2$ 改变值（$40 - 23 = 17$mmHg）和 $[HCO_3^-]$ 改变值（$24 - 14 = 10$mmol/L），则可发现 $PaCO_2$ 改变值（17mmHg）$>[HCO_3^-]$ 改变值（10mmol/L），提示原发性改变为呼吸因素，即呼吸性碱中毒。此时，有两种可能性：①呼吸性碱中毒合并代谢性酸中毒而 pH 互为抵消；②呼吸性碱中毒的肾脏完全代偿而 $[HCO_3^-]$ 明显下降。

（3）计算阴离子间隙：按公式 $AG = Na^+ - (Cl^- + HCO_3^-)$ 计算，$AG = 150 - (103 + 14) = 33$mmol/L，其 AG 33mmol/L（$> 16$mmol/L），提示合并高 AG 型代谢性酸中毒。

（4）计算校正的［HCO_3^-］：按其公式{［HCO_3^-］＝实测HCO_3^-+（AG－12）}计算，校正的HCO_3^-＝14＋（33－12）＝35，校正的HCO_3^- 35mmol/L（＞26mmol/L），这提示可能合并代谢性碱中毒。通常认为，如果校正的HCO_3^-值（35mmol/L）＞30mmol/L时，可以判断为合并代谢性碱中毒。

（5）为了确定是否由于生理性代偿改变和其他病理性异常，该患者$PaCO_2$改变幅度是17（40－23＝17），但pH基本未见明显改变，提示可能与合并混合性酸碱失衡有关，再根据其病史水杨酸中毒多属于急性，故初步按急性呼吸性碱中毒预计代偿公式计算{［HCO_3^-］＝24－［（40－$PaCO_2$）/5］±2mmol/L}，即［HCO_3^-］＝24－［（40－23）/5］±2mmol/L＝20.6±2mmol/L＝18.6～22.6mmol/L，该患者的实测［HCO_3^-］为14mmol/L，低于预计代偿值下限值（18.6mmol/L），提示为合并代谢性酸中毒引起的。

（6）该患者的酸碱失衡的诊断是急性呼吸性碱中毒＋高AG型代谢性酸中毒＋代谢性碱中毒的三重性酸碱紊乱。其代谢性酸中毒的可能原因是严重氧合功能引起缺氧血症（严重肺内分流？）和乳酸性酸中毒。该患者似有大量出汗，可能经皮肤丢失大量钾离子。一般在水杨酸中毒时可有发热，退热时可发生大量出汗，汗液中的含钾量为9mmol/L。此时容易引起低钾血症的原因为：一方面可能有大量K^+从汗液丢失；另一方面因出汗而循环血量减少，致使继发性醛固酮分泌增加，也可能导致肾远曲小管和集合管排钾增多。该患者血K^+为3.3mmol/L。可能由于这种低钾血症引起代谢性碱中毒。

病例6（终末期肾病）：患者，女性，65岁，患有终末期肾病，接受常规的透析治疗。因神志轻度障碍和极度疲劳而住院治疗。入院时动脉血气和静脉血检查结果如下。

动脉血：pH7.30，$PaCO_2$ 23mmHg，PaO_2 76mmHg，HCO_3^- 11mmol/L，BE－15mmol/L。

静脉血：Na^+ 137mmol/L，K^+ 5.5mmol/L，Cl^- 98mmol/L，总CO_2 12mmol/L，Hb 10.5g/dl，肌酐4.3mg/dl，尿素氮25mg/dl，葡萄糖

95mg/dl，白蛋白 2mg/dl。

（1）患者处于哪种酸碱平衡紊乱状态？

（2）低蛋白血症对酸碱平衡的影响有哪些？

（3）引起混合性酸碱失衡的主要原因有哪些？

分析：

（1）患者 pH 7.30（< 7.35），并且伴有 $PaCO_2$ 降低，所以其酸中毒的原因是由于 HCO_3^- 的原发性降低所致。

（2）其 AG 值 = 137 –（98 + 12）= 27mmol/L（> 16mmol/L），提示高 AG 性代谢性酸中毒。

（3）计算其代谢性酸中毒的预计代偿值。按 Winter's 公式，即：预计代偿值为 $PaCO_2$ – HCO_3^- × 1.5 + 8 ± 2 – 11 × 1.5 + 8 ± 2 = 16.5 + 8 ± 2 = 24.5 ± 2 = 22.5 ~ 26.5mmHg。患者实测的 $PaCO_2$ 为 23mmHg，正处于其预计代偿值范围内，所以未合并呼吸性碱中毒。

（4）该患者有低白蛋白血症（= 白蛋白 2mg/dl），白蛋白降低可引起 AG 值降低，所以可用校正的阴离子间隙来判断"血清白蛋白正常"时的 AG 值。因为每降低 1g/dl 血浆白蛋白含量，可使血浆阴离子间隙（AG）降低 2.5mEq/L。故血清白蛋白降低时其校正的 AG 公式为：

校正的 AG = AG 测定值 +［2.5 ×（4.0 – 实测的血清白蛋白）g/dl］
= 27 + 2.5 ×（4.0 – 2.0）= 27 + 5 = 32mmol/L

更提示肯定存在高 AG 代谢性酸中毒。

（5）校正的 HCO_3^- 是判断是否有被高 AG 型代谢性酸中毒掩盖的代谢性碱中毒或正常 AG 型酸中毒的常用指标。这是基于当高 AG 型代谢性酸中毒时，由于 AG 值增加引起 HCO_3^- 值降低，根据电中性原理，其 Δ AG ↑ = Δ HCO_3^- ↓，所以根据校正的 HCO_3^- 来判断"AG 值正常"时的 HCO_3^- 值，以排除并存高 AG 型代谢性酸中毒对 HCO_3^- 掩盖作用之后的 HCO_3^-。按公式［校正的 HCO_3^- = 实测 HCO_3^- +（AG – 12）］，该患者校正的 HCO_3^- = 11 +（32 – 12）= 31mmol/L（> 26mmol/L）时，可提示合并代谢性碱中毒。

结论：高 AG 型代谢性酸中毒合并代谢性碱中毒。终末性肾病接受常规的透析治疗的患者易引起代谢性碱中毒，其中一个重要原因是低氯血症。透析引起低氯血症的原因有：①摄入减少和长期低盐饮食；②长期使用排氯利尿药或透析时丢失氯离子；③呕吐时丢失含有 HCl 的胃液，可使血 Cl^- 水平降低，且血 Cl^- 降低大于血 Na^+ 降低等。

病例 7（慢性支气管哮喘伴严重呕吐）：患者，男性，52 岁，患有慢性支气管哮喘，近 3 天来出现明显呕吐，全身乏力。就诊时，存在中度脱水，平卧位血压 100/60mmHg，体温正常，心率 110 次 / 分，呼吸 14 次 / 分。入院时动脉血气和静脉血检查结果如下。

动脉血：pH 7.43，$PaCO_2$ 58mmHg，PaO_2 67mmHg，HCO_3^- 33mmol/L。

静脉血：Na^+ 135mmol/L，K^+ 3.3mmol/L，Cl^- 81mmol/L，总 CO_2 34mmol/L，肌酐 2.8mg/dl，尿素氮 29mg/dl。

（1）该患者为哪种酸碱平衡紊乱状态？

（2）引起酸碱失衡的主要原因是什么？

（3）应如何进行治疗？

分析：

（1）分析酸碱平衡紊乱状态

①该患者动脉血 pH 为 7.43，$PaCO_2$ 为 58mmHg，HCO_3^- 为 33mmol/L。首先分析该患者 $PaCO_2$ 60mmHg，大于正常值（40mmHg），可能是呼吸性酸中毒，或者是代谢性碱中毒而引起继发性呼吸代偿致 $PaCO_2$ 升高；HCO_3^- 33mmol/L 大于正常（24mmol/L），但比较 $\Delta PaCO_2$（58 – 40 =18）$>\Delta HCO_3^-$（33 – 24 = 9），提示为呼吸因素，结合其哮喘病史可能是呼吸性酸中毒。

②该患者由于呕吐导致低钾低氯，很可能引起代谢性碱中毒，实验室数据低钾（= 3.3mmol/L）低氯（= 81mmol/L）也符合这种可能性。

③计算 AG 值：AG 值 = 135 –（81+34）= 20mmol/L，AG 值 20mmol/L（> 16mmol/L），提示高 AG 型代谢性酸中毒。该患者可能由于严重呕吐和食欲缺乏等引起脱水、血压降低、组织灌注较差，还可能引起轻度肾功能不全，虽然肌酐和尿素氮是轻度升高，但可能的原因为脱水。

④计算校正的 HCO_3^-：按其计算公式［校正的 HCO_3^- = 实测 HCO_3^- +（AG - 12）］= 34 +（20 - 12）= 42，校正的 HCO_3^- 为 42mmol/L（> 26mmol/L），提示合并代谢性碱中毒。如果校正的 HCO_3^- 值为 42mmol/L（> 30mmol/L），更进一步肯定合并有代谢性碱中毒，主要与严重呕吐引起低钾低氯有关。

⑤该患者存在混合型酸碱平衡紊乱，可从慢性呼吸性酸中毒开始着手分析，计算其预计代偿值。按慢性呼吸性酸中毒预计代偿公式：

$$HCO_3^- = 24 +（0.3 × \Delta PaCO_2）2mmol/L$$

$$HCO_3^- = 24 +［0.3 ×（58 - 40）］± 2mmol/L = 29.4 ± 2mmol/L = 27.4 \sim 31.4mmol/L$$

患者实测的 HCO_3^- 34mmol/L > 上述预计代偿值的上限值 31.4mmol/L，因此可以得到同样结论，存在慢性呼吸性酸中毒合并代谢性碱中毒。

结论：慢性呼吸性酸中毒 + 代谢性碱中毒 + 高 AG 型代谢性酸中毒。

（2）引起酸碱失衡的主要原因：①患有慢性支气管哮喘引起肺通气功能障碍，导致呼吸性酸中毒；②由于严重呕吐导致低钾低氯引起代谢性碱中毒；③严重呕吐、食欲缺乏等可引起高 AG 型代谢性酸中毒，还可能引起轻度肾功能不全，以及肌酐和尿素氮轻度升高。

（3）应进行如下治疗：①积极治疗支气管哮喘、改善肺通气功能，包括吸入支气管扩张药和氧气治疗；②低钾低氯性代谢性碱中毒的治疗，原则上，应静脉缓慢滴注氯化钾和生理氯化钠溶液；③适当补充液体，积极改善脱水状态、增加组织灌注，以改善肾功能不全也很重要。

病例 8（贫血）：比较下列两个患者的动脉血气状态，哪个患者血氧不足更明显？

患者 A：pH 7.48，$PaCO_2$ 35mmHg，PaO_2 84mmHg，SaO_2 94%，血红蛋白（Hb）7g/dl。

患者 B：pH 7.33，$PaCO_2$ 73mmHg，PaO_2 54mmHg，SaO_2 84%，血

红蛋白（Hb）15g/dl。

下列选项中，哪项说法是正确的？

a. 患者 B 低氧更明显，因为 PaO_2 比患者 A 低

b. 患者 B 低氧更明显，因为 SaO_2 比患者 A 低

c. 患者 A 低氧更明显，因为 $P(A-a)O_2$ 比患者 B 增高

d. 患者 A 低氧更明显，因为 CaO_2 比患者 B 低

分析：评估低氧血症和氧合时应当总是确定 CaO_2 是足够的，因为 CaO_2 与 PaO_2 或 SaO_2 不一样，CaO_2 可直接反映动脉血中氧分子总数，包括结合和未结合血红蛋白的氧。

患者 A：$CaO_2 = 1.34 \times 7 \times 0.94 = 8.81ml/dl$

患者 B：$CaO_2 = 1.34 \times 15 \times 0.84 = 16.88ml/dl$

可见，患者 A 低氧更明显，尽管 PaO_2 和 SaO_2 比患者 B 高。

综上所述，正确的是 d。

病例 9（休克）：患者，男性，78 岁，昏迷 5 小时。血压 75/35mmHg，四肢厥冷。呼吸室内空气（$FiO_2 = 0.21$）下，动脉血气和静脉血检查结果如下。

动脉血：pH 7.20，$PaCO_2$ 88mmHg，PaO_2 37mmHg，SaO_2 51%，HCO_3^- 27mmol/L。

静脉血：Na^+ 139mmol/L，K^+ 4.3mmol/L，Cl^- 90mmol/L，CO_2 28mmol/L。

（1）下列选项中，哪些是导致患者 PaO_2 降低的原因

a. $PaCO_2$ 增高

b. 中枢神经受到抑制（昏迷）

c. $P(A-a)O_2$ 增加

d. 通气 / 灌流比值失调

（2）患者处于哪种酸碱平衡紊乱状态

a. 急性呼吸性酸中毒

b. 慢性呼吸性酸中毒

c. 呼吸性酸中毒合并代谢性碱中毒

d. 呼吸性酸中毒合并代谢性酸中毒

e. 急性呼吸性酸中毒合并代谢性酸中毒和代谢性碱中毒

分析:

（1）正确答案是 a，b。

该患者 PaO_2 为 37mmHg，患者有严重的通气功能障碍，引起 $PaCO_2$ 明显增加（=88mmHg），按肺泡气公式计算其肺泡气氧分压（P_AO_2）。$P_AO_2 = 0.21 \times (760 - 47) - 1.25 \times 88 = 39.73$mmHg。

再按 $P(A\text{-}a)O_2$ 公式计算: $P(A\text{-}a)O_2 = 39.73 - 37 = 2.73$mmHg，在正常范围。患者有严重通气不足，主要由于休克致中枢神经系统受抑制所致，并没有肺泡水平气体交换问题。

PaO_2 降低是主要由于呼吸中枢受抑制，通气功能障碍而 $PaCO_2$ 明显增加有关。所以第一个问题的正确答案是 a，b。

（2）正确答案是 e。pH 7.20（＜7.40），$PaCO_2$ 88mmHg（＞45mmHg），并且急性发病，所以初步考虑为急性呼吸性酸中毒，按急性呼吸性酸中毒计算 HCO_3^- 的预计代偿值: $HCO_3^- = 24 + [0.1 \times (88 - 40)] \times 2 = 28.8 \pm 2 = 26.8 \sim 30.8$mmol/L。本例 HCO_3^- 27mmol/L 在其代偿范围内。不过如果代谢性酸中毒和代谢性碱中毒同时存在，由于 HCO_3^- 的互相抵消而处在代偿范围内。这一点需要注意。

阴离子间隙（AG）= 139 -（90 + 28）= 21mmol/L（＞16mmol/L），提示为高 AG 型代谢性酸中毒。

碳酸氢盐间隙 = $Na^+ - Cl^-$ - 39 = 139 - 90 - 39 = 10mmol/L，本例碳酸氢盐间隙 10mmol/L（＞6mmol/L），所以提示合并代谢性碱中毒。

结论: 急性呼吸性酸中毒合并高 AG 型代谢性酸中毒和代谢性碱中毒。

病例 10（各种因素对氧输送量的影响）: 判断下列改变中，哪项是更增加氧输送量（氧供）（DO_2）?

a. PaO_2 从 60mmHg 增加到 95mmHg

b. 心输出量从 4L/min 增加到 5L/min

c. 血红蛋白量从 9g/dl 增加到 10g/dl

d. 大气压改变由 100mmHg 增加到 200mmHg

e. 动脉血 pH 由 7.30 增加到 7.50

分析：正确答案是 b。氧输出量（氧供，DO_2）等于心输出量和 CaO_2 的乘积（$DO_2 = CO \times CaO_2 \times 10$），在 CaO_2 一定的情况下，决定氧供的最重要的因素是心输出量。心输出量从 4L/min 增加到 5L/min，相当于心输出量增加了 25%，后者将增加氧输出量（氧供）25%。

对 a、c、d、e 选项的说明：

a. PaO_2 从 60mmHg 增加到 95mmHg，相当于 SaO_2 由 90% 增加到 98%，这实际上是 CaO_2 增加 9% 的效果，所以可增加氧输出量（氧供）9%。

c. 血红蛋白量从 9g/dl 增加到 10g/dl，相当于 CaO_2 增加 11%，所以，可增加氧输出量（氧供）11%。

d. 大气压由 100mmHg 增加到 200mmHg，对 SaO_2 和 CaO_2 增加是微不足道的。

e. 动脉血 pH 由 7.30 增加到 7.50，可使氧解离曲线左移，将使 SaO_2 轻度增加（2% ~ 3%）。

病例 11（消化道出血伴休克）：患者，男性，82 岁，因严重消化道出血 2 个小时入院。意识清楚，血压 85/40mmHg，四肢末梢厥冷。动脉血气和静脉血检查结果如下：

动脉血：pH 7.22，$PaCO_2$ 39mmHg，PaO_2 34mmHg，HCO_3^- 16mmol/L。

静脉血：Na^+ 148mmol/L，K^+ 4.7mmol/L，Cl^- 123mmol/L，CO_2 16mmol/L，尿素氮（BUN）158mg/dl，肌酐（Cr）3mg/dl，Glc（葡萄糖）90mg/dl。

该患者处于哪种酸碱平衡紊乱状态？

分析：

（1）该患者动脉血 pH 为 7.22，HCO_3^- 为 16mmol/L。首先得出结论：该患者可能是代谢性酸中毒。

（2）该患者由于消化道大出血导致休克合并肾功能衰竭的代谢性酸中毒。实验室数据 BUN（158mgl/dl），Cr（3mg/dl）也符合这种可能性。

（3）计算 AG 值 = 148 −（123+16）= 9mmol/L，AG 值 9mmol/L

（＜16mmol/L），提示正常 AG 型代谢性酸中毒。

（4）计算其代谢性酸中毒的预计代偿值，按 Winter's 公式，预计代偿值为：

$$PaCO_2 = HCO_3^- \times 1.5 + 8 \pm 2$$
$$= 16 \times 1.5 + 8 \pm 2 = 8.4 \sim 12.4mmHg$$

该患者的实测 $PaCO_2$ 为 39mmHg，大于预计代偿值的高限值（12.4mmHg），提示为代谢性酸中毒合并呼吸性酸中毒。

（5）计算碳酸氢盐间隙：按碳酸氢盐间隙（BG）公式（简便法），$BG = Na^+ - Cl^- - 39$ 计算，该患者的 $BG = 148 - 123 - 39 = -14$。若碳酸氢盐间隙小于 -6mmol/L 时，血清 CO_2 的减少大于阴离子间隙的改变。此时提示合并正常 AG 型代谢性酸中毒。该患者 Cl^- 为 123mmol/L（高氯血症），也符合这种推测。

结论：正常 AG 型代谢性酸中毒合并呼吸性酸中毒。

病例 12（乳-碱综合征）：患者，女性，88 岁。长期有食欲缺乏、恶心呕吐、肌肉无力、嗜睡、口渴、多尿尤其是夜尿多等症状，最近 6 个月症状加重。患有慢性胃病，有长期食用牛奶（含高钙磷）和碱性药物史。意识尚清楚，血压 130/80mmHg。动脉血气和静脉血检查结果如下。

动脉血：pH 7.49，$PaCO_2$ 49mmHg，PaO_2 88mmHg，HCO_3^- 35mmol/L。

静脉血：Na^+ 141mmol/L，Cl^- 95mmol/L，K^+ 3.0mmol/L，Ca^{2+} 2.76mmol/L，总 CO_2 36mmol/L，BUN 51mg/dl，Cr 3.4mg/dl，葡萄糖（Glc）112mg/dl。

（1）评估该患者的酸碱平衡紊乱状态。

（2）该患者是否有肾功能损害？

（3）该患者是否伴有低钾血症？

（4）该患者是否伴有高钙血症？

（5）该患者是否伴有乳-碱综合征？

分析：

（1）血 pH 7.49（＞7.45），HCO_3^- 35mmol/L（＞27mmol/L），可考虑为代谢性碱中毒。计算代谢性碱中毒的代偿预计值：按常用公

式 $[PaCO_2 = 40 + 0.7 \times (HCO_3^- - 24) \pm 2$ 计算，$PaCO_2 = 40 + 0.7 \times (35 - 24) \pm 2 = 47.7 \pm 2 = 45.7 \sim 49.7mmHg$，该患者 $PaCO_2$ 为 49mmHg，在预计代偿值范围内，故该患者为单纯性代谢性碱中毒。

（2）该患者夜尿多，血尿素氮和肌酐增高，说明有肾功能不全或衰竭。

（3）K^+ 低于 3.5mmol/L，可诊断为低钾血症。

（4）血钙高于 2.56mmol/L，可诊断为高钙血症。

（5）乳 - 碱综合征的主要特点包括高血钙磷、代谢性碱中毒、低血钾和肾衰竭等。结合患者长期进食含钙、磷丰富的牛奶并服用碱性药物史，可以诊断为乳 - 碱综合征。治疗时，应停用含钙、磷的牛奶和碱剂，进行低钙饮食。积极纠正代谢性碱中毒，注意保护肾功能，积极预防和治疗泌尿系感染，对严重肾功能不全者可行血液透析。本征的预后取决于肾脏损伤的严重程度。

病例 13（严重腹泻）：患者，女性，56 岁。体重 60kg，严重腹泻 2 天，每日腹泻 7 ~ 10 次，有时恶心、呕吐、全身无力，就诊时中度脱水状态，血压平卧位 95/65mmHg，体温 36.5℃，心率 102 次 / 分。治疗前动脉血气和静脉血检查结果如下：

动脉血：pH 7.25，$PaCO_2$ 25mmHg，PaO_2 90mmHg，HCO_3^- 10mmol/L。

静脉血：Na^+ 132mmol/L，Cl^- 105mmol/L，K^+ 3.3mmol/L，总 CO_2 11mmol/L。

入院后，给予补充血容量、静脉滴注等张溶液、静脉滴注 $NaHCO_3$ 200mmol 和补充 K^+ 等治疗措施。治疗后动脉血气和静脉血检查结果如下：

动脉血：pH 7.35，$PaCO_2$ 35mmHg，PaO_2 97mmHg，HCO_3^- 19mmol/L。

静脉血：Na^+ 140mmol/L，Cl^- 113mmol/L，K^+ 3.4mmol/L，总 CO_2 20mmol/L。

（1）治疗前患者有哪些酸碱失衡和电解质改变？

（2）治疗后患者的酸碱平衡状态及电解质有哪些改变？

分析：

（1）治疗前：pH 7.25（< 7.35），HCO_3^- 10mmol/L（< 22mmol/L），结合病史可知该患者为代谢性酸中毒。按 Winter's 公式，预计代偿值 $PaCO_2 = HCO_3^- \times 1.5 + 8 \pm 2 = 10 \times 1.5 + 8 \pm 2 = 21 \sim 25$mmHg。该患者的实测 $PaCO_2$ 为 25mmHg，处于预计代偿值的范围内，提示单纯性代谢性酸中毒。此外，其阴离子间隙基本正常 $[AG = 132 -（105 + 11）= 16]$。该患者 K^+ 3.3mmol/L（< 3.5mmol/L），故可诊断为低钾血症。

结论（治疗前）：单纯性代谢性酸中毒 + 低钾血症。

（2）治疗后酸碱和电解质改变：治疗后，pH 7.35，HCO_3^- 由 10mmol/L 增加到 19mmol/L。$PaCO_2$ 与 HCO_3^- 相匹配。

病例 14（糖尿病酮症酸中毒）： 患者，男性，35 岁，患有糖尿病酮症酸中毒，意识不清，呼吸深快，呼气带酮味，反复恶心、呕吐。动脉血气和静脉血检查结果如下：

动脉血：pH 7.00，$PaCO_2$ 10mmHg，PaO_2 90mmHg，HCO_3^- 5mmol/L。

静脉血：Na^+ 132mmol/L，K^+ 3.3mmol/L，Cl^- 92mmol/L，CO_2 6mmol/L，葡萄糖（Glc）800mg/dl。

该患者处于哪种酸碱平衡紊乱状态？

分析：

（1）该患者动脉血 pH 为 7.00，HCO_3^- 为 5mmol/L。结合病史首先考虑为代谢性酸中毒。

（2）AG 值 = 132 -（92 + 6）= 34mmol/L，AG 值 34mmol/L（> 16mmol/L），提示高 AG 型代谢性酸中毒。

（3）计算其代谢性酸中毒的预计代偿值。按 Winter's 公式，预计代偿值为：$PaCO_2 = HCO_3^- \times 1.5 + 8 \pm 2 = 15.5 \pm 2 = 13.5 \sim 17.5$mmHg。该患者的实测 $PaCO_2$（10mmHg）低于预计代偿值的低限值（13.5mmHg），提示代谢性酸中毒合并呼吸性碱中毒。

（4）计算校正的 HCO_3^-。校正的 $HCO_3^- = $ 实测 $HCO_3^- +（AG - 12）= 6 +（34 - 12）= 28$mmol/L（> 24mmol/L），提示代谢性酸中毒

合并代谢性碱中毒。糖尿病酮症酸中毒患者可因为呕吐丢失大量含 HCl 的胃液或脱水等因素引起代谢性碱中毒。

结论：高 AG 型代谢性酸中毒＋呼吸性碱中毒＋代谢性碱中毒。

病例 15（系统性红斑狼疮合并急性肾衰竭）：患者，女性，25 岁，患有系统性红斑狼疮合并急性肾衰竭。尿量＜400ml/24h。动脉血气和静脉血检查结果如下。

动脉血：pH 7.22，$PaCO_2$ 22mmHg，PaO_2 93mmHg，HCO_3^- 10mmol/L。

静脉血：Na^+ 135mmol/L，K^+ 4.7mmol/L，Cl^- 117mmol/L，CO_2 11mmol/L，BUN 103mg/dl，Cr 4.0mg/dl（在 2 个月前 BUN＝23mg/dl，Cr＝0.6mg/dl），葡萄糖（Glc）95mg/dl，血清白蛋白 1.5g/dl。

该患者处于哪种酸碱平衡紊乱状态？是否有肾衰竭？

分析：

（1）该患者动脉血 pH 为 7.22，HCO_3^- 为 10mmol/L。结合病史首先考虑代谢性酸中毒。

（2）AG 值＝135－（117＋10）＝8mmol/L，AG 值 8mmol/L。但是该患者血清白蛋白 1.5g/dl（＜正常值），故需要校正 AG 值。因为当血清白蛋白降低时，可引起 AG 值降低，所以可用校正的阴离子间隙来判断"血清白蛋白正常"时的 AG 值。因为每降低 1g/dl 血浆白蛋白含量，可使血浆阴离子间隙（AG）降低 2.5mEq/L。故血清白蛋白降低时校正的 AG（AG corr）为：

校正的 AG＝AG 实测值（计算）＋[2.5 ×（4.0－测得的血清白蛋白）g/dl]＝8＋2.5 ×（4.0－1.5）＝8＋6.25＝14.25mmol/L，故属于正常范围。

（3）计算代谢性酸中毒的预计代偿值。按 Winter's 公式，预计代偿值为：$PaCO_2$＝HCO_3^- × 1.5＋8 ± 2＝10 × 1.5＋8 ± 2＝21 ~ 25mmHg。

该患者实测 $PaCO_2$ 为 22mmHg，正处于代偿范围内，故该患者为正常 AG 性代谢性酸中毒。

（4）该患者在 2 个月前，血 BUN 23mg/dl，血 Cr 0.6mg/dl，但

现在 Cr 4.0mg/dl，BUN 103mg/dl。急性肾衰竭主要表现为氮质血症（BUN 与 Cr 浓度上升），有时伴有尿少（每天尿量少于 400ml）。该患者基本具备这些诊断条件，所以可诊断为急性肾衰竭（ARF）。一般来说，BUN 的升高比血清 Cr 升高能更早地提示肾功能不全。血清 Cr 从 0.5mg/dl 升高到 1.0mg/dl，提示肾小球滤过率减少了 50%。

结论：单纯性正常 AG 型代谢性酸中毒，伴有急性肾衰竭。

第十一章　静脉血气的评估及意义

动脉血气分析是评估氧合、通气和酸碱状态的重要检测手段。血气分析原则上应采取动脉血气分析，静脉血气分析（venous blood gas analysis, VBGA）不能代替动脉血气分析。不过，在循环功能严重衰竭，如严重休克、严重充血性心力衰竭和心肺骤停等情况下，动、静脉血气出现分离现象，此时可能需要对混合静脉血进行检测和分析，以了解机体组织的氧合和酸碱状态，指导临床作出正确的诊断和治疗策略。但必须牢记静脉血气分析只能有助于评估酸碱平衡状态，不能单独进行氧合分析。联合测定动脉血气和混合静脉血气分析对判断危重患者，特别是严重心肺功能衰竭患者的病情，具有一定的临床意义。肺动脉是唯一的从身体各器官回流的所有静脉血均达到的部位，肺动脉血是混合静脉血（mixed venous blood）。比较正常人的混合静脉血与动脉血，发现两者最明显的差别是 PO_2 和 SO_2，通常，在混合静脉血 PO_2 为 35 ~ 40mmHg，SO_2 为 65% ~ 75%。混合静脉血的 PO_2（或 SO_2）反映组织循环状态，而动脉血 PO_2（或 SO_2）较高，反映肺通气状态。另外，两者的差别是 PCO_2，正常时混合静脉血 PCO_2 较动脉高（动-静脉差为 6 ~ 8mmHg），然而静脉血 PCO_2 依赖于血流，当血流降低时，混合静脉血 PCO_2 可显著增高，即使动脉 PCO_2 正常或降低时也可能是这样。这两者的差别是由不同的生理机制决定的。

第一节　　混合性静脉血气的评估及意义

动脉血和混合静脉血气分析各项目的正常值见表 11-1。

表 11-1　动脉血和混合静脉血气分析各项目的正常值

项目	动脉血	混合静脉血	动 – 静脉血差值
PO_2（mmHg）	80 ~ 100	35 ~ 40	约 60
SO_2（%）	93 ~ 98	65 ~ 75	约 25
PCO_2（mmHg）	35 ~ 45	42 ~ 52	6 ~ 8
pH	7.35 ~ 7.45	7.32 ~ 7.41	0.03 ~ 0.04
HCO_3^-（mmol/L）	22 ~ 26	24 ~ 26	2 ~ 4

（引自：Lawrence Martin.）（编者稍加修改。）

　　临床和动物实验资料表明，即使在循环障碍时，混合静脉血和中心静脉血气检测的结果也非常接近。取中心静脉血时的插管技术难度、危险性和费用等都比取混合静脉血小，便于推广使用。不过，一般认为混合静脉血气比中心静脉血的血气检测结果更为可靠。

　　在发生严重循环功能衰竭时，动脉血与混合静脉血气参数之间无明显相关性，并出现动 – 静脉血气酸碱分离现象，其分离程度随着循环障碍程度的加重而增大，因此，此时不能只用动脉血气来指导酸碱失衡和组织氧合失常的治疗，应同时进行混合静脉血气分析，并对动 – 静脉血氧含量差值进行综合分析，这样对判断组织供氧、灌注状态和采取正确的治疗措施才有意义。

　　在临床上，当动脉血氧分压（PaO_2）和混合静脉血氧分压（PvO_2）同时下降，动 – 静脉血氧含量差值（CaO_2-CvO_2）基本不变时，提示肺氧合功能障碍；PaO_2 正常，PvO_2 明显下降，导致 CaO_2-CvO_2 值增大，提示心功能不全、组织灌注血流减少；若 PaO_2 下降、PvO_2 明显降低，提示肺氧合功能下降的同时有心功能不全。

一、评估组织氧合状态的意义

混合静脉血氧饱和度（SvO_2）评估组织氧合功能的意义：在有些危重患

者，SvO_2 可能是评估全身氧合状态最好的指标。

在健康的成年人，混合静脉血氧饱和度（SvO_2）约为75%，一般认为，静息时 $SvO_2 > 65\%$ 表明组织代谢有足够的氧可以利用。如果氧需要量增加而没有相应增加氧的供应，SvO_2 将降低。$SvO_2 < 50\%$ 时，常表明组织氧合功能受损，发生了无氧代谢。影响 SvO_2 下降的因素包括心输出量（CO）、SaO_2、Hb 等，其中一种或多种因素受损或氧消耗量增加。通常，较低的 SvO_2 常提示其氧运输量不充足，SvO_2 越低，其氧运输量越不充足。但如果 SvO_2 值正常，也不能保证其组织氧合是充足的。可能与以下因素有关。①局部低灌注因素：局部低灌注而局部氧合不充分时，可将血液调整到机体其他部位，结果不会导致混合性静脉血氧含量显著下降。②左到右的分流因素：在严重循环功能衰竭，包括败血症、休克或心功能不全等情况时，氧合血从体循环经毛细血管旁路到静脉分流，可能导致 SvO_2 正常或升高。③线粒体中毒因素：如氰化物可引起线粒体中毒而致毛细血管和细胞之间的氧运输受阻，导致 SvO_2 可能正常，甚至更高。

在临床上，尽管混合静脉血氧分压（PvO_2）可以代替 SvO_2，但 SvO_2 可能更可靠。如果用 PvO_2 评估组织氧合状态时，必须检测 PvO_2，而不是根据 SvO_2 进行简单的推测。

问题 11-1：患者动脉血氧饱和度（SaO_2）98%，混合静脉血氧饱和度（SvO_2）75%，血红蛋白（HB）14g/dl，心输出量（CO）5L/min，氧消耗量（VO_2）250ml/min。

假定氧消耗量（VO_2）保持恒定，根据下述项目计算该患者的混合静脉血氧饱和度（SvO_2）。

（1）心输出量（CO）= 3L/min

（2）SaO_2 = 75%

（3）Hb = 9g/dl

分析：

（1）$CaO_2 = 14 \times 1.34 \times 0.98 = 18.4 \text{ml/dl}$

$VO_2 = 250 \text{ml/min} = 3 \text{L/min} \times (CaO_2 - CvO_2) \times 10$

$CaO_2 - CvO_2 \times 10 = 250/3$

$CaO_2 - CvO_2 = 83.3/10 = 8.3ml/dl$

$CvO_2 = 18.4 - 8.3 = 10.1ml/dl$

$10.1ml/dl = SvO_2 \times 1.34 \times 14$

$SvO_2 = 10.1/18.8 = 54\%$

（2）$CaO_2 = 14 \times 1.34 \times 0.75 = 14.1ml/dl$

$VO_2 = 250ml/min = 5 L/min \times （CaO_2 - CvO_2）\times 10$

$CaO_2 - CvO_2 \times 10 = 250/5$

$CaO_2 - CvO_2 = 50.0/10 = 5ml/dl$

$CvO_2 = 14.1 - 5 = 9.1 ml/dl$

$9.1ml/dl = SvO_2 \times 1.34 \times 14$

$SvO_2 = 9.1/18.8 = 48\%$。

（3）$CaO_2 = 9 \times 1.34 \times 0.98 = 11.8ml/dl$

$VO_2 = 250ml/min = 5 L/min \times （CaO_2 - CvO_2）\times 10$

$CaO_2 - CvO_2 \times 10 = 250/5$

$CaO_2 - CvO_2 = 50/10 = 5ml/dl$

$CvO_2 = 11.8 - 5 = 6.8 ml/dl$

$6.8ml/dl = SvO_2 \times 1.34 \times 9$

$SvO_2 = 6.8/12.1 = 56\%$。

二、评估组织酸碱状态的意义

正常情况下，静脉血 pH（7.32 ~ 7.42）稍低于动脉血 pH（7.35 ~ 7.45），动-静脉差为 0.03 ~ 0.04，而静脉血 PCO_2（42 ~ 52mmHg），稍高于 $PaCO_2$（35 ~ 45mmHg），动-静脉差为 6 ~ 8mmHg。但是，如果存在血流动力学不稳定，动静脉血 pH 和 PCO_2 的差别会更大。通常，动-静脉血 PCO_2 差值与心排血量降低及由此引起的组织 CO_2 清除和肺 CO_2 的排出等有关系。动-静脉血 pH 和 PCO_2 差主要由动脉血低碳酸血症和静脉血高碳酸血症引起，其主要机制是心排血量降低和存在有效的肺泡通气，因为动-静脉血〔HCO_3^-〕，或乳酸根浓度相差并不显著。据动物实验研究显示，心排血量仅减少20% ~ 40%即可引起动-静脉血酸碱参数的实际增宽。这种情况常见于心肺复苏期间混合静脉血显示严重酸血症（pHv 约 7.21）和严重高碳酸血症（$PvCO_2$ 约 74mmHg），但是动脉血 pH 则在正常范围或表现为碱血症。这种"动静脉矛盾"现象主要由于心排血量明显降低，心肺复苏人工或机械通气使肺泡的 CO_2 很快排除，$PaCO_2$ 降低，然而在静脉血中大量 CO_2 没有运输到肺泡进行气体交换。结果动-静脉血 pH 和 PCO_2 差值增大。在临床上，动-静脉血 pH 差值和 PCO_2 差值突然增大常提示可能有组织缺氧的开始，可反映血液通过组织时由组织得到的 CO_2 和 H^+ 量。后者在供氧不足的情况下，组织改用无氧途径生成 ATP，乳酸生成增加，导致 H^+ 浓度升高。

三、在计算阴离子间隙时用静脉血 CO_2 代替动脉血 HCO_3^-

周围静脉血总 CO_2 可代替动脉血 [HCO_3^-]。在阴离子间隙公式中，通常使用的不是计算出的动脉血 HCO_3^- 值，而是实测的静脉血 CO_2。

由于血浆 HCO_3^- 不能直接被定量，通常检测总 CO_2 浓度来替代 HCO_3^-。血浆总 CO_2 是指所有游离的和结合的 CO_2，包括溶解的 CO_2、碳酸、氨基甲酸盐和 HCO_3^-，其中 HCO_3^- 占总量的近95%。因此，总 CO_2 可以很好地替代血浆 HCO_3^-，而且在以静脉血测定电解质时，可以常规同时检测，并以此计算阴离子间隙。需要注意的是：采集周围静脉血时，在不使用止血带、前臂的肌肉处于放松状态且血流适宜的情况下，将所采的静脉血标本与同时检测的动脉血标本进行比较，会发现静脉血的 pH 低 0.02 ~ 0.04，$PaCO_2$ 高 6 ~ 8mmHg，HCO_3^- 高 2 ~ 4mmol/L。

问题 11-2：患者，男性，65岁，患严重充血性心力衰竭。在监护病房查动脉血 pH 7.40，PaO_2 60mmHg，心输出量 3.0L/min，Hb12g/dl。计算以下项目：

（1）动脉血氧含量。

（2）动脉氧输出量（动脉血氧运输量）。

（3）静脉氧输出量（静脉血氧运输量）。

（4）静脉血氧含量。

分析：

（1）临床资料中，未提供 SaO_2，所以从 $PaO_2 = 74mmHg$ 来计算。假定没有异常的血红蛋白血症，SaO_2 在 pH 7.40 时为 90%。

$$血氧含量（CaO_2）=（SaO_2 \times Hb \times 1.34）+（0.003 \times PaO_2）$$
$$=（0.90 \times 12 \times 1.34）+（0.003 \times 60）$$
$$= 14.6 \ ml/dl$$

（2）动脉氧输出量的计算：按动脉氧输出量公式计算，即动脉氧输出量 = 心输出量（CO）× 血氧含量（CaO_2）× 10 = 3.0 × 14.6 × 10 = 438ml/min。

（3）静脉氧输出量的计算：因为整个氧运输量的 75% 是通过静脉循环返回到心脏，在同一机体中，动脉和静脉的心输出量是相同的。

静脉氧输出量（返回右心的氧量）= 动脉氧输出量 × 0.75 = 438 × 0.75 = 328.5ml/min。

（4）静脉血氧含量的计算：因为动脉循环和静脉循环中血红蛋白含量是一样的，在安静状态下，组织通常摄取 25% 的氧运输量，所以其静脉血氧含量（CvO_2）= 动脉血氧含量 × 0.75 = 14.6 × 0.75 = 10.9ml/dl。

问题 11-3：患者血红蛋白 13.5g/dl，动脉血氧含量（CaO_2）19.0 ml/dl。计算患者在以下两种情况时的混合静脉血氧饱和度（CvO_2）。

（1）心输出量（CO）= 4L/min，氧消耗量（VO_2）= 200ml/min

（2）心输出量（CO）= 2L/min，氧消耗量（VO_2）= 300ml/min

分析：

（1）按氧消耗量（VO_2）公式，即：

$$VO_2 = CO \times（CaO_2 - CvO_2）\times 10$$

$$VO_2（= 200ml/min）= 4L/min \times（CaO_2 - CvO_2）\times 10$$

$$（CaO_2 - CvO_2）\times 10 = 200/4$$

（$CaO_2 - CvO_2$）= 50/10 = 5ml/dl

由于 CaO_2 = 19ml/dl，且（$CaO_2 - CvO_2$）= 5ml/dl

CvO_2 = 19 - 5 = 14ml/dl = $SvO_2 \times 1.34 \times 13.5$

所以：SvO_2 = 14/18 = 78%

（2）按氧消耗量（VO_2）公式，即：

$VO_2 = CO \times （CaO_2 - CvO_2） \times 10$

VO_2（=300ml/min）= 2L/min $\times$（$CaO_2 - CvO_2$）$\times$ 10

（$CaO_2 - CvO_2$）$\times$ 10 = 300/2

（$CaO_2 - CvO_2$）= 150/10 = 15ml/dl

由于 CaO_2 = 19ml/dl，且（$CaO_2 - CvO_2$）= 15ml/dl

CvO_2 = 19 - 15 = 4ml/dl = $SvO_2 \times 1.34 \times 13.5$

所以：SvO_2 = 4/18 = 22%

第二节　心肺骤停、心肺复苏时动脉血气与静脉血气变化的特点

一、心肺骤停时的动脉血气和酸碱失衡的特点

心搏、呼吸骤停心肺复苏期间可发生明显的血液气体异常与酸碱平衡紊乱，其改变有以下四个特点：

（1）在心肺复苏（CPR）期间混合静脉血的检测结果常提示患者存在严重的酸血症（pHv 7.15），且多为重度高碳酸血症（$PvCO_2$ 74mmHg），然而动脉血检测结果与静脉血不一致，动脉血 pH 大致在正常范围内（pHa 值平均为 7.41），或稍偏低、偏高。这种"动静脉矛盾"现象主要是由于循环血流明显降低或淤滞引起的。在心肺复苏早期常混合静脉血气分析常提示血高碳酸性酸血症（静脉血呼吸性酸中毒），而动脉血气分析则提示低碳酸血症（动脉血呼吸性碱中毒）（图 11-1）。此时，单纯的动脉血气结果并不能反映全身组织的

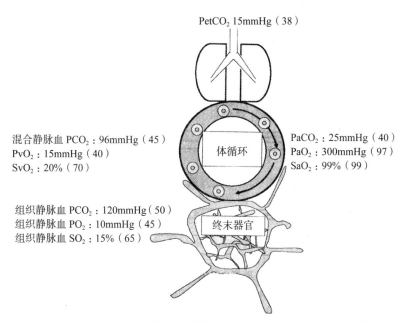

图 11-1　在心脏骤停进行心肺复苏时典型血液和组织气体水平的示意图

$PetCO_2$：潮气末 CO_2 分压。$PaCO_2$：动脉血 CO_2 分压。PaO_2：动脉血 O_2 分压。SaO_2：动脉血 O_2 饱和度。PvO_2：混合静脉血 O_2 分压。SvO_2：混合静脉血 O_2 饱和度。PCO_2：CO_2 分压。括弧内数据为正常循环下典型血液和组织气体水平。（引自：Ornato JP. 编者在原图上稍加修改）

酸碱状态和血液气体改变；混合静脉血气更能反映组织酸碱状态。

（2）心肺复苏时时间紧迫、病情迅速变化，再加上严重的酸碱失代偿，导致酸碱失衡易变和复杂。

（3）心搏骤停进行心肺复苏时，动脉血酸碱失衡的特点是：在心肺复苏早期以呼吸性碱中毒为主，但仅在循环的动脉中发生，这是因为对患者进行人工通气。实际上静脉循环中有较明显的 CO_2 潴留。如果心肺复苏时间被拖延，心肺复苏后期患者处于酸中毒状态，包括代谢性酸中毒，或代谢性酸中毒合并呼吸性酸中毒两者混合的酸中毒，特别是在院外心肺复苏患者。这些患者的主要酸碱失衡类型为：呼吸性碱中毒；呼吸性碱中毒合并代谢性酸中毒；代谢性酸中毒；代谢性酸中毒合并呼吸性酸中毒；代谢性酸中毒合并代谢性碱中毒。即常从低碳酸性碱中毒向酸中毒方向发展，但是静脉血从高碳酸性酸中毒向呼吸性酸中毒合并乳酸酸中毒的双重性酸中毒发展（图 11-2）。

（4）影响心肺复苏酸碱平衡紊乱的因素中，最重要的因素是心脏骤停后开始实施 CPR 的时间。其次是心肺复苏实施的有效与否十分重要，例如在胸外按压过程中，若通气过大或过速则易导致动脉血碱中毒，相反若通气不足或心肺复苏持续时间过长则易导致动脉血酸中毒。后者常与胸外按压的熟练程度和有效性、气管插管正确与否也有关。与应用过量碱性药物，动脉血变为碱性等因素也有关。另外，还与心肺复苏前已存在的各种酸碱失衡状态或原有疾病种类有关。

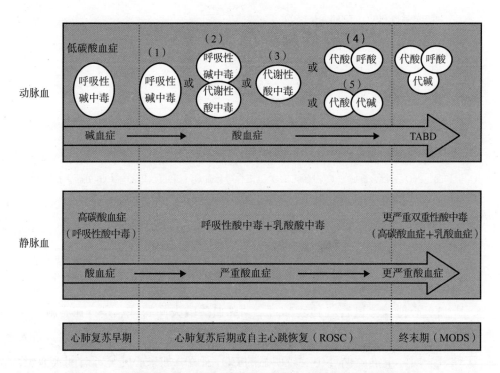

图 11-2　心脏骤停心肺复苏低血流状态下动脉血和静脉血的主要酸碱变化

TABD：三重性酸碱失衡。MODS：多器官功能障碍综合征

组织低血流状态引起的严重酸中毒还可加剧缺血性损伤，酸性环境是脂质过氧化反应产生自由基的最佳条件，乳酸酸中毒使结合在蛋白质上的铁离子不稳定，在氧合过程中生成超氧负离子参与脂质过氧化反应，以促进形成羟自由基而促进细胞损伤。

二、心肺复苏中混合静脉血气分析比动脉血气能更准确地反映酸碱变化

越来越多的证据显示尽管动脉血 PCO_2 和 PO_2 可反映肺通气功能，但是在心肺复苏低血流状态下，动脉血 pH 通常正常或表现为低碳酸性碱中毒（相对过度通气），而静脉血呈高碳酸血症；随即出现的动静脉乳酸血症也是呈"动 - 静脉矛盾"。在组织低灌注状态下，动脉血气分析不能反映机体实际的酸碱状态。此时混合静脉血气分析比动脉血气能更准确地反映心肺复苏时的血流情况。因为心脏骤停时，动脉系统内血流停滞，而动脉血气分析不能反映组织细胞内代谢变化；在组织低灌注状态下动脉血酸碱情况可以维持 13 分钟而无显著变化；心脏停搏时酸碱变化的特征不仅是静脉和组织高碳酸血症和代谢性酸中毒，而且包括动脉血低碳酸性碱中毒的动静脉矛盾；特别是当 CPR 时肺血液灌注明显降低，大量 CO_2 没有运输到肺泡进行气体交换，这种静脉循环中严重 CO_2 潴留情况在动脉系统未能及时反映出来。混合静脉血气分析可提供心肺复苏时有关血流和酸碱状态的更多准确的信息。Martin 的一项研究显示，心肺复苏中使用静脉血气分析不仅有助于了解患者的危重情况和酸碱变化，还可为制订治疗方案提供参考。据多项动物实验和人体实验的研究结论，进行心肺复苏时尤其是机体同时存在 PCO_2 快速升高时，动脉血气不能反映出混合静脉血的 pH 显著降低，在这种情况下，用动脉血气衡量酸碱状态是不适当的，需对混合静脉血气进行分析。

碳酸氢钠不再被推荐为 CPR 的常规治疗药物，因为碳酸氢盐产生的 CO_2 不能通过肺通气清除，会加重静脉血呼吸性酸中毒，而且还可能影响心脏电除颤的成功率。

第三节　静脉血气代替动脉血气的探讨

在对急、危重患者进行抢救的过程中，需要尽早进行动脉血气分析，且在治疗中需要反复多次采集动脉血。传统的方法是抽取桡动脉或股动脉进行动脉血气分析。与静脉相比，动脉位置较深，反复采血可能增加动脉损伤的风险，且患者常常感觉痛苦，不少学者建议，至少在特定条件下，特别是对只有代谢性酸碱平衡紊乱而不存在严重呼吸问题的患者，可用静脉血气分析（VBGA）代替动脉血气分析（ABGA）。

一、动脉血和混合静脉血、外周静脉血的正常值比较

见表 11-2。

表 11-2　动脉血和混合静脉血、外周静脉血的正常值

	动脉血	混合静脉血	外周静脉血
PO_2（mmHg）	95 ~ 100	38 ~ 42	40
SO_2（%）	> 95	> 70	65 ~ 75
PCO_2（mmHg）	36 ~ 44	44 ~ 46	42 ~ 50
氧含量（mlO_2/dl）	约 20	约 15	约 15
pH	7.35 ~ 7.45	7.32 ~ 7.36	7.32 ~ 7.38
氢离子浓度（nmol/L）	37 ~ 43	42 ~ 45	42 ~ 48
HCO_3^-（mmol/L）	22 ~ 26	24 ~ 30	23 ~ 27

（引自：Malatesha G, Middleton P, et al.）

从表 11-2 中可见，混合静脉血和外周静脉血的 pH、HCO_3^- 均与动脉血气参数有一定相关性，混合静脉血比外周静脉血更接近动脉血气测定结果，不过抽取外周静脉血更方便和常用。

二、近年来有关成人静脉血气和动脉血气相关方面的临床 Meta 分析（荟萃分析）

1. pH　动脉血比外周静脉血高 0.03（0.02 ~ 0.04）。

2. PO_2　动脉血比外周静脉血高 36.9mmHg，但其两者的互换性不明。

3. PCO_2　动脉血 PCO_2 和静脉血 PCO_2 之间也是互换性不明，但是若外周静脉血的 $PCO_2 < 45$mmHg 时，其动脉血的 PCO_2 通常不可能超过 50mmHg。

4. HCO_3^-　动脉血比外周静脉血低 1.03mmol/L（1 ~ 2mmol/L）。

5. **乳酸**　若静脉血处于其标准值以内，则动脉血也通常处于其标准值范围内。

结论：

（1）静脉血 pH 和 HCO_3^- 可以反映动脉血的变化趋势，所以这两个值用静脉血气分析来推定动脉血是可行的。实际应用时，可用上述动、静脉血之间差数即可，这是很简便的推定方法。

（2）静脉血的 PO_2、PCO_2 和乳酸不能反映动脉血的相应的变化值，所以不可用静脉血气来推定为宜，也就是说，在呼吸成分变化的患者，开始就应使用动脉血气分析为原则。但是如果静脉血的 PCO_2 和乳酸值处于正常值范围内，也可用静脉血气分析来推定动脉血是可行的。不过，静脉血的 PCO_2 和乳酸值处于正常值范围以外时，须用动脉血气分析来确认。

三、在哪些情况下，静脉血气分析可替代动脉血气分析？

鉴于动、静脉血气分析正常值参数的主要区别是 PCO_2 和 PO_2，而 pH、碳酸氢盐（HCO_3^-）等指标可以反映动脉血的变化趋势。所以，对那些临床上无明显缺氧和二氧化碳改变等呼吸功能病变，而只需了解代谢性酸碱平衡紊乱情况的患者，特别是在危重患者（如糖尿病酮症酸中毒、严重胃肠道疾病合并酸碱失衡、肾衰竭、酸中毒等）的抢救过程中，需随时了解代谢性酸碱平衡情况的，可以采用静脉血气分析替代动脉血气分析。某些情况下，如在重症监护室或者在急诊室，对需连续多次检测的患者，动脉采血的危险性明显增加，动脉化毛细血管采血又较烦琐，此时也可考虑抽取外周静脉血进行血气分析。也可通过中心静脉导管或经肺动脉导管取血中心静脉血或混合静脉血进行静脉血气分析以替代动脉血气分析。混合静脉血比外周静脉血更接近动脉血气测定结果，不过抽取外周静脉血更方便和常用。

牢记静脉血气分析只能用于判定代谢性酸碱失衡，不能用于判定呼吸功能。临床医生要牢记，至少在特定条件下，特别是对只有代谢性酸碱平衡紊乱而不存在严重呼吸问题的患者，可进行静脉血气分析，但是静脉血气分析并不能完全代替动脉血气分析。

第十二章　动脉血气测定结果的影响因素

血液标本的采取和处理是否得当，直接影响血液气体的测定结果，是保证其准确性的重要一环。在动脉血气资料分析过程中存在潜在的、易犯的错误和技术性操作，尽管不是本书要涉及的主要内容，但是在临床上，认识到这些方面的潜在错误原因对正确分析和掌握动脉血气分析具有重要意义。下面是血气分析中常见的几种易犯错误和注意事项。

一、患者状态的稳定

取动脉血以前，患者应在安静状态下，一般采取仰卧位或坐位，先休息 3 ~ 5 分钟，呼吸平稳，尽量减少患者恐惧感，否则可能会引起 $PaCO_2$ 下降。

二、吸入气氧浓度（FiO_2）稳定或机械通气的稳定

一般而言，肺部健康的人只需要 3 分钟就能达到稳定状态，但是有慢性气道阻塞的患者则可能需要 20 分钟才能达到稳定状态。采血之前改变 FiO_2 时，至少要稳定 20 分钟后采血。对于机械通气的患者，呼吸机参数设置改变后对 PCO_2 和 PO_2 都会有影响，患者至少在 30 分钟后才能达到稳定状态。

三、注射器的种类

研究资料显示，比较玻璃注射器和塑料注射器采集的血样对血气检查的结果，发现后者比前者对氧气的影响明显。存放时间越长（存放 1 小时），

PaO_2 越增加（约增加 3mmHg），特别是原有 PaO_2 较高者（$PaO_2 = 100$mmHg），PaO_2 更显著升高（约升高 10mmHg）。而玻璃注射器对 PaO_2 影响较小。如果抽血后及时送检，尽管使用塑料注射器，未见得有明显影响。因此，建议使用玻璃注射器。必须使用塑料注射器时，采血后存放时间不应超过 30 分钟。

四、用肝素进行抗凝血问题

为避免肝素对血样的稀释而影响血液气体检查结果，最好使用肝素化的干注射器采血，市场上有专门用于采血气样本的专用注射器。也可事先用注射器吸取小量（0.2 ~ 0.3ml）肝素溶液（肝素 1000IU/ml），转动针栓，湿润空针内壁后，再将多余肝素液推出，勿留气泡。但是这种方法常因肝素溶液对血样的稀释或多或少地影响检查结果。由于肝素本身是酸性，所以理论上，当取血量很少时，可能会使样品的 pH 降低，然而由于血液是一种良好的缓冲液，这种影响带来的 pH 误差通常是微乎其微的。肝素溶液对血样的稀释而影响血液气体的检查结果主要取决于血样品的容量。例如，一个 10ml 针管及其针头的死腔中的肝素约为 0.25ml，因此，1ml 的血液样品就会被相对稀释，样本中 PCO_2 和 HCO_3^- 水平就可能减少 25%。

PO_2 的潜在误差也可能因此而增大。为了防止肝素溶液稀释血样，最好用肝素化的干燥灭菌空注射器。其制备方法是将肝素溶液湿润的注射器放置于 80℃以下的烘箱干燥即可。

如果使用肝素溶液，最好只用肝素溶液湿润注射器内部和针头，而无肉眼可见的残留量。

五、毛细玻璃管

常用的毛细玻璃管，长为 120mm，容量为 100 ~ 140μl。先彻底洗净，干燥后充以肝素溶液，在 60 ~ 70℃的烘箱中干燥后即可使用。

六、注射器内血样不应留有气泡

万一有空气混入形成气泡，应尽快（2分钟内）排空。因为空气中的 PO_2 约为 150mmHg，PCO_2 为 0.23 ~ 0.25mmHg，所以，若空气与血样本混合或接触时，必然会引起血 PO_2 明显上升，SaO_2 显著升高，$PaCO_2$ 明显下降，以致 pH 上升。通常，升降程度取决于混入空气的量和接触时间的长短。据 Ishikawa 等学者的研究资料，其血样本中气泡混入量愈大，则血 PO_2 上升愈明显，PCO_2 下降愈明显，但血 pH 未见明显改变。采血后 17 分钟的血样标本中，气泡量占血液量的比例不同，对血液气体的影响也明显不同。在血样本中气泡量占血液量的 20% 情况下，PO_2 上升约 5mmHg，PCO_2 和 pH 则未见明显改变；气泡量占血液量的 40% 时，PO_2 上升大约 14mmHg，而 PCO_2 则下降 1.5 ~ 2mmHg，pH 未见明显改变。

七、尽快送检或在冰水 / 冰箱中保存

原则上，采血后应尽快送检进行血液气体分析，通常在室温（25℃以下）下采血后 5 ~ 10 分钟内进行检测是比较理想的，最长不超过 20 分钟。如不能立即送检，应将血样本放在冰水或冰箱中（0℃）保存，使糖原分解降至最低程度，并能预防血中白细胞、血小板继续代谢以免使 PO_2 降低、HCO_3^- 减少和 pH 下降和 PCO_2 升高。在冰箱（0℃）中存放血样本一般不要超过 1 小时，最好在 1 小时以内（图 12-1）。

据观察，如果血液样品能够在冰箱或冰水中保存并且在 1 小时内测定时，这种 PO_2 下降等血气改变可以忽略不计，但是血中含有大量白细胞（> 10 万 /mm³）或大量血小板时，可使 PO_2 明显降低，因此，伴有白细胞异常增高或血小板很高的患者，原则上即时测定，不宜存放。为了提高血液气体检查结果的准确性，在夏季或室温较高时，采血样的针管可放置在装满冰块或冰水的容器中送检（图 12-2）。

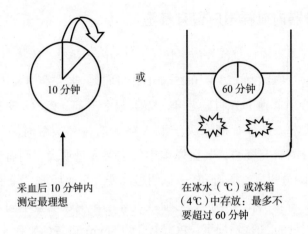

采血后 10 分钟内
测定最理想

在冰水（℃）或冰箱
（4℃）中存放：最多不
要超过 60 分钟

图 12-1　采血样后尽快测定或在冰水 / 冰箱中保存

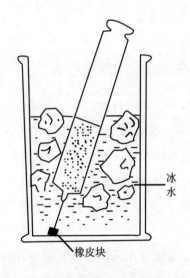

冰水

橡皮块

图 12-2　采血样的针管放置在冰水中保存

（引自：笹本浩，杨俊哲．）

八、对患者体温影响的疑惑

　　动脉血气分析仪是在 37℃恒温条件下进行的。一般而言，温度每高于或低于 1℃ ，其 PaO_2 约改变 5mmHg，$PaCO_2$ 约改变 2mmHg。因此；如果一个体温高至 39℃的患者的 PaO_2 和 $PaCO_2$ 的测定值分别为 80mmHg 和 40mmHg，那么它们的实际值或者说机体内的 PaO_2 为 90mmHg，$PaCO_2$ 为 44mmHg。

体温从 37℃ 升高或降低 1℃，pH 改变 0.0147 ~ 0.0150（一般使用 0.015/℃，也称为 Rosenthal 系数）。

举例：患者体温 40℃，动脉血气分析结果为 pH 6.98，PaO_2 73mmHg，求此患者体温 40℃时校正的 pH。

计算：

（1）首先计算该患者的 Rosenthal 系数：$(40 - 37) \times (-0.015) = -0.045$。

（2）计算校正的 pH：$6.98 - 0.045 = 6.935$

上述结果提示，体温上升势必导致 pH 下降，该患者体温在 40℃时，pH 为 6.935（约 6.94）。

虽然有些实验室对患者的体温自动进行校正，但大部分实验室不会特意给予校正。总之，对大部分医师来讲，体温校正不是必要的。特别是受检者的体温与测定仪温度 37℃相差 2℃以内者及不要求 PO_2 的精确具体数值，而只要求其大体数值者，可不必进行温度校正。

第十三章 动脉血样的采取

一、动脉血样采取的方法

1.动脉穿刺：动脉穿刺要准确、迅速。常用桡动脉、股动脉和肱动脉等。在临床上，多采用桡动脉作穿刺采血。桡动脉与尺动脉间有侧枝循环，且离伴行的正中神经有一段距离，不易造成神经损伤。再加上桡动脉靠近体表，较易触及，也不易造成穿刺时疼痛（图13-1）。此外，股动脉穿刺也比较常用，但难度较大一些。股动脉穿刺的方法是：术者触摸到股动脉搏动后，在其动脉的正上方，使针头切口斜面对着血流的上方，以搏动为目标大约成60°角刺入，当针刺入动脉后，血液则借助于动脉血压力自行将注射器芯推动，此时尽量让血液自然流出，不要用力抽取，但要尽快操作。若经留置动脉导管采血时，应丢弃最初抽出的混有液体的稀释血后，另换肝素溶液湿润内壁注射器采血样为宜。

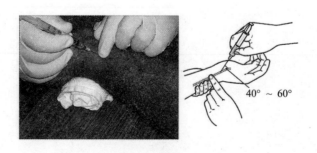

图 13-1 桡动脉作穿刺采血

（引自：Singh V，Khatana S.）

2.采血时注射器内不应留有气泡，万一有空气混入产生气泡时，应尽快（2分钟内）排空。

3.拔针后紧压动脉穿刺部位约5分钟。

4.血标本要密封：采血完毕后，立即弃去针头并盖上橡皮帽，或将注射器针尖刺入橡皮块，以防止针尖处发生气体交换。

5.转动取血注射器片刻，使血液与肝素混匀，以达肝素抗凝目的。

二、采动脉化毛细血管血

1.采血部位：耳垂、手指尖、幼儿足跟部。

2.动脉化方法：用装入40～45℃热水的热水袋、自动加热器或热手巾热敷采血部位（成人多为耳垂部位）5～10分钟，使局部轻度充血，皮肤呈玫瑰红色。对幼儿采血时可将其足跟部浸泡在40～45℃热水中5～10分钟，须注意水温，严防烫伤。采血局部血管扩张，动静脉短路开放，使毛细血管基本达到动脉化。有研究显示，将上述动脉化方法采血样本与动脉穿刺采血样本分别进行血气分析，发现两者PO_2呈线性正相关（图13-2），说明充分动脉化毛细血管的PO_2数据与动脉穿刺血样的PO_2基本一致。在Dar等学者进行的一项研究中，比较了55例患者的动脉化耳血（毛细血管血）和动脉血的PO_2、PCO_2和pH，发现两者之间仅有微小差别（平均差值分别为PO_2 0.09、PCO_2 0.01和pH 0.007），统计学上无显著差异。

3.局部消毒后使用快速穿刺针穿刺耳垂、指尖或足跟（幼儿），待血液自动流出。一般弃去第一滴血，让血液自然流进特制的已经肝素化、干燥的毛细玻璃管内，切忌挤压，以免混入静脉血。其毛细玻璃管长度为80mm，外径1.2～1.5mm，其容量为60～120μl。

4.采血时，血滴与毛细玻璃管尖端直接接触，毛细玻管的尾端抬高，以便血液连续地流进管内同时排出气体，这一操作步骤十分重要，管内既不含气泡，又不使血液在空气中暴露过久（图13-3）。

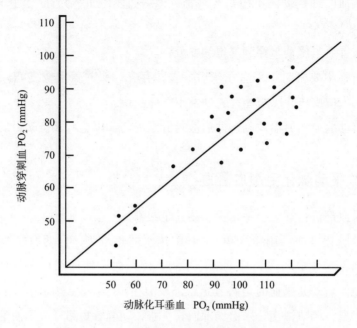

图 13-2　动脉化耳垂血与动脉穿刺血的 PO_2 比较

（引自：Dar K.）

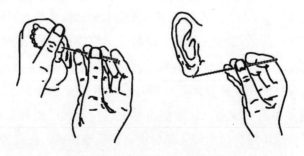

图 13-3　从幼儿足跟或耳垂中，采动脉化毛细血管血的方法

（引自：Winters RW.）

5.毛细玻璃管中灌满血液后，向玻管内放入一根 5mm 长的特制小钢针，注意不要混入空气。

6.两端用橡皮泥或塑料盖封固毛细玻璃管两端，然后用磁铁沿毛细玻璃管纵轴来回滑动，以带动玻管内的小钢针，使血液与管壁上的肝素充分混合，避免凝血（图 13-4）。

7. 立即送检或将毛细玻管置于冰盒中送检。

8. 动脉化毛细血管采血的禁忌证有心功能不全、重度水肿等疾病。

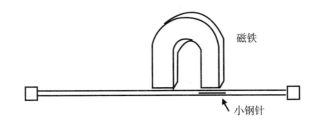

图 13-4　用磁铁移动毛细玻管内的小钢针，以达到血与肝素混匀

（引自：winters RW.）

附录 1　课后测验和参考答案

第一部分

共 10 题，每题只有 1 个正确答案（即单选题）。请作出正确的选择。参考答案请看题后说明。

1. 即使是不吸入 100% 氧气 20 分钟状态下，评估肺氧合和肺换气功能的指标是

a. 氧供（DO_2）

b. $P(A–a)O_2$

c. CaO_2

d. 呼吸指数（RI）

e. $CaO_2(a–v)$

正确答案：d。

2. 吸入 100% 氧气 20 分钟后，检查 PaO_2 为 300mmHg 时，肺内最可能发生的病理生理是

a. 气道阻塞

b. 肺泡弥散障碍

c. 肺内功能性分流增加

d. 肺泡无效腔样通气增加

e. 肺内真性分流增加

正确答案：e。

在肺内无分流的情况下，如果吸入 100% 氧气时，预估的 $PaO_2 = 100\% \times$

5 = 500mmHg。但是该患者PaO_2只有300mmHg，说明肺内存在真性分流。

3. 慢性阻塞性肺疾病（COPD）发生缺氧的初始因素是

a. 吸入气氧分压过低

b. 肺泡弥散障碍

c. 肺泡气氧分压降低

d. P（A–a）O_2增加

正确答案：c。

4. 发生循环性缺氧时，血氧指标中最具特征性的变化是

a. PaO_2降低

b. 动脉血氧容量正常

c. SaO_2正常

d. 动 – 静脉血氧含量差增大

e. PaO_2正常

正确答案：d。

5. 急性乏氧性缺氧最早发生的代偿反应是

a. 心率加快

b. 肺通气量增加

c. 脑血流量增加

d. 红细胞数量增加

e. 细胞能量生成和利用障碍

正确答案：b。

6. 氧气治疗的基本原则是

a. PaO_2升至60mmHg

b. PaO_2升至70mmHg

c. PaO_2升至80mmHg

d. PaO_2升至90mmHg

e. PaO_2升至150mmHg

正确答案：a。

7. 对低氧血症伴 $PaCO_2$ 升高患者合理的给氧方法是

a. 高浓度高流量给氧法

b. 低浓度低流量给氧法

c. 中浓度中流量给氧法

d. 不定浓度不定流量给氧法

正确答案: b。

8. 在哪些情况下，静脉血气分析可替代动脉血气分析？

a. 慢性阻塞性肺疾病合并呼吸衰竭

b. 肾衰竭合并代谢性酸中毒、糖尿病酮症酸中毒

c. 严重休克晚期合并代谢性酸中毒与严重低氧血症

d. 急性呼吸窘迫综合征

正确答案: b。

9. 下列哪种情况中，血红蛋白氧解离曲线右移？

a. PCO_2 增高

b. PCO_2 降低

c. 温度降低

d. pH 增加

e. 2,3 二磷酸甘油酸减少

正确答案: a。

10. O_2 与 CO_2 通过肺泡呼吸膜的弥散速度相比较

a. O_2 弥散速度大于 CO_2 1 倍

b. O_2 弥散速度小于 CO_2 1 倍

c. O_2 弥散速度等于 CO_2

d. O_2 弥散速度大于 CO_2 2 倍

正确答案: b。

CO_2 溶解度是 O_2 的 24 倍，CO_2 的弥散系数约为 O_2 的 21 倍，但在肺泡 CO_2 的分压差只是 O_2 的 1/10，折算后实际的 O_2 的弥散速度仍小于 CO_2 的 1 倍。

第二部分

共 10 题，每题有 1 个或多个正确答案。请作出正确的选择。参考答案请看题后说明。

1. 患者 36 岁，在吸入室内空气条件下，PaO_2 45mmHg，$PaCO_2$ 65mmHg，pH 7.32。此患者可能有

a. 肺泡通气不足

b. 肺泡水平气体交换障碍

c. 氧解离曲线右移

d. 低血钠

e. $PaCO_2$ 增加时，PaO_2 则减少

正确答案：a、b、c、e。

a. $PaCO_2$ 65mmHg（＞40mmHg），肯定有肺泡通气不足（低通气）。

b. 计算肺泡气 – 动脉血氧分压差［P（A–a）O_2］来检验是否有肺泡水平气体交换障碍。呼吸室内空气时，P（A–a）O_2 = 150 –（$PaCO_2$/0.8）– PaO_2 = 150 – 65/0.8 – 45 = 23.75mmHg。成年人呼吸室内空气时（FiO_2 = 0.21）P（A–a）O_2 的正常值是 5～15mmHg。此患者的 P（A–a）O_2 = 23.75mmHg（＞15mmHg），说明此患者不仅有肺泡通气量低下，而且还有肺泡水平气体交换障碍。

c. 该患者患有高碳酸血症和酸中毒，这两种疾病均可使氧解离曲线右移。

e. 肺泡气公式表明，在海平面吸入室内空气条件下，PaO_2 随 $PaCO_2$ 上升而下降（假设 $P_AO_2 = PaO_2$）。

d. 是不正确的。通常，在血清钠和酸碱平衡状态中，无可推算的相关性。

2. 男，39 岁，酗酒者。反复恶心、呕吐 2 天，在吸入室内空气条件下，PaO_2 57mmHg，$PaCO_2$ 60mmHg，pH 7.50，HCO_3^- 44mmol/L，SaO_2 89%，Na^+ 139mmol/L，K^+ 2.5mmol/L，Cl^- 70mmol/L，CO_2 44mmol/L。此患者可能有

a. 代谢性碱中毒

b. 呼吸性酸中毒

c. 代谢性酸中毒

d. 低钾低氯血症

e. 呼吸性碱中毒

正确答案：a、b、c、d。

b. pH 7.50（＞7.45），提示存在碱中毒。HCO_3^- 44mmol/L（＞27mmol/L），应考虑存在代谢性碱中毒。代谢性碱中毒时 $PaCO_2$ 的预计代偿极限为 55mmHg，该患者 $PaCO_2$ 为 60mmHg（＞55mmHg），则提示代谢性碱中毒合并呼吸性酸中毒。

c. 计算阴离子间隙（AG）= $Na^+ - (Cl^- + HCO_3^-)$ = 139 − (70 + 44) = 25mmol/L，AG 值 25mmol/L（＞16mmol/L），提示存在 AG 型代谢性酸中毒。

d. 该患者为低钾低氯血症（$K^+ <$ 3.5mmol/L，$Cl^- <$ 98mmol/L）。

e. 是不正确的。

e. 该患者 $PaCO_2$ 60mmHg，为呼吸性酸中毒，不是呼吸性碱中毒。

3. 患者，68岁，近3天反复腹泻。查动脉血气和静脉血电解质检查，结果如下：pH 7.33，$PaCO_2$ 36mmHg，PaO_2 82mmHg，HCO_3^- 20mmol/L，Na^+ 136mmol/L，K^+ 3.9mmol/L，Cl^- 109mmol/L，CO_2 21mmol/L。此患者可能有

a. 仅代谢性酸中毒

b. 代谢性酸中毒合并代谢性碱中毒

c. 代谢性酸中毒合并呼吸性酸中毒

d. 仅代谢性碱中毒

e. pH 与 PaO_2 呈反相关

正确答案：a。

a. pH 7.33（＜7.35），HCO_3^- 20mmol/L（＜22mmol/L），表明存在代谢性酸中毒。代谢性酸中毒时 $PaCO_2$ 代偿性减低，计算其预计代偿值 $PaCO_2$ = 1.5 × 20 + 8 ± 2 = 38 ± 2 = 36 ～ 40mmHg，实测 $PaCO_2$ 36mmHg 在其代偿范围内，也提示为代谢性酸中毒，而且不合并呼吸性酸碱紊乱。

计算 AG 值，AG 值 = 136 −（109 + 21）= 6mmol/L，可见属于正常 AG 型代谢性酸中毒。

b、c、d、e 是不正确的。

b、c、d.在正常 AG 型代谢性酸中毒，按电中和定律，氯离子每上升 1mmol/L，则伴随 HCO_3^-（CO_2）下降 1mmol/L。如果 HCO_3^-（CO_2）下降程度低于其预期数值的低限时，则提示合并代谢性碱中毒。在正常 AG 型代谢性酸中毒，计算 HCO_3^-（CO_2）下降的预计值公式为：HCO_3^-（CO_2）的预计下降值 =（Cl^-－100）± 5。其 HCO_3^-（CO_2）下降的预计值 =（109－100）± 5 = 9 ± 5 = 4 ~ 14mmol/L，该患者的 HCO_3^-（CO_2）下降值 6mmol/L（= 27－21）在其预计代偿范围内，则不提示合并代谢性碱中毒。该患者实测 $PaCO_2$ 36mmHg 在其代谢性酸中毒的预计代偿值范围内，也提示不合并呼吸性酸碱紊乱。

e. pH 与 PaO_2 无相关性。

4.患者，女，52岁，患有肾衰竭。动脉血：pH 7.15，$PaCO_2$ 15mmHg，HCO_3^- 5mmol/L。静脉血：Na^+ 140mmol/L，Cl^- 115mmol/L，K^+ 4mmol/L，CO_2 5mmol/L。此患者可能有

a. 原发性代谢性酸中毒

b. 高 AG 型代谢性酸中毒

c. 正常 AG 型代谢性酸中毒

d. 呼吸性碱中毒

e. 代谢性碱中毒

正确答案：a、b、c。

a. 患者 pH 7.15（< 7.35），HCO_3^- 5mmol/L（< 24mmHg），结合病史可考虑原发性代谢性酸中毒。

b. AG 值 = 140 －（115 + 5）= 20mmol/L（> 16mmol/L），属于高 AG 型代谢性酸中毒。

c. 碳酸氢盐间隙 = Na^+ － Cl^- － 39 = 140 － 115 － 39 = －14mmol/L。碳酸氢盐间隙 －14mmol/L（< －6mmol/L），提示合并正常 AG 型代谢性酸中毒。

d、e 是不正确的。

d. 计算代谢性酸中毒 $PaCO_2$ 预计代偿值，$PaCO_2$ = 1.5×5 + 8 ± 2 = 15.5 ± 2 = 13.5 ~ 17.5mmHg，实测 $PaCO_2$ 为 15mmHg，在代偿范围内，故未合并呼吸性碱中毒。

e. 该患者的碳酸氢盐间隙为 -14mmol/L，如果合并代谢性碱中毒，碳酸氢盐间隙应大于 6mmol/L。

5. 关于血气生理，下列哪些选项是正确的？

a. 在一定 PaO_2 条件下，P_AO_2 不影响氧和 Hb 结合的程度

b. 正常情况时静脉血 HCO_3^-（总 CO_2）比动脉血 HCO_3^- 稍高

c. 肺泡 PO_2 总是高于动脉 PO_2

d. 红细胞溶解时，其中溶解的 O_2 被释放，致 PaO_2 升高

e. 血红蛋白量减少时 PaO_2 和 SaO_2 正常，但是 CaO_2 降低

正确答案：a、b、c、e。

a. 虽然 P_AO_2 是 PaO_2 的决定因素，但是对 O_2 和血红蛋白的结合没有影响。

b. 通过血气分析仪检测的正常静脉血 HCO_3^- 比动脉血 HCO_3^- 高 $1\sim3\text{mmol/L}$。临床实验室常规检测的正常静脉血 CO_2（"总 CO_2"）与血气仪检测的动脉血 HCO_3^- 相差 $2\sim4\text{mmol/L}$。

c. 呼吸室内空气时，通常肺泡 PO_2 为 100mmHg，而 PaO_2 为 $85\sim95\text{mmHg}$，故 P_AO_2 总是高于动脉 PO_2。

e. PaO_2 仅反映溶解于血浆中的氧分子而不是结合于 Hb 的 O_2。SaO_2 不受 Hb 含量的影响。故血红蛋白量减少时 PaO_2 和 SaO_2 并不降低，但是 CaO_2 则直接反映动脉血中 O_2 分子总和，包括结合和未结合血红蛋白的氧，所以在血红蛋白减少时 CaO_2 降低。

d 选项是不正确的。红细胞溶解时，其中溶解的 O_2 分子被释放后很快与大气平衡，故 PaO_2 将不会升高。

6. 关于吸入一氧化碳，下列哪些说法是正确的？

a. CaO_2 降低

b. SaO_2 降低

c. PaO_2 正常

d. P_{50} 升高

e. 氧解离曲线右移

正确答案：a、b、c。

a、b、c. 一氧化碳本身不能影响 PaO_2，而只影响 SaO_2 和 CaO_2。CO 与

Hb 的亲和力是氧气的 230 余倍。如果吸入足够的 CO，可以与 30% 的 Hb，所以无论 PaO_2 有多高，SaO_2 最大只能达到 70%，故 CO 中毒时 SaO_2 和 CaO_2 降低。

d、e 是不正确的。

d、e. 一氧化碳可增加结合在 Hb 上的 O_2 分子的亲和力，可使氧解离曲线左移、P_{50} 降低，不是使氧解离曲线右移、P_{50} 升高。

7. 关于高铁血红蛋白，下列哪些说法是正确的

a. SaO_2 降低

b. CaO_2 降低

c. PaO_2 降低

d. SpO_2 降低

e. 用硝酸酯类治疗的冠心病患者皮肤呈蓝色

正确答案：a、b、d、e。

a、b. 高铁血红蛋白含有三价铁，可使 Hb 不能结合氧，此时只能减低 SaO_2 和 CaO_2，而不能降低 PaO_2。

d. 高铁血红蛋白可降低 SpO_2 读数，但是不呈线性关系。只有当高铁血红蛋白浓度达到 50% 时，SpO_2 才开始下降。

e. 用硝酸酯类药物治疗冠心病患者，皮肤呈蓝色主要与该药物使高铁血红蛋白增多有关。硝酸酯类药物使血液颜色变暗，皮肤变蓝。皮肤蓝色常随高铁血红蛋白量的增加而加深。

c. 是不正确的。高铁血红蛋白通常不降低 PaO_2。

8. 关于氰化物中毒，下列哪些说法是正确的？

a. PaO_2 正常

b. SaO_2 正常

c. CaO_2 正常

d. 血乳酸水平增加

e. 动-静脉血氧含量差变小

正确答案：a、b、c、d、e。

氰化物中毒是组织内氧的摄取和利用障碍。此时 PaO_2、SaO_2 和 CaO_2 一般均正常，在静脉血氧分压、氧饱和度和氧含量高于正常，故动-静脉血氧含量差变小为其特点。由于组织缺氧加重而无氧代谢加强，血乳酸含量增加。

9. 下列说法中哪些选项是正确的

a. 如果 pH 和 $PaCO_2$ 都增加，则 HCO_3^- 也高于正常值

b. pH 正常而 $PaCO_2$ 或 $PaCO_2$ 不正常提示有双重或多重酸碱失衡

c. 在心肺复苏中，动脉血气比混合静脉血气更准确反映 CPR 时的酸碱状态

d. P（A-a）O_2 值增高和 $PetCO_2$ 降低是诊断肺栓塞的线索

e. 氧合指数（PaO_2/FiO_2）< 300 提示有严重肺气体交换障碍

正确答案：a、b、d、e。

c. 是不正确的。在心肺复苏（CPR）低血流状态下，动脉血 pH 通常正常或提示低碳酸性碱中毒（相对过度通气），而静脉血提示高碳酸血症，也就是说，出现"动-静脉矛盾"现象，这些组织灌注不良状态下，应用动脉血气分析不能准确反映机体的主要酸碱状态，更不能反映组织低灌注时的实际酸碱状态。此时混合静脉血气分析比动脉血气更能准确地反映心肺复苏时的酸碱状态。

10. 患者，男性，50 岁，由于急性呼吸困难紧急就诊（FiO_2 = 0.21）。结合下列实验室检查结果，分析可能存在哪些紊乱。

pH = 7.15，$PaCO_2$ = 62mmHg，PaO_2 = 50mmHg，SaO_2 = 89%，HCO_3^- = 20mmol/L，CaO_2 = 18ml/dl。Hb15g/dl。

a. 急性呼吸性酸中毒

b. 又合并代谢性酸中毒

c. 肺泡水平气体交换障碍（主要由于通气 / 血流比值不平衡）

d. 代谢性碱中毒

e. 呼吸衰竭（Ⅱ型）

正确答案：a、b、c、e。

a. pH 7.15（< 7.35），$PaCO_2$ 64mmHg（> 45mmHg），提示呼吸性酸中毒。若 $PaCO_2$ 每改变 10mmHg 时，pH 改变 0.08 时表示急性呼吸性酸中毒。可见此患属于急性呼吸性酸中毒。

b. 按急性呼吸性酸中毒代偿公式计算，$HCO_3^- = 24 + [（PaCO_2 - 40）/10]$

± 2 = 26.2 ± 2 = 24.2 ~ 28.2mmol/L。实测 HCO_3^- 20mmol/L（＜其预计值的低限 24.2mmol/L），故为急性呼吸性酸中毒＋代谢性酸中毒。

c. 计算肺泡气－动脉血氧压差［P（A-a）O_2］= PiO_2 –（$PaCO_2$/0.8）– PaO_2，式中 PiO_2 =（760 – 47）× 0.21 = 149.73mmHg。所以 P（A-a）O_2 = 149.73 –（62/0.8）– 50 = 22.23mmHg。计算 P（A-a）O_2 与年龄的关系：P（A-a）O_2 = 年龄/4 + 4 = 50/4 + 4 = 16.5。上述 P（A-a）O_2 22.23mmHg（＞16.5mmHg），提示在肺泡水平气体交换障碍（主要由于通气/血流比值不平衡）。

e. 该患者 PaO_2 ＜ 60mmHg，$PaCO_2$ ＞ 50mmHg，符合呼吸衰竭（Ⅱ型）的诊断标准。

d. 是不正确的。该患者 HCO_3^- 20mmol/L（＜ 24mmol/L），实测 HCO_3^- 为 20mmol/L，不超过急性呼吸性酸中毒代偿公式计算的 HCO_3^- 上限（28.2mmol/L），所以该患者未合并代谢性碱中毒。

附录 2 动脉血气、酸碱与电解质方面的缩略语

缩略语（简称）	英文名称	中文名称
A	alveolar	肺泡气
a	artery	动脉
AB	actual bicarbonate（HCO_3^-）	实际碳酸氢根
ABG	arterial blood gas	动脉血气
AG	anion Gap	阴离子间隙
BB	buffer base	缓冲碱
BE	base excess	剩余碱（碱过剩）
BG	bicarbonate gap	碳酸氢盐间隙
BMR	basal metabolic rate	基础代谢率
BTPS	body temperature，ambient pressure and saturated with water vapour	体温、大气压、饱和水蒸气条件下
BUN	blood urea nitrogen	血尿素氮
CA	carbonic anhydrase	碳酸酐酶
CaO_2	arterial oxygen content	动脉血氧含量
CI	cardiac index	心脏指数
Cl^-	chloride ion	氯离子
CO	cardiac output	心输出量
CO_2	carbon dioxide	二氧化碳
CO_2-CP	carbon dioxide combining power	二氧化碳结合力
CO_2DC	carbon dioxide dissociation curve	二氧化碳解离曲线
Corrected HCO_3^-	corrected bicarbonate	校正的碳酸氢盐

缩略语（简称）	英文名称	中文名称
CvO_2	mixed venous oxygen content	混合静脉血氧含量
CVP	central venous pressure	中心静脉压
Delta ratio	delta ratio	delta 比值
DO_2	oxygen delivery	氧输送量（氧供）
DO_2c	critical DO_2	临界氧供
DO_2I	oxygen delivery index	氧供指数
ECF	extracellular fluid	细胞外液
ECG	electrocardiogram	心电图
FiO_2	inspired fraction of oxygen	吸入气体中氧浓度
H^+	hydrogen ion	氢离子
Hb	hemoglobin	血红蛋白
HbCO	carboxyhemoglobin	碳氧血红蛋白
HbO_2	oxygenated hemoglobin	氧合血红蛋白
HCO_3^-	bicarbonate	重碳酸盐
Hct	hematocrit	细胞比积
HHb	reduced hemoglobin	还原血红蛋白
ICF	intracellular fluid	细胞内液
ICU	intensive care unit	（重症）监护室
K^+	kalium ion	钾离子
MABD	mixed acid-base disturbance	混合性酸碱紊乱
Met Hb	methemoglobin	高铁血红蛋白
mmol	millimole	毫摩尔
Na^+	natrium ion	钠离子
NBB	normal buffer base	正常缓冲碱
NPN	non-pretein nitrogen	非蛋白氮
nmol	nanomole	纳摩尔
O_2	oxygen	氧
Osm Gap	osmolar gap	渗透压间隙
OER	oxygen extraction ratio	氧摄取率
$P（A-a）O_2$	alveolar- arterial difference for PO_2	肺泡 – 动脉血氧分压差
P_ACO_2	partial pressure of alveolar CO_2	肺泡气二氧化碳分压

缩略语（简称）	英文名称	中文名称
$PaCO_2$	partial pressure of arterial PCO_2	动脉血 CO_2 分压
PaO_2	partial pressure of arterial PO_2	动脉血氧分压
PAWP	pulmonary artery wedge pressure	肺动脉楔入压
P_B	atmospheric pressure	大气压
$PetCO_2$	end-tidal PCO_2	呼气末 CO_2 分压
P（a-et）CO_2	arterial-end tidal difference for PCO_2	动脉 – 潮气末 CO_2 分压差
P_{50}	P fifty	SaO_2 50% 时的氧分压（半饱和氧分压）
pH	arterial blood pH	酸碱度（氢离子浓度的负对数）
$PiCO_2$	inspired CO_2 pressure	吸入气二氧化碳分压
PiO_2	inspired O_2 pressure	吸入气氧分压
$PvCO_2$	mixed venous CO_2 pressure	混合静脉血 CO_2 分压
PvO_2	mixed venous oxygen pressure	混合静脉血氧分压
Q	blood flow	血流或血流量
Qs	shunt blood flow	静动脉分流
QT	total cardiac output	总心输出量
Qs/Qt	right to left shunt	右至左分流率（分流率）
R	respiratory quotient	呼吸商
RR	respiratory rate	呼吸率
S	shunted	分流
SaO_2	arterial oxygen saturation	动脉血氧饱和度
SB	standard bicarbonate	标准碳酸氢根
SCr	serum creatinine	血清肌酐
SID	strong ion difference	强离子差
SIDa	apparent strong ion difference, SIDapp	显性强离子差
SIDe	effective strong ion difference, SIDeff	有效强离子差
SIG	strong ion gap	强离子间隙
STPD	standard temperature and pressure, dry	标准温度、压力、干燥气体状态
SvO_2	mixed venous oxygen saturation	混合静脉血氧饱和度
SV	stroke volume	每搏量

缩略语（简称）	英文名称	中文名称
TABD	triple acid-base disturbance	三重性酸碱失衡
THAM	trishydroxymethylaminomethane	三羟甲基氨基甲烷
tHb	total hemoglobine	总血红蛋白
TV	tidal volume	潮气量
2,3-DPG	2,3-Diphosphoglycerate	2,3-二磷酸甘油酸
UA	unmeasured anion	未测定阴离子
UC	unmeasured cation	未测定阳离子
V	volume	气体容量
VA	alveolar ventilation	肺泡通气量
VBGA	venous blood gas analysis	静脉血气分析
VC	vital capacity	肺活量
VCO$_2$	carbon dioxid production	二氧化碳产生量
VD	dead space volume	无效腔量
VD/VT	dead space volume/tidal volume ratio	无效腔气量与潮气量之比
$\dot{V}/\dot{Q}$	ventilation/perfusion ratio	通气/血流比值
VO$_2$	oxygen comsumption	氧耗量（氧耗）
VO$_2$I	oxygen consumption index	氧耗指数
VR	ventilation rate	通气率
VT	tidal volume	潮气量

参考文献

［1］ 张树基，罗明绮.水、电解质、酸碱平衡紊乱的判定与处理［M］.北京：北京医科大学、中国协和医科大学联合出版社，1998.

［2］ 朴镇恩.最新血液气体与酸碱平衡［M］.哈尔滨：黑龙江教育出版社，2008.

［3］ 钱桂生.动脉血气分析与酸碱失衡［M］//毛宝龄，钱桂生.呼吸衰竭.上海：上海科学技术出版社，2005.

［4］ 蒋朱明.临床水与电解质平衡［M］.3版.北京：人民卫生出版社，2013.

［5］ 殷莲华.酸碱平衡紊乱［M］//金惠铭，王建枝.病理生理学.7版.北京：人民卫生出版社，2008.

［6］ 钱桂生，任成山，徐剑铖.实用血气分析及酸碱紊乱治疗学［M］.郑州：郑州大学出版社，2014.

［7］ 朴镇恩.心律失常与血液气体、酸碱平衡紊乱［J］.中华内科杂志，1977，4：247-250.

［8］ 朴镇恩.动脉血气分析快速解读［M］.北京：中国医药科技出版社，2013.

［9］ 朱蕾，何礼贤.酸碱平衡与紊乱［M］//朱蕾，于润江.水、电解质与酸碱平衡紊乱.上海：上海科学技术出版社，2003.

［10］ 陈灏珠.实用内科学［M］.12版.北京：人民卫生出版社，2005.

［11］ 朴镇恩.酸碱失衡与水电解质紊乱诊断治疗学［M］.北京，科学出版社，2017.

［12］ 罗炎杰，冯玉麟.简明临床血气分析［M］.2版.北京：人民卫生出版社，2009.

［13］ 毛宝龄.血气分析的基础理论［M］//毛宝龄，郭先健.临床血气分析.北京：人民卫生出版社，1985.

［14］ 张家骧，史延芳.酸碱平衡和酸碱平衡紊乱［M］.北京：人民卫生出版社，2008.

［15］ 朴镇恩.休克的血液气体与酸碱平衡紊乱［J］.中华心血管病杂志，1980，2：134.

［16］ 朴镇恩.心脏骤停的血液气体与酸碱平衡紊乱［J］.中国急救医学，1983，3（1）：34-38.

［17］ Martin L. All you really need to know to interpret arterial blood gases（includs：ABG quik coures）［M］.2nd ed. Philadelphia：Lipincott Williams & Wilkins, 1999.

［18］ Seifter J L. Acid-base disorders［M］// Cecil Textbook of Medicine.22nd Ed. Edited by Goldman L, et al. Philadelphia：Saunders, 2004.

［19］ Moviat M. Conventional or physicochemical approach in intensive care unit patients with metabolic acidosis［J］. Crit Care, 2003, 7：R41-R45.

［20］ Kulpmann W-R. Electrolytes, acid-base balance and blood gases ［M］. 2nd ed. Springer Wien New York, 2007.

［21］ Reilly R F, Jr. Lange instant access: Acid-base, fluids, and electrolytes ［M］. New York : McGraw-Hill, 2007.

［22］ Siggaard-Andersen, O.An acid-base chart for arterial blood with normal and pathophysiological reference areas ［J］. Scand J Clin Lab Invest,1971,27 : 239.

［23］ Wargo K. ABCs of ABGs: A guide to interpreting acid-base disordes ［J］.Hosp Pharmacy, 2008, 43 (October): 808-815.

［24］ Wrenn K. The delta gap: an approach to mixed acid-base disorders ［J］. Ann Emerg Med, 1990, 19 (11): 1310-1313.

［25］ Klocke R A.Influencing of aging on the lung ［M］ // Handbook of the biology of aging. Edited by Frinch, Hayflick. New York: Van Nostand Reinhold, 1977.

［26］ Rose B D. Clinical physiology of acid-base and electrolyte disorders. 5th ed. New York: McGraw-Hill, 2001.

［27］ Emmett M, Narins R G. Clinical use of the anion gap ［J］. Medicine, 1977, 56 : 38-54.

［28］ Malley W J. Clinical blood gases: Application and noninvasive alternatives［M］. Philadelhia: W.B.Sanders Co, 2004.

［29］ Harrison R A. Physiologic basis for evaluation and treatment of hypoxemia［M］// ASA Regional refresher course lectures. Park Ridge, IL: American Society of Anesthesiologists, 1985.

［30］ Kurtz I. Acid-base case studies［M］. 2nd ed. Bloomington: Trafford publishing,2006.

［31］ Rooth G. Acid-Base and Electrolyte balance ［M］.Volume 1. Lund: Student literature, 1974.

［32］ Narins R G. Acid-base disorders: definitions and introductory ［M］// Clinical disorders of fluid and electrolyte metabolism. 5th ed.New York: McGraw-Hill, Inc, 1994.

［33］ Rastegar A.Use of the $\Delta AG/\Delta HCO_3$ ratio in the diagnosis of mixed aci-base disorders ［J］. JASN. 2007, 18: 2429-2431.

［34］ Whittier W L. Primer on clinical acid-base problem solving ［J］. DM, 2004, 50: 122-162.

［35］ Sherman S C. When is venous blood gas analysis enough?［J］. Emerg Med, 2006, 38 (12): 44-48.

［36］ Gennari F J. Acid-Base disorders and their treatment ［M］. Taylor & Francis Group, LLC, 2005.

［37］ 諏訪邦夫. 血液ガスの臨床［M］. 东京：中外医学社，1976.

［38］ Fall P J. A stepwise approach to acid-base disorders：practical patient evaluation for metabolic acidosis and other conditions ［J］. Postgrad Med, 2000, 107：249-258.

［39］ Davenport H W. The ABC of acid-base chemistry ［M］. 4th ed. Chicago：University of Chicago Press, 1958.

［40］ Tanner G A. Acid-base balance ［M］// Medical physiology. 3rd ed. Edited by Rodney A R. Philadelphia：Lippincott Williams & Wilkins, 2008.

［41］ Adams J F. Clinical Acid-Base balance ［M］. Londom：Oxford Univ, 1997.

［42］ Ornato J Pe. Cardiopulmonary resuscitation. Totowa ［M］, New Jersey：Humana Press, 2005.

［43］ DuBose T D, Jr. Acid-Base disorder ［M］//The Kidney. 7th ed. Edited by Brenner BM, et al. Philadelphia：Saunders, 2004.

［44］ Walmsley R N. Mixed acid-base disorders ［J］. Clin Chem, 1985, 31（2）：321-325.

［45］ Narins RG, et al. Simple and mixed acid-base disorders：A practical approach ［M］. Medicine, 1980, 59：161.

［46］ Preston R A. Acid-base, fluids, and electrolytes. Miami. Medmaster ［J］, Inc, 2002, 97-125.

［47］ Madias N E. Increased anion gap in metabolic alkalosis：The role of plasma protein equivalency ［J］. N Engl J Med, 1979, 300：1421.

［48］ Levine R Le. End-tadal carbon dioxide and outcome of out-of-hospital cardiac arrest ［J］. New Eng J Med, 1997, 337：301.

［49］ Stock M C. Capnography for adults ［J］. Crit Care Clinics, 1995, 11：219.

［50］ Hampson N B. Pulse oximetry in severe carbon monoxide poisoning ［J］. Chest, 1998, 144：1036-1041.

［51］ Paulson W D. Diagnosis of mixed acid-base disorders in diabetic ketoacidosis ［J］. Am J Med Sci, 1993, 306：295.

［52］ Wrenn K. The delta（Δ）gap：an approach to mixed acid-base disorders ［J］. Ann Emerg Med, 1990, 19：1310.

［53］ Byrne A L. Peripheral venous and arterial blood gas analysis in adults: are they comparable? A systematic review and meta-analysis. Respirolog［J］, 2014, 19(2)：

168-175.

[54] Weil M H. Difference in acid-base state between venous and arterial blood during cardiopulmonary resuscitation [J] . N Engl J Med, 1986, 315:153.

[55] Adrogue H J. Management of life-threatening acid-base disorders [J] . New Engl J Med, 1998, 338:26, 107.

[56] Kozlowski-Templin R. Blood gas analyzers [J] . Respir Care Clin North Am, 1995, 1 : 35-46.

[57] Jorgenson K, Astrup P. Standard bicarbonate: its clinical significance and a new method for its determination [J] . Scand J Clin Lab Invest, 1957, 2:122.

[58] Astrup P, Siggaard-Andersen O, Jorgenson K, et al: The acid-base metabolism: a new approach [J] . Lancet, 1960, I:1035.

[59] Winters R W. Terminology of acid-base disorders [J] . Ann NY Acad Sci, 1965, 133 : 211.

[60] West J B. Physiology basis of medical practice [M] .Baltimore: Williams & Wilkins, 1990.

[61] Gamble J L, Jr. Acid-base physiology [J] . Baltimore: The Johns Hopkins University Press, 1982, 1-125.

[62] Roos A, Thomas I J. The in vivo and in vitro carbon dioxide dissociation curves of true plasma [J] . Anesthesiology, 1967, 28:1048.

[63] Bunker J. The great transatlantic acid-base debate [J] .Anesthesiology, 1965, 26:591.

[64] Arbus G, Hebert L, Levesque P, et al. Application of "significant band" for acute respiratory alkalosis [J] . N Engl J Med, 1969, 280:117.

[65] Brackett N C, Cohen J J, Schwartz W B. Carbon dioxide titration curve of normal man : effect of increasing degrees of acute hypercapnia on acid-base equilibrium [J] . N Engl J Med, 1965, 272:6.

[66] Brackett N C, Wingo C F, Muren O, et al: Acid-base response to chronic hypercapnia in man [J] . N Engl J Med, 1969, 280:124.

[67] Albert M, Dell R, Winters R. Quantitative displacement of acid-base equilibrium in metabolic acidosis [J] . Ann Intern Med, 1967, 66:312.

[68] Schafer J A. The role of the kidney in acid-base balance [M] // Essential Medical Physiology. 3rd ed.Edited by Johnson LR. Amsterdam: Elsevier, 2003, 447-461.

[69] Reeves R B. Temperature-induced changes in blood acid-base status = pH and PCO$_2$ in a binary buffer [J]. J Appl Physiol, 1976, 40:752.

[70] Piantadosi C A. The acute respiratory distress syndrome [J]. Ann Intern Med, 2004, 141:460-470.

[71] Roiughton F J W, Severinghaus J W. Accurate determination of O2 solubility in unmodified human blood from 0 to 37℃ [J]. J Appl Physiol, 1973, 35:861.

[72] Schlichtig R. Oxygen delivery and consumption in critical illness [M] // Critical Care.3rd ed.Edited by Civetta JM, et al. Philadelphia: Lippincott-Raven, 1997, 337-341.

[73] Zaloga G P, Dudas L, Roberts P, et al. Near-patient blood gas and electrolyte analyses are accurate when performed by nonlaboratory-trained individuals [J]. J Clin Monit, 1993, 9:341.

[74] Weissenborn K. Neurologic manifestations of liver disease [J]. Continuum Lifelong Learning Neurol, 2008, 14（1）: 165-180.

[75] Severingghaus J W. Blood gas analysis and critical care medicine [J]. Am J Rssp Crit Care Med, 1998, 157:S114.

[76] Zimmerman J L. Blood gas monitoring [J]. Crit Care Clinics, 1996, 12:865.

[77] Worrobetz LJ. Hepatic encephalopathy[M]// Gastroenterology. 3rd ed.Volume 1. Edited by Miller RD.Philadelphia: Churchill Livingstone, 2000.

[78] Effros R M. Acid-Base Balance [M] // Murray and Nadel's Textbook of Respiratory Medicine.4th ed.Volume I. Edited by Mason RJ. Philadelphia: Elsevier Saunders, 2005.

[79] Fulop M. A guide for predicting arterial CO$_2$ tension in metabolic acidosis [J]. Am J Nephrol, 1997, 17:421-424.

[80] Rhoades R A. Gas transfer and transport[M]//Medical Physiology. 3rd ed.Edited by Rodney AR. Lippincott Williams & Wilkins, 2008.